U0237223

影像医疗器械
临床试验手册
第2版

主　编　施裕新　　陆普选　　张志勇
副主编　张宇晶　　张剑戈　　付海军
　　　　许玉峰　　朱黎明　　宋凤祥

人民卫生出版社
·北 京·

图书在版编目（CIP）数据

影像医疗器械临床试验手册 / 施裕新，陆普选，张志勇主编. —2版. —北京：人民卫生出版社，2021.10

ISBN 978-7-117-31088-8

Ⅰ．①影⋯　Ⅱ．①施⋯ ②陆⋯ ③张⋯　Ⅲ．①影像诊断—手册　Ⅳ．①R445-62

中国版本图书馆CIP数据核字（2021）第005612号

| 人卫智网 | www.ipmph.com | 医学教育、学术、考试、健康，购书智慧智能综合服务平台 |
| 人卫官网 | www.pmph.com | 人卫官方资讯发布平台 |

影像医疗器械临床试验手册

Yingxiang Yiliao Qixie Linchuang Shiyan Shouce

第 2 版

主　　编：施裕新　陆普选　张志勇
出版发行：人民卫生出版社（中继线 010-59780011）
地　　址：北京市朝阳区潘家园南里 19 号
邮　　编：100021
E - mail：pmph @ pmph.com
购书热线：010-59787592　010-59787584　010-65264830
印　　刷：北京汇林印务有限公司
经　　销：新华书店
开　　本：889 × 1194　1/32　印张：20.5　插页：4
字　　数：317 千字
版　　次：2013 年 11 月第 1 版　2021 年 10 月第 2 版
印　　次：2021 年 11 月第 1 次印刷
标准书号：ISBN 978-7-117-31088-8
定　　价：85.00 元

编者（按姓氏笔画排序）

马　东　嘉兴太美医疗科技有限公司

王　乐　佳能医疗系统（中国）有限公司

王建军　辽宁省医疗器械检验检测院

史煜煌　嘉兴太美医疗科技有限公司

付海军　上海韧致医药科技有限公司

朱黎明　深圳安科高技术股份有限公司

刘　洋　上海韧致医药科技有限公司

刘　雷　复旦大学上海医学院

刘晶哲　清华大学第一附属医院

江一峰　上海市第一人民医院

许玉峰　北京大学第一医院

孙晓炜　飞利浦（中国）投资有限公司

李　巍　佳能医疗系统（中国）有限公司

杨志强　深圳安科高技术股份有限公司

余　准　西门子医疗系统有限公司

沙籽伶　上海市宝山区医疗急救中心

宋凤祥	上海市（复旦大学附属）公共卫生临床中心
宋艳艳	上海交通大学医学院
张　尉	嘉兴太美医疗科技有限公司
张宇晶	国家药品监督管理局医疗器械技术审评中心
张志勇	复旦大学
张剑戈	飞利浦（中国）投资有限公司
陆普选	深圳市慢性病防治中心
范崇庆	上海韧致医药科技有限公司
周　粟	上海市（复旦大学附属）公共卫生临床中心
周凌霄	深圳大学微钠光电子学研究院
郑广平	深圳市第三人民医院
孟现民	上海市（复旦大学附属）公共卫生临床中心
赵旭升	佳能医疗系统（中国）有限公司
胡亚男	深圳市龙岗区人民医院
柳晶波	辽宁省医疗器械检验检测院
施裕新	上海市（复旦大学附属）公共卫生临床中心
顾　俊	上海市（复旦大学附属）公共卫生临床中心
彭　颖	深圳市贝斯达医疗股份有限公司

主编简介

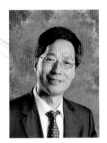

施裕新

医学博士，主任医师（二级）、教授，博士生导师。

现任上海市（复旦大学附属）公共卫生临床中心副主任，复旦大学附属中山医院南院副院长，复旦大学医学院影像学系副主任，上海市分子影像学重点实验室转化医学中心主任，上海市新发与再现传染病研究所副所长，上海市（复旦大学附属）公共卫生临床中心感染影像研究所副所长/感染影像诊疗中心主任。中华医学会放射学分会传染病影像专业委员会副主任委员，中华医学会放射学分会心胸放射学专业委员会资深委员，中华医学会结核病学分会影像诊断专业委员会副主任委员，中国研究型医院学会感染与炎症放射学专业委员会副主任委员，中国抗癌协会肿瘤影像专业委员会委员。担任中华医学奖评审专家，《中华放射学杂志》特邀审稿专家，《新发传染病电子杂志》副主编，《上海医学影像》、*Radiology of Infectious Diseases* 等专业杂志编委。

长期从事医学影像诊断和研究工作，擅长感染与传染病影像诊断。对艾滋病及其相关机遇感染与肿瘤，呼吸、消化和神经系统感染病诊断与鉴别诊断，早期肺癌筛查与诊断，肝病定量诊断与介入治疗有比较深入的研究。主持国家自然科学基金、上海市和江苏省科研课题11 项，参与国家"十一五""十二五""十三五"重大传染病专项，并主持子课题；参与美国 NIH 课题，并担任中方负责人。近 5 年在 SCI、国家级等核心期刊发表论著 40 余篇。主编和副主编医学影像学教材 2 部，主编专著 5 部，副主编专著 3 部。近 5 年作为主要研究者承担了国内外 CT、MR、DR 等大型设备临床验证 25 项，2017 年作为专家参与了国家医疗器械 CT 指导原则的修订。

先后获得卫生部优秀教材奖、中华医学科技奖、上海市科学技术进步奖、广东省科学技术奖、中国医院协会医院科技创新奖等省部级奖 5 项。

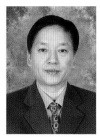

陆普选

深圳市慢性病防治中心首席专家、一级主任医师。广东医科大学研究生导师、教授。中国性病艾滋病防治协会艾滋病临床影像学专业分会副主任委员。广东省健康管理学会放射学专业委员会副主任委员，广东省健康管理学会社会医疗机构医学影像质量评估及管理专业委员会副主任委员。国家卫生健康委员会主管《新发传染病电子杂志》主编。

主持承担国家省市级课题10余项，在研3项。先后在国内外杂志发表相关论文200余篇（其中SCI论文50余篇）。担任 *Radiology of Infectious Diseases* 等多本杂志编委。主编或合作主编出版中英文专著12部。其中在 Springer 合作主编出版英文专著3部：*Diagnostic Imaging of Emerging Infectious Diseases*，*Pulmonary Aspergillosis*，*Tuberculosis Control in Migrating Population*。*Diagnostic Imaging of Emerging Infectious Diseases* 英文专著于2017年5月荣获国家新闻出版广电总局"图书版权输出奖励计划"重点奖励。获中华医学会、中华预防医学会、广东省和深圳市各类科技进步奖项12项，其中排名第一的5项。荣立广东省委、省政府和深圳市委、市政府二等功各一次。获深圳市"十佳医务工作者""十佳医技工作者"称号。

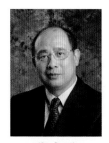

张志勇

主任医师，教授，博士生导师。现任复旦大学副校长，兼中国教育后勤协会副会长。1995 年 7 月上海医科大学影像医学研究生毕业，获影像诊断与核医学博士学位。留复旦大学附属中山医院（原上海医科大学附属中山医院）放射科工作至今。1996 年受中山医院派遣到美国威斯康星州立大学医学院和加州大学旧金山分校医疗中心接受 CT 和 MR 专业培训。1999 年 3 月任中山医院院长助理。2000 年 3 月任复旦大学附属中山医院副院长，主要分管中山医院硬件发展和后勤保障。2004 年再次派遣到美国加州大学旧金山分校医疗中心培训访问。2004 年 12 月 22 日兼任上海市（复旦大学附属）公共卫生临床中心主任。2013 年 3 月任上海申康医院发展中心副主任。2015 年 7 月任复旦大学副校长，2018 年起兼任中国教育后勤协会副会长。

2018 年获批胸部 CT 影像诊断标注工具专利 2 项。2015 年 8 月"新发突发传染病应急救治体系建立与应用"获中国医院协会医院科技创新三等奖。2013 年 12 月，"甲型流感诊断救治与预防应对策略研究及应用"获上海市科学技术进步奖三等奖。2007 年荣获上海市卫生系统"十大医德标兵"等荣誉称号。2006 年 12 月荣获复旦大学第四届"校长奖"。

以第一作者和通讯作者在各类杂志上发表医学专业及管理类论文 90 余篇；参加了 12 部大型医学专业参考书的编写，其中 7 部任主编。曾担任《中华放射学杂志》《肝脏》《中华现代影像学杂志》等 10 种影像诊断专业杂志编委；曾担任《微生物与感染》杂志副主编；现任《中国临床医学》《中国肺癌杂志》等 6 本专业杂志的常务编委或编委。

前 言

　　医学影像设备是医院医疗设备中不可或缺的重要组成部分，不仅为临床诊断、治疗提供重要保障，还对医院的发展起着巨大推动作用。因此，国家对医疗设备非常重视，加大了高端医疗设备的研发和制造，使得一大批医疗设备完全由"中国制造"。如何确保这些新研发制造的医学影像设备能安全有效地在医疗临床中使用，医疗器械临床试验是其保障的重要环节。2013年，施裕新、陆普选和张志勇教授联合主编了国内第一部《影像医疗器械临床试验手册》，按照科学性的要求、伦理原则的要求和符合法规性的要求，对影像医疗器械临床试验的具体实施过程、参与临床试验人员的职责、试验方案的设计、研究报告的撰写及影像医疗器械临床试验实施方法与过程管理等均进行了较为全面和准确的论述。该书出版后受到影像医疗设备临床试验机构、设备研发及推广应用部门的广泛关注和好评。应广大读者的要求，同时也依据国家最新发布的《医疗器械临床试验质量管理规范》《医疗器械监督管理条例》《医疗器械临床试验设计指导原则》及《医疗器械产品分类目录》等规范指导性文件，对全书作了修订，力求准确、全面及科学地将影像医疗器械临床试验中的相关问题展示给读者。

本书修订后由第 1 版的 11 章增加至第 2 版的 13 章，除了前 11 章在上版基础上作了较大修订外，另外增加了"医学影像人工智能"和"医学影像人工智能软件临床验证"两个新章节内容。本版书稿特点：①全面：系统介绍了影像医疗器械临床试验全过程的操作规范和实施步骤。②实用：申办者、试验研究者 / 单位和审查管理者参照本书可规范进行临床试验工作，并提供各种影像医疗器械临床试验范本。③新颖：依据国家最新发布的《医疗器械临床试验质量管理规范》及《医疗器械监督管理条例》等规范性文件，强调了医疗器械临床试验过程规范，结果真实、科学、可靠和可追溯的基本原则。同时引入欧美等国家可借鉴的科学的相关验证标准，补充了医学影像人工智能及相关软件验证内容。本书内容新颖翔实，实用性强，覆盖面广。对临床试验机构的专科医生、研究生，医疗器械生产厂家，申办者和监督员，审查员等均有一定的参考价值。

由于时间紧迫，错误和疏漏之处在所难免，还请广大读者提出宝贵意见。

施裕新　陆普选　张志勇

2021 年 1 月

目 录

第一章　影像医疗器械临床试验概述

第二章　影像医疗器械基本原理

第八章　影像医疗器械临床试验报告撰写

第九章　影像医疗器械试验监查、检查与质量管理

第十章　国家药品监督管理局医用成像类医疗器械临床试验技术审评要求

第十一章　影像医疗器械临床试验数据管理系统

第十三章　医学影像人工智能软件临床验证

第一章
影像医疗器械临床试验概述

　　医疗器械是临床医疗诊断与治疗的必备手段，《医疗器械监督管理条例》给出了医疗器械的定义：是指单独或者组合使用于人体的仪器、设备、器具、材料或者其他物品，包括所需要的软件；其用于人体体表及体内的作用不是用药理学、免疫学或者代谢的手段获得，但是可能有这些手段参与并起一定的辅助作用；其使用旨在达到下列预期目的：对疾病的预防、诊断、治疗、监护、缓解；对损伤或者残疾的诊断、治疗、监护、缓解、补偿；对解剖或者生理过程的研究、替代、调节；妊娠控制。医疗器械直接关系到生命与健康，特别是那些会被植入人体，用于支持、维持生命，对人体具有潜在危险，对其安全性、有效性必须进行控制或者严格控制的医疗器械，需要通过临床试验来证明其符合预期的安全性和有效性。

《医疗器械临床试验质量管理规范》对临床试验定义如下：获得医疗器械临床试验资格的医疗机构（以下称医疗机构）对申请注册的医疗器械在正常使用条件下的安全性和有效性按照规定进行试验的过程，其目的是评价受试产品是否具有预期的安全性和有效性。由于临床试验直接涉及患者，还需要考虑受试者的权益。医疗器械的临床试验既有科学性的要求，也有伦理原则的要求，更要符合法规性的要求。

影像医疗器械临床试验是最近几年以医学、器械工程和科研领域相关知识为基础，融合、建立和发展起来的一门新技术学科。我国影像医疗器械临床试验起步较晚，目前尚处于探索阶段，相关政策法规还在完善中。按照《医疗器械分类目录》的规定，影像医疗器械被划分为第二类和第三类医疗器械，在准入市场前原则上应当进行临床试验。对采用全新原理的影像医疗器械的上市而言，临床试验是必要的环节。国内外的法律法规对医疗器械临床试验的基本要求、具体办法及实施细则做了规定，从而规范了医疗器械的临床试验。本章主要叙述国内外医疗器械临床试验的发展，临床试验的法律法规，并对临床试验的基本要求和实施过程进行讨论，以帮助读者对影像医疗器械临床试验有概要了解。

第一节 医疗器械临床试验的现状

随着医学、材料学、机械、光学和电子技术的发展，针对不同的临床应用，出现了多种多样的医疗器械。医疗器械临床试验的发展过程，是临床试验进一步规范化的过程。通过对临床试验的规范化管理，可以协调和规范申办者、研究者、伦理委员会及医院的行为，更高效地完成临床试验工作，得到医疗器械安全性和有效性的可靠试验结果。

一、美国的医疗器械临床试验管理

美国是国际上最早对医疗器械临床试验进行规范化的国家。1931 年，美国食品药品监督管理局（Food and Drug Administration，FDA）正式成立；1938 年，美国国会通过《食品、药品和化妆品法》，将器械纳入管理范围；1963 年，美国制定了现行生产质量管理规范（CGMP）；1976 年，《美国医疗器材修正案》出台，赋予 FDA 对医疗器械监管的职权，主要包括对器械进行分类，器械上市前审批或者上市前通知，器械上市许可，审评临床试验器械豁免的请求，制定和执行生产质量管理规范等；1990年，《美国安全医疗器械法》出台，提出了"实质性等同原则"的定义，并通过召回、发布停止使用公告以及民事处罚（罚款）的方式，扩大了美国食品药品监督管理局的执行权；1992年，《美国医疗器材修正案》出台，对医疗器材的追溯、上市后监督和报告、严重损害的定义等内容进行更明确的规定，并对包修、包换、包退的规定进行了修改。

美国食品药品监督管理局（FDA）按照药物临床试验质量管理规范（good clinical practice，GCP）的原则，对医疗器械进行上市前审批（premarket approval，PMA）和上市前通告（510K条款）的临床研究进行了规范：对有重大风险的医疗器械和无重大风险的医疗器械的临床研究分别提出了要求；规定了临床试验的流程和资料；保护受试者的权益，设置伦理委员会；规定了申办者、监查员和研究人员的职责。

二、欧盟的医疗器械临床试验管理

欧盟在协调各种法律和法令基础上，公布了有源植入医疗器械法令、医疗器械法令和体外诊断器械法令，三个法令都对医疗器械规定了基本要求和临床数据要求。基本要求由通知授权机构进行评价和验证；临床数据要求由各组成国家的权威部门负责。临床数据可以从对已有的医学和非医学资料评价而得到，被称为临床评价，也可以通过临床研究或临床试验得到，或从以上两方面同时得到。需要进行临床研究的医疗器械包括：全新的医疗器械，即它的组成和/或功能（作用方法）是未知的；对已有的医疗器械进行改进，而这些改进可能影响到临床安全和有效性；为了改善其性能，对已有的医疗器械进行新的改变；在已有的医疗器械中采用新的材料，而这些材料又用于人体。

三、我国的医疗器械临床试验管理

《医疗器械临床试验质量管理规范》是我国为加强对医疗器械临床试验的管理，维护医疗器械临床试验过程中受试者权益，保证医疗器械临床试验过程规范，结果真实、科学、可靠和可追溯，根据《医疗器械监督管理条例》制定的规范。该文件涵盖医疗器械临床试验全过程，包括临床试验的方案设计、实施、监查、核查、检查以及数据的采集、记录、分析总结和报告等。《医疗器械临床试验质量管理规范》从保护受试者权益、规范医疗器械临床试验行为出发，明确了医疗器械临床试验申办者、临床试验机构及研究者和监管部门等各方职责，突出伦理委员会作用和受试者知情同意，强调临床试验过程中的风险控制。为我们在影像医疗器械临床试验实施过程中需要科学规范作出明确规定。

第二节 医疗器械临床试验的实施过程

《医疗器械临床试验质量管理规范》指出，医疗器械临床试验应当遵守《世界医学大会赫尔辛基宣言》的道德原则，公正、尊重人格、力求使受试者最大程度受益和尽可能避免伤害。《医疗器械临床试验质量管理规范》已经取消医疗器械临床试用和医疗器械临床验证的区分，但对于未在境内外批准上市的新产品，安全性以及性能尚未经医学证实的，为了充分保护受试者权益，规定了临床试验方案设计时应当先进行小样本可行性试验，而后根据情况方可开展较大样本的安全有效性试验。《医疗器械临床试验质量管理规范》明确了"试验用医疗器械的研制应当符合适用的医疗器械质量管理体系相关要求",试验用医疗器械直接用于人体,其质量和稳定性必须得到保证,因此要求试验用医疗器械的研制必须符合适用的医疗器械质量管理体系相关要求,并由申办者提供相关声明提交伦理委员会。

一、临床试验的准备阶段

国家对医疗器械实行分类管理,根据《医疗器械监督管理条例》的规定,注册第二类、第三类医疗器械应当提交临床评价资料,临床评价资料应当包括临床试验报告,但依照条例第十七条的规定,免于进行临床试验的医疗器械除外。进行临床试验必须满足以下前提条件:具有产品技术要求或直接符合相应的国家、行业标准;具有自测报告;具有有资质的检验机构出具的一年内的检测报告,且结论为合格;受试产品为首次用于植入人体的医疗器械,应当具有该产品的动物试验报告;其他需要由动物试验确认产品对人体临床试验安全性的产品,也应当提交动物试验报告。

承担医疗器械临床试验的医疗机构必须是经过国家药品监督管理局(National Medical Products

Administration，NMPA）备案的医疗器械临床试验机构，医疗器械临床试验应当在两家以上（含两家）医疗机构进行。临床试验申办者应依法选择医疗机构。

医疗器械临床试验开始前应当制订试验方案，医疗器械临床试验必须按照该试验方案进行。国家药品监督管理局医疗器械技术审评中心为了试验设计和技术审评，在2018年发布了《医疗器械临床试验设计指导原则》，设计临床试验方案时应参考该指导原则。临床试验应当以保障受试者权益、安全和健康为首要原则，当由负责临床试验的医疗机构和申办者按规定的格式共同设计制订，报伦理委员会认可后实施；若有修改，必须经伦理委员会同意。

医疗器械临床试验方案应当证明受试产品理论原理、基本结构、性能等要素的基本情况以及受试产品的安全性、有效性，医疗器械临床试验方案应证明受试产品与已上市产品的主要结构、性能等要素是否实质性等同，具有同样的安全性、有效性。试验方案应当针对具体受试产品的特性，确定临床试验例数、持续时间和临床评价标准，使试验结果具有统计学意义。

临床试验正式实施前，医疗机构与申办者应签署双方同意的临床试验方案，并签订临床试验合同。

二、临床试验的实施阶段

应向医疗机构提供受试产品，并对医疗器械临床试验人员进行培训。临床试验人员应当熟悉提供的有关资料，并熟悉受试产品的使用。

临床试验人员应如实向受试者说明受试产品的详细情况，临床试验实施前，必须给受试者充分的时间考虑是否参加临床试验。

临床试验人员应如实记录受试产品的副作用及不良事件，并分析原因；发生不良事件及严重副作用的，应当如实、及时分别向受理该医疗器械注册申请的省、自治区、直辖市药品监督管理部门和国家药品监督管理局报告；发生严重副作用，应当在24小时内报告。在发生副作用时，临床试验人员应当及时作出临床判断，采取措施，保护受试者利益；必要时，伦理委员会有权立即中止临床试验。

临床试验中止的，应当通知受试者、申办者、伦理委员会和受理该医疗器械注册申请的省、自治区、直辖市药品监督管理部门和国家药品监督管理局，并说明理由。

三、临床试验报告

医疗器械临床试验完成后，承担临床试验的医疗机构应当按医疗器械临床试验方案的要求和规定的格式出具临床试验报告。医疗器械临床试验报告应当由研究者签名、注明日期，并由承担临床试验的医疗机构中的临床试验管理部门签署意见、注明日期、加盖临床试验机构印章后交申办者。

医疗器械临床试验报告应当包括以下内容：一般信息；摘要；简介；临床试验目的；临床试验方法；临床试验内容；临床一般资料；试验用医疗器械和对照用医疗器械或者对照诊疗方法；所采用的统计分析方法以及评价方法；临床评价标准；临床试验的组织结构；伦理情况说明；临床试验结果；临床试验中发现的不良事件以及其处理情况；临床试验结果分析、讨论，尤其是适应证、适用范围、禁忌证和注意事项；临床试验结论；存在问题以及改进建议；试验人员名单；其他需要说明的情况。

医疗机构应当保存临床试验资料至临床试验结束后 10 年，申办者应当保存临床试验资料至无该医疗器械使用时。

第三节　影像医疗器械临床试验的规定和要求

一、影像医疗器械分类

国家对医疗器械实行分类管理，我国实行的医疗器械分类方法是分类规则指导下的目录分类制。《医疗器械分类目录》根据《医疗器械监督管理条例》及《医疗器械分类规则》制定，分类规则和分类目录并存。医疗器械的分类会根据对器械风险评价结果的变化进行调整。彩色超声成像设备和诊断 X 射线机根据临床用途和功能，可以分为 II 类医疗器械和 III 类医疗器械，医用磁共振设备、X 射线计算机断层摄影设备（computed tomography，CT）、正电子发射断层扫描装置（positron emission tomography，PET）与单光子发射断层扫描装置（singl-photon emission computed tomgraphy，SPECT）等影像医疗器械属于 III 类医疗器械。

二、影像医疗器械临床试验的指导原则

影像医疗器械的临床试验必须按照《医疗器械临

床试验质量管理规范》进行。国家药品监督管理局医疗器械技术审评中心为了规范医疗器械的注册申报和技术审评，编制了针对特定医疗器械的注册申报资料指导原则。这些指导原则意图针对目前医疗器械注册申报数量大、问题多的设备的注册申报进行规范，为**医疗器械注册申请人**申请相关设备上市许可提供建议的详细信息。

国家药品监督管理局医疗器械技术审评中心陆续发布了《医用X射线诊断设备（第三类）注册技术审查指导原则》《影像型超声诊断设备（第三类）产品注册技术审查指导原则》《医用磁共振成像系统注册技术审查指导原则》和《X射线计算机体层摄影设备注册技术审查指导原则》等影像医疗器械相关的指导原则。指导原则规定了注册申报资料的内容，并对临床试验做了明确的要求。

例如《X射线计算机体层摄影设备注册技术审查指导原则》（以下简称《指导原则》）从回答什么情况下可以免除临床试验，什么情况下必须进行临床试验的问题开始，对临床试验的目的、临床试验方案、临床评价指标、临床评价标准给出了明确的规定。《指导原则》指出临床试验可采用目标值法的单组试验，结合临床要求和统计要求明确了试验部位，同时给出了每个部位的临床试验例数。《指导原则》还明确了临床试验效果评价的方式和指标，并对临床试验报告及统计分析报告的数据分析，以及撰写者做了明确的规定。

（顾俊　施裕新　张志勇　张剑戈）

参考文献

1. 医疗器械监督管理条例. 国务院令 680 号，2019.
2. 医疗器械临床试验质量管理规范. 国家食品药品监督管理总局. 中华人民共和国国家卫生和计划生育委员会令第 25 号.
3. 医疗器械分类规则. 国家药品监督管理局令第 15 号.
4. 黄嘉华. 医疗器械注册与管理. 北京：科学出版社，2008.

第二章
影像医疗器械基本原理

伦琴 1895 年发现 X 射线后，很快将其用于疾病诊断，随之出现了医学影像学。20 世纪五六十年代，在临床诊断中开始应用超声成像与核素扫描，推出了超声成像（ultrasound, US）设备和 γ 闪烁成像（γ-scintigraphy）设备。20 世纪七八十年代相继出现了 X 射线计算机体层摄影设备（computed tomography, CT）、磁共振成像设备（magnetic resonance image, MRI）和发射体层成像设备（emission computed tomography, ECT）等医用影像医疗器械。这些医疗器械利用射线、声波、磁共振等物理信号，以影像方式显示人体的形态和内部结构等解剖信息。随着医学影像技术的进步，除了形态信息外，影像医疗器械还可以显示人体功能和生化成分等生理信息，为临床诊断和治疗提供更多的参考和帮助。

第一节 医用 X 射线诊断设备

由于人体不同器官和组织的结构和物质不同，对 X 射线衰减存在差异，医用 X 射线诊断设备利用这一特性，以图像的方式显示人体不同部位的 X 射线衰减特性，从而帮助医生无创地了解人体内部的信息。尽管无法获取人体的断层图像，但在临床上仍以其快速、价廉、拥有大量的临床经验和经过验证的诊断标准，而具有很强的应用价值。

一、X 射线成像基本概念

X 射线属于电磁波，以光速直线传播，服从光的反射、折射、散射和衍射等一般规律。X 射线光子能量大、波长短，具有一些普通光线所没有的性质。

（一）物理和化学特性

X 射线的波长范围为 0.01 ~ 10nm，介于紫外线与 γ 射线之间，能不同程度地穿透各种物质，波长愈短穿透能力愈强。

X 射线穿过物质时，会与经过的物质发生相互作用，主要有光电效应、康普顿效应、电子对效应和瑞利散射等，作用的总和效应使X射线发生了衰减。光子能量小时，主要是光电效应；中等能量时，以康普顿散射为主；能量大时，会产生电子对效应。诊断用X射线的能量范围多在 20 ～ 100keV，产生的主要作用是光电效应和康普顿散射。

某些物质（如磷、铂氰化钡、硫化锌、钨酸钙）受X射线照射而激发，释放出可见的荧光，透视荧光屏、增感屏及影像增强器利用了这一特性。胶片乳剂中的溴化银由于X射线的电离作用，会发生光化学反应，经化学显影后，可以还原出黑色的金属银颗粒。

（二）X射线的强度

X射线的强度指单位时间内，通过垂直于X射线传播方向的单位面积的光子数目和能量，常用质和量表示X射线的强度。

X射线的量指X射线束内的光子数目，常用X射线管的管电流 mA 与曝光时间 s 的乘积表示。X射线的质指X射线光子的能量，与X射线管的管电压有关，常使用"硬度"描述，硬度越大，穿透能力越强。临床应用时将X射线分为极硬、硬、软、极软：管电压在 250kV 以上产生极硬X射线，用于深部组织治疗；管电压为 100 ~ 250kV 时产生硬 X 射线，用于较深组织的治疗；管电压为 20 ~ 100kV 时产生软射线，用于透视和摄影；管电压为 5 ~ 20kV 时产生极软 X 射线，用于软组织摄影和表皮治疗。

（三）组织密度和影像密度

人体组织结构的密度与影像密度是不同的概念。前者是指人体组织中单位体积内物质的密度，而后者则指 X 射线图像所示影像的黑白。形成人体的 X 射线影像的原因，一方面是由于 X 射线的穿透性、荧光作用；另一方面是当强度均匀的 X 射线穿透厚度不同、密度不同的组织后，由于衰减程度不同，到达荧屏或胶片上的 X 射线量有差异，形成明暗不同的影像。由于组织密度的高低与对 X 射线吸收剂量成正比，因此影像密度在一定程度上反映了组织密度。通常用高密度、中等密度和低密度表达荧屏或胶片上白影、灰影和黑影。人体组织密度发生改变时，则用密度增高或密度减低来表达。组织的密度与厚度都会影响成像的结果，例如，在胸部，肋骨密度高但厚度小，而心脏大血管密度低但厚度大，因此心脏大血管比肋骨的影像密度高；同样，胸腔大量积液的组织密度中等，但厚度大，其影像密度也高于肋骨的影像密度。

二、医用 X 射线诊断设备的系统构成和主要部件

医用 X 射线诊断设备由 X 射线发生部分、X 射线成像部分和其他辅助装置等组成，典型的医用 X 射线诊断设备系统构成如图 2-1 所示。X 射线发生部分包括：X 射线球管、高压发生器、控制装置；成像部分包括：X 射线探测器、计算机系统和应用软件、显示设备；辅助装置包括：诊断床、制动装置、限束器及其他机械附属装置。这些部件中，X 射线球管、高压发生器、X 射线探测器，这三个部件又被称为影像链，对 X 射线成像功能起了决定性的作用，

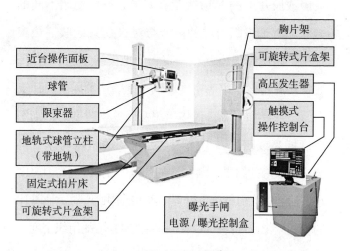

图 2-1　医用 X 射线诊断设备的典型系统结构

常被视为医用 X 射线诊断设备的核心部件。

由于临床应用目的不同，X 射线机的系统构成会有所差异，如胃肠 X 射线机除了上述部件外，还配有压迫装置。

（一）X 射线球管

X 射线管由阳极、阴极、玻璃壳组成，有固定阳极、旋转阳极两种结构，是 X 射线发生装置的核心部件，其作用是将电能转化为 X 射线。

在真空的 X 射线管内，由阴极发射的热电子在两极间强电场的作用下轰击阳极靶面，当高速电子为阳极靶面所阻断时，一部分动能转化为具有相应能量的 X 射线光子。X 射线管放置于能防止 X 射线辐射和防电击，带有辐射窗口的管套中，旋转阳极 X 射线管的结构如图 2-2 所示。

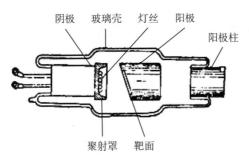

图 2-2　X 射线管结构

　　阳极的主要作用是吸引和加速电子轰击靶面产生X射线，传导和辐射因电子轰击靶面而产生的热量。阴极由灯丝及聚焦装置组成，灯丝起电子发射器的作用，一般用 0.05 ~ 0.5mm 直径的钨丝制成。靶面是阳极承受电子轰击的部件，工作温度很高，多由钨制成。靶面被电子撞击的实际位置被称为实际焦点，实际焦点在 X 射线管长轴垂直方向上的投影被称为有效焦点。实际焦点越大，X 射线管的热容量越大；有效焦点尺寸越小，影像清晰度越高。在功率较大的X 射线管中，常装有粗细及长短不同的两个灯丝，即双焦点 X 射线管，以兼顾功率和清晰度。

　　虽然制作靶面的金属钨能耐受高温，但如果电子束持续轰击在固定位置，仍然会导致靶面受损，造成球管损坏。为了解决这个问题，医用 X 射线管多采用旋转阳极结构。其靶面形如圆盘，中心微突成薄锥体，圆盘后壁与转子轴相连，能高速旋转，使得电子束不会连续轰击固定位置。该结构较好地解决了散热的问题，有效地减少焦点的尺寸，实现小焦点、大功率。为了有效地提高 X 射线管的性能，技术人员从选择靶面材料、减小靶面倾斜角、增大靶盘直径以及提高阳极旋转速率等多个角度出发，对 X 射线球管加以改进。

（二）高压发生器

高压发生装置由高压变压器、灯丝变压器、高压整流器、控制电路等部件构成，主要作用是为X射线管提供直流高压，同时为加热阴极灯丝提供低电压。

医用X射线诊断设备最初使用工频高压发生器，当前以中、高频高压发生器为主。高压发生器的工作过程大致如下：先将工频电压经整流、滤波变成低波纹系数的直流电压，然后通过逆变换产生中、高频电压，再经升压、整流、滤波，输出到X射线管。工作频率在400～20kHz为中频高压发生器，20kHz以上为高频高压发生器。

与工频高压发生器相比，中、高频高压发生器所产生的管电压的波纹系数小，减少了X射线的频谱宽度，提高了成像质量；降低了X射线中软线成分，减少对皮肤的辐射剂量；输出的X射线谱线中高能成分较多，曝光时间相同时，管电流较低；或者使用相同的管电流，缩短曝光时间。

（三）X射线探测器

1. 模拟X射线探测器　模拟X射线探测器分为两类，一类以荧光屏（增感屏）和X射线胶片系统为影像载体，曝光后经洗片和冲印，医生使用观片灯阅片。其缺点是 X 照射剂量大，图像宽容度低，胶片存档困难。另一类基于影像增强器，用于 X 射线透视。影像增强器是一种电真空器件，由输入荧光屏、光电阴极、聚焦电极、阳极和输出荧光屏等组成。通过光电转换，最终可以得到可见光图像。其缺点是图像清晰度较低。

2. 数字 X 射线探测器　数字化 X 射线探测器是医用数字 X 射线诊断设备的关键部件，其特点是输出数字图像，成像过程中不再需要胶片。完整的成像装置包括探测器、控制器和影像监视器等三个部分，其中探测器是核心部件。按照探测器的类型和原理，数字成像装置可以分为影像增强器＋电耦合器件（CCD）、X 射线影像板（IP 板）、X 射线平板探测器（FPD）等，随着技术的进步，影像增强器＋电耦合器件成像方式的临床应用逐渐减少，数字成像装置多指 X 射线影像板和 X 射线平板探测器。

（1）X 射线影像板：影像板是一种装在特制暗盒中的可携带式的 X 射线探测器，是计算机 X 摄影系统，即 CR 系统的关键部件。影像板由保护层、成像层、支持层和背衬层组成，尺寸规格有 14 英寸 ×17

英寸、14英寸×14英寸、10英寸×12英寸、10英寸×18英寸等。成像层多采用的氟卤化钡晶体作为荧光材料，受X射线照射激发后形成潜影信息并保存。影像板上的荧光材料可以被激光再次激发，产生荧光，包含了X射线潜影信息的荧光被高效光导器采集和导向，导入光电倍增管，转换为相应强弱的电信号，最后用A/D转换器生成数字化图像。

与模拟成像装置相比，影像板成像所需的X射线剂量显著降低，灵敏度、线性度、空间分辨率和动态范围都较高。影像板可以直接取代模拟X射线线摄影设备中的胶片，放射技师不需特殊训练即可操作，同时由于影像板能被重复使用，节省了胶片费用。

影像板易受散射线的影响，包括X射线和激光束等，使影像变得模糊，表现为图像中可见的光斑、细粒、网纹或雪花状的异常结构，降低了某些影像细节的可见度。此外，影像板的时间分辨率较差、不能满足动态器官的结构的显示，空间分辨率较X线胶片低。

（2）X射线平板探测器：X射线平板探测器将X射线信号直接转换为电信号，是数字X射线诊断设备的关键部件。根据能量转换方式，平板探测器可分为间接转换（非晶硅）和直接转换（非晶硒）两类。

非晶硅平板探测器由闪烁晶体层、非晶硅晶体管、行驱动电路以及图像信号读取电路组成。成像分为三个步骤：X射线照射闪烁晶体（碘化铯或磷），产生可见光；非晶硅薄膜晶体管（thin film transistor）阵列、电荷耦合器（charge coupling device）或CMOS（complementary metal oxide semi-conductor）等非晶硅晶体管将可见光转为电信号；读取电路取得电信号，并转换为图像。由于这一过程中可见光会发生散射，会对图像质量产生一定影响。一般会将闪烁晶体材料制作成"松针"状种植在非晶硅上，以提高对X射线的利用率并减少散射。

非晶硒探测器由非晶硒薄膜晶体管层、行驱动电路以及图像信号读取电路构成。入射的X射线光子使得硒层产生电子空穴对，在外加偏压电场作用下，电子和空穴对背向移动形成电流，电流在薄膜晶体管中形成储存电荷。晶体管的储存电荷量与入射X射线的剂量成正比，通过读取电路取得每一点的电荷量后，可以获取此处入射X射线剂量。由于非晶硒在

X 射线照射下不产生可见光，而是直接产生电信号，图像质量不受可见光散射因素的影响，因此空间分辨率比较高。

平板探测器成像质量的主要评价指标是量子探测效率（DQE）和空间分辨率，DQE 反映了探测器对不同组织密度差异的分辨能力，空间分辨率反映了对细微结构的分辨能力。对于非晶硅探测器而言，闪烁体将 X 射线转化为可见光的能力，以及非晶硅晶体管将可见光转化为电信号的能力都会影响 DQE 指标。对于非晶硒探测器而言，DQE 的高低取决于非晶硒层产生电荷的能力。常见的平板探测器中，碘化铯闪烁晶体与薄膜晶体管相结合，其 DQE 性能最强。非晶硒探测器的空间分辨率要好于非晶硅探测器。

（四）辅助设备

除了 X 射线管、高压发生器、探测器等关键部件之外，限束器、滤线栅、诊断床、操作台和操作控制软件等辅助装置也是 X 射线机的重要组成部件。

1. **操作控制软件** 随着数字化 X 射线机的出现，大大地增强了 X 射线机的功能，用户和厂商对设备的可用性和易用性日益重视。操作软件可以帮助用户控制高压发生器、设置照射参数、优化影像数据等，实现以较低的剂量获取高质量的影像的目的。图2-3 是典型的操作界面，可以完成患者信息数据的输入、获取和传输；设置曝光参数，控制高压发生器，设置拍摄体位等 X 射线摄影条件；获取、处理、传输和存储影像；优化图像的动态范围和效果，打印图像；设备校准和测试，机器故障自动诊断和提示等功能。

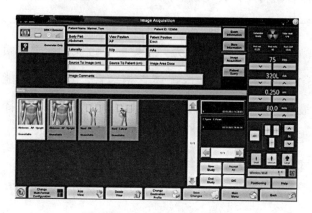

图 2-3　医用 X 射线诊断设备的典型操作界面

2. 限束器和滤线栅　限束器是安装于 X 射线管输出窗口的机电型光学装置，利用可调空隙的活页铅板，遮去由窗口射出的无效原发射线，从而达到控制

X射线照射野，并吸收散乱射线，提高影像清晰度的目的。活页铅板的张合程度可以手动调节，或由控制电机通过传动机构调节。限束器还装有照射野指示装置，使用可见光模拟X射线，标示出预定的照射野。

X射线与人体相互作用时产生的散射线会导致影像质量的下降，减少散射线可以提高影像的信噪比。滤线栅由薄铅条与可透X射线的物质（如树脂、纸片），相互间隔粘结压制而成。工作时放置在受试者与探测器之间，吸收散射线，提高影像对比度。

3. 自动曝光控制　自动曝光控制（automatic exposure control，AEC）也被称为mAs限时器，是指X射线透过被照物体，当达到探测器上所需的曝光剂量后，自动终止曝光，目的是使感兴趣区域曝光准确。AEC通常用两种方式获取曝光剂量，光电管的荧光效应和电离室的电离效应，其原理都是将X射线剂量转换为电流或电压，对电压进行时间积分，当达到预设曝光剂量后，切断高压发生器的供电，停止曝光。

4. 医用影像显示器　随着数字影像系统的日益普及，医用影像显示器也越来越受到关注。医用影像显示器按照用途可以分为：诊断级、浏览级和教学级。选择显示器时，要考虑亮度、噪声、空间分辨率、灰度分辨率和几何失真等性能参数。

三、医用 X 射线诊断设备的常见类型

（一）X 射线透视 / 摄影诊断设备

X 射线摄影诊断设备用于拍摄胸、腹、四肢等部位 X 射线影像，是临床机构常用的 X 射线影像设备。安装在室内的固定式 X 射线摄影诊断设备，由 X 射线探测器、旋转阳极 X 射线管、控制箱（台）、高压发生器、高压电缆、电动诊视床、摄影平床、天地轨、固定立柱等组成，结构相对复杂，管电流一般大于 200mA。在直立、水平方向倒倾 15°，对患者做多种轨迹的断层摄影、倾斜断层摄影、断层融合摄影、垂直或倾斜滤线器摄影等。为了满足临床需求，除了固定式 X 射线影像设备，还有移动式 X 射线影像设备，用折叠式摇臂支持机头，下有移动底座，以便推入病房和手术室。为了保证辐射安全，移动式 X 射线影像设备的管电流较低，多为 50mA。

除了摄片以外，透视检查也是临床常用的检查手段。利用 X 射线透过人体的被检部位，形成动态影像供医生观察，由于要连续工作，其 X 射线剂量

不大。为了更清楚地观察确定部位，可以暂时提高 X 射线剂量进行摄片，然后再回到透视状态，即所谓的适时摄影，这种设备被称为 X 射线透视 / 摄影诊断设备。由于最初用于胃肠系统的诊断，习惯上称之为胃肠机。

X 射线透视 / 摄影诊断设备由机架、影像链部分、压迫器、控制台（盘）、防护裙等组成。在透视状态，X 射线探测器与 X 射线球管保持准直位并联动。装置还应能做压迫向动作，以尽量靠近受试者，减少影像的放大和模糊。

（二）乳腺专用 X 射线机

乳腺组织的密度差较小，对 X 射线机设备提出了特殊的要求。乳腺专用 X 射线管的靶材多采用钼，也有采用钼铑双靶阳极，管电压为 20 ~ 35kV，所产生的 X 射线能量较低。利用 X 射线的光电效应吸收与原子序数的四次方成正比的物理特性，扩大肌肉、脂肪等软组织之间的对比度，使乳房软组织影像更为清晰。乳腺 X 射线机还具有加压装置用于挤压和固定乳房，使其厚度保持在 5cm 左右，保证曝光一致。临床上乳腺癌患者拍摄 X 射线片后，一般都需要做穿刺活检确诊，因此乳腺 X 射线机多配有立体定位活检装置。乳腺 X 射线机的成像方式有胶片成像、数字成像和乳腺导管造影。

随着数字化技术的进展，乳腺 X 射线机也有新的发展。由于钙化组织对低能量 X 射线的衰减率较正常软组织高，对高能量射线的衰减则没有显著差异，因此使用不同能量的 X 射线拍摄两张图像，进行数字减影后，可以突出钙化组织的信息，有助于乳腺癌早期诊断。数字断层技术是乳腺成像的新技术，成像时 X 射线管组件从上至下做弧形运动，探测器位置固定，对感兴趣区拍摄 10 ~ 15 幅图像，利用与 CT 重建类似的方法可以得到乳腺断层图像。患者不需要再进行 CT 检查，数字断层技术可有效减少二维成像的组织重叠影响，有利于观察致密型乳腺组织。

（三）数字减影血管造影系统

数字减影血管造影（digital subtraction angiography，DSA）主要用于血管性疾病的介入治疗工作，习惯上称为血管机。拍摄血管正常状态下的 X 射线图像后，向血管注入造影剂，再次拍摄血管图像，因血管充盈了造影剂，其影像密度会发生变化，而血管周边组织，如骨骼或者软组织的影像密度保持原状。通过对造影前后的图像做减法，去除周边组织，并保留血管的影像。数字减影有三种基本方法：时间减影、能量减影和混合减影，临床多使用时间减影。由于没有骨骼与软组织影的重叠，使血管及其病变显示更为清楚，适用于心脏大血管的检查。对心内解剖结构异常、主动脉夹层、主动脉瘤、主动脉缩窄和分支狭窄以及主动脉发育异常等显示清楚。

数字减影成像过程复杂，对系统的部件存在特殊要求。其机架的形状如同大写字母"C"，所以又被称为C形臂。X射线管被固定在C形臂下面的端点，成像装置固定于C形臂上面的端点。因工作持续时间长，所以对X射线球管和高压发生器的容量要求较高。血管机的检查床用于固定患者的被检部位，需要做横向、纵向和垂直方向的大范围移动，其床面多采用碳素纤维材料制造。高压注射器是血管机的重要部件，按照事先设定的注射程序，在规定的时间内将大剂量的造影剂注射到受试者的血管内，使检查部位充盈，以获得对比度良好的影像。

血管机的软件要具备配准注射对比剂前后的影像的功能。为了减少将血管投射到二维平面，造成前后层面的影像重叠，大型血管机多可以利用X射线管和探测器绕患者旋转，采集多个角度的X射线影像，随后重建出三维图像，也被称为锥形束 CT 图像。在此基础上，可以实现血管的三维显示，叠加上透视图像后，还能对介入手术进行手术规划、实时导航。

（四）口腔 X 射线机

口腔 X 射线机是口腔临床使用的专门设备，包括牙科 X 射线机和口腔曲面全景 X 射线机。牙科 X 射线机成像时，将专门制作的牙片放入口腔中，使 X 射线从面部射入口中，经牙龈及齿槽骨等组织到达牙片。进行全景摄影时，通过同步旋转成像装置和受试者的方式，将呈曲面分布的颌部展开排列在一张 X 射线图像上。

口腔 X 射线机容量小，管电压多在 50 ～ 70kV，管电流在 10 ～ 15mA。由于无需冲洗牙片，X 射线影像板和平板探测器在齿科中的应用越来越广泛。

第二节　X 射线计算机体层摄影设备

研究表明，由于沿 X 射线投射方向上的组织结构相互重叠，以及散射等因素的影响，邻近组织结构的密度差异需要至少大于 5%，X 射线透视 / 摄影所得到的影像中才能观察到密度的差异。X 射线计算机体层摄影设备（computed tomography，CT）的出现，使医生能够清楚地观察组织的三维结构，避免了投影方向上的结构重叠，提高了对密度差异的分辨能力，做出更准确的临床诊断。

一、CT 设备的成像原理

吸收定律（朗伯比尔定律）是 CT 成像的物理学基础：当单色射线经过某一物体时，其能量由于与原子相互作用而受到衰减，衰减的程度与物体的厚度和衰减系数有关。图 2-4 显示了一束单色 X 射线经过厚度不同的均质物体后衰减的情况。

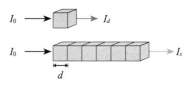

图 2-4　X 射线的吸收过程

如果物质厚度为 d，其入射的 X 射线强度和出射的 X 射线强度的关系式如下：

$$I_d = I_0 e^{-\mu d}$$

式中 I_d 为出射 X 射线强度，I_0 为入射的 X 射线强度，μ 是该物体的 X 射线吸收系数或线性衰减系数，如果已知 I_0，I_d 和 d 值，则能计算出 μ 值，这是该物质密度的重要参数。

人体不是均质物体，含有密度较高的骨组织，也有密度较低的脂肪、体液和空腔，不同密度的组织结构对 X 射线的衰减系数不同。简化起见，研究者将人体视为许多小的均质体素组合而成，当 X 射线穿透人体后，所测得的 X 射线强度 I_s 为：

$$I_S = I_0 e^{-d\sum_{i=1}^{n}\mu_i}$$

CT 图像的重建过程就是求解物体内各个均质体素的衰减系数的过程。常见的方法有迭代法、直接反投影法和滤波反投影法，简要介绍如下：

（一）迭代法

用一系列的近似计算以逐渐逼近的方式来获得图像。具体做法为：先假设一个最初的密度分布（如假设所有各点的值为 0），根据这个假设得出相应的投影数据，然后与实测到的数据进行比较。如果不符，则根据所使用的迭代程序进行修正，得到新的分布。这就完成了一次迭代过程。之后，以前一次迭代的结果作为初始值，进行下一次迭代。在进行了一定次数的迭代后，如果认为所得结果已足够准确，则图像重建过程就到此结束。

（二）直接反投影法

如在一个低密度的区域中，有一个高密度的物体，此物体被 X 射线经各个方向扫描后产生许多 X 射线衰减的投影波形，将这些投影波形反投影到各个 X 射线方向上的矩阵中，产生出反投影图，将这些反投影图相互叠加，便出现一个带有云晕状伪影的重建图像。

（三）滤波反投影

为了消除云晕状伪影，将测得的投影数据与"核函数"作卷积运算，再用所得的结果作反投影，可以得到消除了伪影的图像，这一过程被称为滤波反投影。图 2-5 是滤波反投影法的原理图。

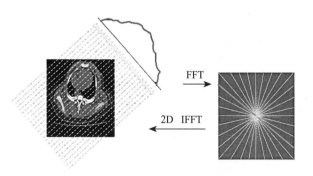

图 2-5　滤波反投影重建 CT 图像

　　X 射线穿透人体某一断层，形成一维投影信号如图 2-5 左图所示，右图是断层图像的二维傅里叶变换示意图，红色线段是上述一维投影信号的傅里叶变换结果。当 X 射线绕人体旋转，可以得到不同角度的一维投影信号，将这些一维投影信号经傅里叶变换后组合起来，得到该断层完整的二维频域图像，再经傅里叶反变换，就可以重建出 CT 断层图像。

　　重建后图像中各体元的数值代表着线性衰减系数 μ。X 射线计算机体层摄影设备采用水的 μ 值作为基准，用相对衰减系数表示人体各组织的 μ 值，记为：$\Delta\mu = (\mu_{组织} - \mu_{水})/\mu_{水}$。将 $\Delta\mu$ 值乘以 1 000，就得到临床上常用的 CT 值，又称为豪斯菲尔值或 H 值。水的 CT 值为 0H、空气为 -1 000H、骨为 1 000H，CT 值范围从 -1 000 ~ 3 000H。

二、CT 设备的构成

　　CT 设备由四个主要子系统构成：X 射线发生系统、数据采集系统、计算机系统和图像显示系统，图 2-6 是 CT 设备的典型结构。

（一）X 射线发生系统

　　X 射线发生系统由高压发生器、X 射线管、束光

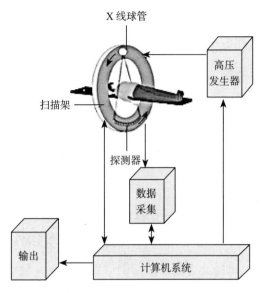

图 2-6　CT 设备的结构示意图

器、控制台等组成，其作用是提供稳定、满足要求的 X 射线光束。

随着 CT 设备的成像速度加快，X 射线发生系统必须满足高毫安秒（mAs）输出量、焦点准确以及高热容量的要求。16 排以上 CT 的球管热容量多大于 7.5MHU，128 排 CT 的球管等效热容量可以达到 30MHU。有些 X 射线球管着力提高散热率，将所有的旋转轴承放置于金属真空部件之外，直接冷却球管的阳极，被称为球管阳极直接冷却技术。该技术的冷却率达到

4.7MHU/min，显著地降低了对球管热容量的要求。

高压发生器由高压变压器、X 射线球管灯丝变压器、高压整流器、高压交换闸、高压插头和插座等高压部件组成。近年来，固态高压发生器逐渐取代了油封的高压发生器，降低了发生器的体积和重量。

控制台是 CT 控制系统的一部分，控制曝光的停启，预设和控制 kV、mA 值、曝光时间，以确保机器的运行安全和及时发现故障。准直器的作用是将 X 射线管产生的圆锥形光束转变为线形或者扇形光束。CT 机的准直器按装配的位置，分为 X 射线管准直器和探测器准直器，两者的位置需要精密配合，才能保证数据的准确采集。

（二）数据采集系统

数据采集系统由检测器、扫描机架及配套扫描床等主要部件组成。

探测器由数百个排列成向心弧状的单元阵列组成，与 X 射线管相向放置，有固体探测器和气体探测器两种类型，常用的是固体探测器。

固体探测器常用的闪烁材料有碘化钠 NaI、碘化铯 CsI 和锗酸铋 BGO 等，这些物质被 X 射线照射后，具有较高的发光效率及较好的能量分辨率。在自身发光波段内无吸收，透过率较高，发光衰减时间短，有较好的热稳定性和化学稳定性。在主基体内有选择地固溶一定量的稀土和碱土离子后，制成陶瓷闪烁体，其 X 射线的利用率达到 99%，且余辉短，可以满足螺旋扫描对高效率、短时间反复采集信号的要求，图像稳定，环状伪影少。闪烁晶体与光子检测电路组成探测器单元，多排螺旋 CT 的探测器往往由数万个探测器单元组成，以实现高空间分辨率成像。固体探测器的输出信号强度与环境温度的关系较大，常用加热或冷却的方法保持探测器温度的相对稳定。

扫描机架是重要辅助部件，机架上安装有扫描传动机构、旋转框架、X 射线管、准直器、检测器以及控制和指示电路等。扫描时框架在马达的带动下，做旋转运动。现在多采用滑环式结构。

所谓滑环式，是将 X 射线管和探测器置于内旋转架上，X 射线管由装在内框架上的碳刷和外机架的滑环接触供电，探测器接收的信号采用光电耦合方式传给外机架。因为内框架和外框架之间无直接电缆连接，所以内旋转架可以单向连续 360° 旋转。高压发生器置于机架外，通过机架内滑环向 X 射线管传送高压电低电流的方式被称为高压滑环式，优点是内框架简单轻巧，但易产生高压噪音，常在密闭腔体灌注加压惰性气体，以减少打火现象。高压发生器安装在内旋转框架上，通过机架内低压滑环向其供电被称为低压滑环式，传输低压大电流，缺点是内框架上配有高压发生器，设计和日常维修复杂。

（三）计算机系统

计算机系统由操作台、医生工作站和外围设备组成。计算机系统的主要作用是将数据采集系统得到的数据，重建为 CT 图像；生成并显示图像，并控制图像的传输、存储；控制 CT 机器的运行。

计算机必须能处理大量数据，调度整个 CT 机各部分功能件的动作，对数据流进行缓冲。软件系统是图像处理、显示、辅助医疗诊断、辅助故障诊断、机器各系统之间的管理的核心，如 CT 的系统程序，完成图像处理系统的管理调度，并控制 CT 的成像过程；系统诊断程序检查系统的正确性，诊断系统故障以保证系统的可靠和维修方便。

（四）图像显示系统

图像显示系统包括计算机软件、显示器和计算机硬件设备。典型的应用是窗技术：人体组织 CT 值的范围为 −1 000H 到 +1 000H，但人眼仅能分辨 16 个灰阶。为了分辨 CT 值相近的组织，可以根据诊断需要调节图像的窗宽和窗位。窗宽指 CT 值显示范围，如窗宽为 160H，则 CT 值分辨率为 160H/16 = 10H，即 CT 值差别超过 10H 的组织可以被分辨出来。窗位是窗宽的中间值，窗位低的图像亮度高，呈白色；窗位高的图像亮度低，呈黑色。图像显示软件应能方便地调节窗宽和窗位。

　　图像显示软件的功能还包括：图像放大，使某一兴趣区放大若干倍供观察；图像镜相反转，使观察起来更为方便；窗位检测，选出一段特定的 CT 值范围，从图像中勾画出来，与周围的不同组织加以区别；图像比较，同时在荧光屏上显示多幅图像；CT 值测量，计算某一兴趣区的 CT 值；三维显示，将 CT 断层图像以三维形式显示，包括 MIPs 和 MinPs（最大和最小密度投影）、SSD（3D 遮盖表面显示）、3D 虚拟内镜和 MPR（多平面重建）等。这些功能能帮助医生直观地作出临床诊断。

三、CT 设备的常见类型

（一）螺旋 CT 机

　　螺旋 CT 机是基于滑动环技术的 CT 成像设备，

使用滑动电刷替代随着旋转支架运动的电缆，改变了不能在 360° 空间连续扫描的缺点，减少了旋转支架运动的阻力，提高了运动速度。这种 CT 在扫描时，机架（光管和检测器阵列）做环形旋转运动，同时诊断床作相对的线性运动（匀速前进或后退），其扫描线成螺旋形。由于一次扫描可以得到一段体积上的多层图像，体积扫描速度较快，例如对腹部的扫描只需要 30 秒，患者在屏住呼吸的时间段内就可以完成扫描。

（二）多排螺旋 CT 机

多排螺旋 CT 是基于多排探测器的 CT 成像设备。将多排单列的探测器排列成二维探测器矩阵列，X 射线束投射到探测器后，根据成像的需要，通过电子开关选择各种组合方式，可以得到 0.5mm，1.0mm，1.25mm 或 5mm 层厚。单层 CT 通过改变患者前准直器的宽度改变成像层厚，而多层 CT 则是主要依靠改变探测器的组合方式来确定成像层厚。目前多层 CT 探测器的设计方式主要有三种：等宽型（对称型）、不等宽型（非对称型）、混合型。等宽型和混合型探测器优点是扫描层厚比较灵活，可以在不更换探测器的情况下，通过增加 DAS 系统升级 CT 机。缺点是探测器之间有间隙，造成 Z 轴方向的死区大，导致射线的利用率低。非等宽型探测器优点是探测器的间隙小，探测器的死区小，X 射线的利用率高，而且可以降低生产成本。缺点是扫描层厚选择上不如上述两种探测器灵活，升级为更多层 CT 时必须更换全部探测器。

（三）双能 CT 机

CT 设备的发展，始终围绕着提高扫描速度，提高图像分辨率，减少放射剂量等关键问题。由于人体脏器在成像过程中发生位移，如心脏跳动，图像会存在运动伪影。对此，需要 CT 设备有更高的成像速度或者能够适应心脏的跳动。双能 CT 采用了两套探测器和球管：两个探测器成 90° 角，分别对应一个球管，因此机架只需要旋转 90° 就可以获取重建图像的全部数据，大大加快了图像采集速度。其时间分辨率可以达到 83ms，可以对心率过快、不规则及屏气有困难的患者进行成像，能够在一次心跳过程中采集心脏图像。利用双能 CT 还可以进行双能量减影等技术的研究，通过一次扫描分离出只有骨骼或者血管的图像，帮助医生更好地区别组织类型和描述病变特征。

传统 CT 诊断和定量分析是基于 CT 值进行的。

但由于 X 线衰减系数与物质组成并无一一对应关系，这就限制了基于 CT 值的混合能谱图像在物质鉴别和定量分析方面的应用。根据放射物理学原理，利用两组由不同能级 X 射线生成的 CT 图像，可以将构成人体组织的物质等效为特定的物质对，如碘物质对、钙物质对。而碘恰好是常用影像对比剂的重要成分，钙对临床诊断也有重要意义。因此，双能 CT 开始被用于物质鉴别和定量分析。

基于两套探测器和球管的双能 CT，由于高能和低能图像并不是在同机位生成的，同时人体组织对高能 X 射线和低能 X 射线的衰减不一致，成非线性关系，因此不可避免存在图像配准的问题。此外，两套探测器和球管的物理特性不能完全一致，也会带来物质鉴别和定量分析的误差。有的 CT 通过高速切换球管的管电压的方法，仅用一套探测器和球管就可以实现双能 CT，缺点是高能和低能均不能连续扫描，影响后续分析和处理的精确性。

更新型的双能 CT，不同利用改变球管电压的方法，而是采用双层探测器。探测器使用不同的闪烁材料构成双层闪烁体，上层采用钇基石榴石层，用以探测低能级 X 线，下层采用稀土陶瓷 GOS 层，用以探测高能级 X 线。临床应用时，只需要按照传统 CT 的方式操作 CT 机，就可以同时获取高能图像和低能图像，并重建出单能图像（MonoE）、无水碘图、钙抑制图像等，为医生提供更多的诊断参考信息。

（四）锥形束 CT

锥形束 CT 成像时，不将 X 射线管产生的圆锥形光束转变为线形或者扇形光束，而直接使用圆锥形光束进行投照。锥形束 CT 获取数据的投照原理与扇形扫描体层 CT 差异较大，而后期计算机重组的算法原理类似。

体层 CT 使用二维扇形束扫描得到一维投影数据，经反变换重建后得到二维断层数据，将多幅二维断层数据按照空间位置重组后得到三维图像。锥形束 CT 使用三维锥形束 X 线扫描代替体层 CT 的二维扇形束扫描，并使用平板探测器直接采集二维投影数据，重建得到三维图像。锥形束 CT 只需围绕受试者旋转 360° 即可获取重建所需的全部原始数据，具有较高的各向同性空间分辨率，人体中金属物伪影造成的影响较低。锥形束 CT 成像时，外围 X 线束倾斜地投照在受试物体上，存在明显的几何形变，平板探测器易受到散射线的影响，图像去噪以及图像重建的难度较高，图像空间分辨率较低。

锥形束 CT 在口腔科应用较多，也用于制订放射治疗计划时的模拟机，针对骨科等专门用途的设备也有采用锥形束 CT 技术。

第三节　磁共振成像设备

磁共振成像（magnetic resonance imaging，MRI）设备是利用生物体的磁性核（主要是氢核）在磁场中产生的共振信号进行成像的设备。1946 年，由布洛赫领导的斯坦福大学研究组和伯赛尔领导的哈佛大学研究组分别发现了磁共振现象。随着超导技术、磁体技术、电子技术、计算机技术和材料科学的进步，MRI 设备得到了飞速的发展。与 CT 设备相比，MRI 设备可以进行多参数成像，提供了丰富的诊断信息；由于人体氢核含量丰富，MRI 图像有高对比度；可以对人体任意剖面进行直接成像；对人体无放射性的危害和生物副作用；无骨密质伪影对图像的干扰，为软组织、中枢神经系统的诊断提供了可靠和安全的技术手段。

一、磁共振成像原理

具有磁性的原子核处于静磁场中，会产生磁化现象。用适当频率的射频电磁波激励这些原子核，会产生共振，当射频电磁波消失后，受激核发生弛豫，向外界发出电磁波信号，这一过程是磁共振成像的物理基础。

当原子核的质子数、中子数或者两者均为奇数时，原子核带有"净电荷"。其自旋运动会在产生磁场，称之为磁矩，记为 μ。

$$\mu = \gamma \frac{h}{2\pi}$$

γ 称为旋磁比，氢原子核的旋磁比为 42.58 MHz/T。

人体内部质子都具有磁性，但由于质子自旋轴的无序排列，磁矩相互抵消，总磁矩等于零。当人体处于外界强磁场中，质子在外界磁场的作用下只能取顺主磁场或逆主磁场方向，但其磁化矢量并非完全与主磁场方向平行，而总是与主磁场有一定的角度，并以一定的夹角绕外界磁场作进动，这一现象称为磁化。由于进动的存在，质子自旋产生小磁场又可以分解成两个部分，一部分为方向恒定的纵向磁化分矢量，处于高能级者与主磁场方向相反，处于低能级者与主磁场的方向相同；另一部分为以主磁场方向（B_0）即 Z 轴为轴心，在 X、Y 平面旋转的横向磁化分矢量。由于各个横向磁化分矢量所处的相位不同，磁化矢量相互抵消，因而宏观横向磁化矢量为 0。在磁共振成像系统中，主磁场沿 Z 轴方向，用 B_0 表示，体内全部质子磁矩的合矢量被称为磁化矢量强度 M_0，与 B_0 方向相同。

射频脉冲是一种交变磁场，通常用 B_1 来表示，用于激励平衡状态的原子核系统。低能级的质子通过吸收射频的能量后，跃迁至高能级状态，从而达到高能级的质子数目多于低能级质子数，使质子系统处于受激状态。

在主磁场上，用射频场 B_1 从 XOY 平面内的 OX 轴向人体施加射频脉冲，射频场的能量 E 与质子的能级差 ΔE 相等，即 $E = \Delta E$，如图 2-7 所示。ω_r 为激励射频场频率，ω_0 为质子共振频率，有 $\omega_r = \gamma B_0 = \omega_0$，从而在原子核、主磁场和激励射频场之间建立了联系。原子核在磁场中有不同的共振频率，若磁共振扫描仪的磁场强度为 1.0T，则质子的共振频率是 42.58MHz。

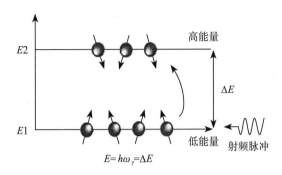

图 2-7　射频脉冲激发示意图

在激励过程中，磁化强度矢量会偏离平衡位置（即 Z 轴方向），偏转的角度与射频脉冲的能量有关，能量越大偏转角度越大。射频脉冲能量的大小与射频场强度 B_1 及持续时间（脉冲宽度）有关，当宏观磁化矢量的偏转角度确定时，射频脉冲的强度越大，需要持续的时间越短。当射频脉冲的能量正好使宏观纵向磁化矢量偏转 90°，即完全偏转到 X、Y 平面，这种脉冲被称之为 90° 脉冲。如果射频脉冲使宏观磁化矢量偏转的角度小于 90°，称之为小角度脉冲。如果射频脉冲的能量足够大，使宏观磁化矢量偏转 180°，即产生一个与主磁场方向相反的宏观纵向磁化矢量，这种射频脉冲称为 180° 脉冲。

激励结束后，磁化矢量 M 回到平衡位置的弛豫过程中，释放吸收的能量，产生磁共振信号。弛豫过程是磁共振系统特有的物理过程，分为纵向弛豫和横向弛豫。纵向弛豫过程是质子从高能级回到低能级，并通过热交换将共振所吸收的能量释放给其他类型的原子核，表现为纵向磁化矢量逐渐恢复直至最大值（平衡状态），常用时间常数 T_1 描述。质子处于主磁场和邻近质子磁场的综合作用下，磁场强度并不均匀，导致每个质子的自旋频率有微小差异，产生相散。横向弛豫过程是质子与质子之间磁矩的相互作用，其结果是磁化矢量 M_0 在 XOY 平面上的投影 M_{xy} 逐渐衰减为 0，即横向磁化矢量逐渐减小直至消失。常用 T_2 时间描述横向弛豫过程或自旋 - 自旋弛豫过程。

在能级降低和相散的作用下，M_{xy} 幅度呈螺旋形下降，旋转的宏观横向磁化矢量可以切割接收线圈产生交变的电动势，即磁共振信号，也称为自由感应衰减信号（free induction decay，FID）。该信号是幅度按 T_2 指数规律变化的正弦波曲线。当 M_{xy} 在 XOY 平面内转动时，当朝向接收线圈时，接收到正信号；当背向接收线圈时，接收到负信号，如图 2-8 所示。

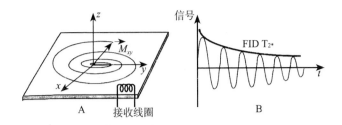

图 2-8 磁共振信号的测量
A. 信号测量平面 XOY; B. 自由衰减感应信号（FID）

二、磁共振成像过程

磁共振成像分为三个步骤：在射频脉冲和梯度磁场的作用下对质子进行空间编码，使自旋质子产生磁共振信号；采集磁共振信号，并填入 K 空间的适当位置；对 K 空间采样数据进行傅里叶反变换重建图像。

（一）空间编码

梯度场线圈可以将线性变化的磁场附加在主磁场的特定方向上，使在该方向上的质子自旋进动不同，同时保持与该方向垂直的断层的质子自旋进动频率相同。射频脉冲的频率与该断层的质子进动频率相同时，会激励该断层的质子，得到其磁共振信号，而其他断层的质子不会被激励，实现对断层的选择。梯度磁场梯度越大，断层的层厚可以越薄，改变梯度磁场的大小可得到不同层厚的图像。

完成断层选择后，使用相位编码和频率编码将断层内所有的质子按行和列的方向进行编码，使不同位置的质子有唯一可识别的相位和频率。相位和频率不能用同一个梯度磁场进行编码，相位编码在频率编码之前完成。频率编码时，可以用两个梯度磁场所合成的梯度磁场进行。

（二）采集磁共振信号

成像过程中，需要射频脉冲和梯度磁场按一定顺序变化，才能获取正确的磁共振信号，其顺序称之为时序，如图 2-9A 所示。图 2-9B 是相应的 K 空间情况。

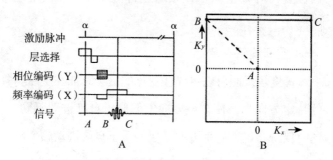

图 2-9　成像时序图（A）与 K 空间填充（B）

激励脉冲和层选择梯度磁场同时作用，选择并激励该层面内的所有质子，此时 K 空间对应于点 A（原点）。随之先后使用 Y 方向和 X 方向的梯度场，完成相位和频率编码。频率编码之后，从时刻 B 开始接收磁共振信号到时刻 C 结束。在 K 空间中，根据梯度磁场梯度，有 K_y 值，对应于图中的 B 点位置，并将回波信号填入 K 空间中，由 B 点到 C 点。该时序过程结束后，又回到 A 时刻，完成一个 TR 周期，并完成 K 空间中一行数据的采集。改变相位编码梯度磁场，即改变 K_y 值，循环上述时序，完成对 K 空间的填充。若图像矩阵有 256 行，则需要重复 256 次。

磁共振信号在频率编码梯度磁场作用时采集，该信号是断层内所有自旋核的信号总和，由不同的频率（ωi）与相位（Φi）的信号组成。在信号测量过程中并不直接得到图像，而仅获得包含空间编码信息的原始数据，并记录入 K 空间。

（三）图像重建

对 K 空间中的数据进行傅里叶反变换，分解出信号的频率和相位信息，并根据空间编码将其映射为空间坐标。

人体不同的组织结构有不同的 T_1、T_2 和质子密度，MR 信号与 T_1、T_2 和质子密度均有关系。通过设置重复时间 TR、回波时间 TE 和反转时间 TI 等成像参数，可以得到 T_1、T_2 和质子密度加权像，可以更为细致地观察人体组织。

质子密度图主要反映不同组织间质子含量的差别。以甲、乙两种组织为例，甲组织质子含量高于乙质子，进入主磁场后，质子含量高的甲组织产生的宏观纵向磁化矢量大于乙组织；90° 脉冲后甲组织产生的旋转宏观横向磁化矢量就大于乙组织，这时检测 MR 信号，甲组织产生的 MR 信号将高于乙组织，即质子密度越高，MR 信号强度越大，这就是质子密度加权成像。

T_1 加权像主要反映组织纵向弛豫的差别。假设有甲、乙两种质子密度相同的组织，甲组织的纵向弛豫比乙组织快（即甲组织的 T_1 值短于乙组织）。进入主磁场后由于质子密度一样，两种组织的纵向磁化矢量大小相同，90° 脉冲后产生的宏观横向磁化矢量的大小也相同。射频脉冲关闭后将发生纵向弛豫，由于甲组织的纵向弛豫比乙组织快，经过一定时间，甲组织的宏观纵向磁化矢量将大于乙组织。由于接收线圈不能检测到这种纵向磁化矢量的差别，加上第二个 90° 脉冲，甲、乙两组织的宏观纵向磁化矢量将再发生偏转，产生宏观横向磁化矢量。因为此前甲组织的纵向磁化矢量大于乙组织，其产生的横向磁化矢量将大于乙组织，检测 MR 信号，甲组织产生的 MR 信号将高于乙组织，这就是 T_1 加权像。在 T_1 加权像上，组织的 T_1 值越小，其 MR 信号强度越大。如脂肪表现为高信号，而脑脊液表现为低信号。

T_2 加权像主要反映组织横向弛豫的差别。假设有甲、乙两种质子密度相同的组织，甲组织的横向弛豫比乙组织慢（即甲组织的 T_2 值长于乙组织）。进入主磁场后由于质子密度一样，两种组织产生的宏观纵向磁化矢量大小相同，90° 脉冲后产生的宏观横向磁化矢量的大小也相同，射频脉冲关闭后，甲乙两种组织的质子将发生横向弛豫，由于甲组织横向弛豫比乙组织慢，到一定时刻，甲组织残留的宏观横向磁化矢量将大于乙组织，此时检测 MR 信号，甲组织的 MR 信号强度将高于乙组织，这样就实现了 T_2 加权像。在 T_2 加权像上，组织的 T_2 值越大，其 MR 信号强度越大，如液体及水肿表现为高信号，而肌肉表现为低信号。

三、磁共振成像设备的结构与主要部件

磁共振成像系统由磁体系统、梯度系统、射频系

统、计算机系统等子系统组成。根据成像部位，可分为头、乳腺、四肢关节和全身 MRI 系统等。根据主磁场产生方法可分为永磁型 MRI 设备和电磁型 MRI 设备。

（一）磁体系统

主磁体系统用于产生高强度的均匀的静磁场 B_0，如图 2-10 所示。主磁体按强度可分为三类：低场 0.02 ~ 0.5T、中场 0.5 ~ 1.5T 和高场 1.5T 以上。高场强可以提高质子的磁化率，增加图像的信噪比；在保证信噪比的前提下，缩短 MRI 信号采集时间；增加化学位移提高磁共振频谱对代谢产物的分辨力，使脂肪饱和技术更加容易实现；磁敏感效应增强，增加血氧饱和度依赖（BOLD）效应，使脑功能成像的信号变化更为明显。但是高场强也会增加设备生产成本，提高价格；增加设备运行时噪音；明显增大射频脉冲的能量在人体内累积；增加运动伪影、化学位移伪影及磁化率伪影。

永磁型磁体直接产生磁场，多为单柱型或者双柱非对称型结构。磁体重量为 10 ~ 13 吨，开放空间达到 75% 以上。缺点是磁场强度低、磁场均匀性不足、图像质量不高，其优点是开放型结构能够减少受试

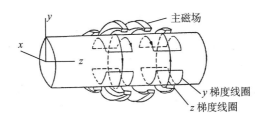

图 2-10 磁体系统和梯度系统

者的幽闭恐惧症。随着 MR 在介入手术应用的增多，开放式永磁型 MR 成像设备的场强从 0.2T 左右逐渐提高到 1.0T，图像质量、扫描速度也有明显的改进。

电磁型主磁体是利用导线绕成的线圈，通电后产生磁场。根据导线材料不同，可将电磁型主磁体分为常导磁体和超导磁体。常导磁体的线圈导线采用普通导电性材料，需要持续通电，目前已经逐渐淘汰。

中高场强的 MRI 设备均采用超导磁体。超导磁体的线圈导线采用超导材料制成，置于液氦的超低温环境中，导线内的电阻抗几乎消失，通电后在无需继续供电情况下导线内的电流一直存在，并产生稳定的磁场。众多超导材料中，Nb-Ti 合金的应用最为广泛。

超导磁体由磁体外壳、浸泡在液氦中的超导线圈、底座以及顶部的输液管口、气体蒸发通道和电流引流等部分组成。磁体外壳内部依次套叠有冷屏、液氦和液氦容器，内外分别用高效绝热箔包裹，磁体顶上装有二级膨胀的制冷机冷头，其他配套设备有氦气压缩机和冷水机组。超导体需要液氦制冷，一般使用量为1 500 ~ 2 000L。使用过程中液氦会缓慢蒸发（约0.03L/h），MRI系统通常具有液氦回收系统，以实现液氦的零泄漏。新型的液氦制冷系统，将液氦密封在与线圈接触的管道里，不再需要将超导线圈完全浸泡在液氦中，液氦用量减少到7升，也不再需要气体蒸发通道。

主磁体重要技术指标包括场强、磁场均匀度及主磁体长度。场强的重要性已在前文介绍。磁场的高均匀度有助于提高图像信噪比，保证磁共振信号空间定位准确性，减少伪影（特别是磁化率伪影），有利于进行大视野扫描和肩关节等偏中心部位的检查。磁共振设备可以采用主动及被动匀场技术，使磁场均匀度有了很大提高。为保证主磁场均匀度，以往多采用2m以上的长磁体。近几年伴随磁体技术的进步，各厂家都推出磁体长度为1.4 ~ 1.7m的高场强短磁体，减少了患者对设备造成的幽闭环境，所感到的不适。

（二）梯度系统

梯度系统由梯度线圈、梯度控制器、梯度放大器和梯度冷却系统等部分组成。该系统是大功率系统，通常采用水冷或风冷进行冷却处理，确保该系统的稳定输出。

主要作用是：进行 MRI 信号的空间定位编码，产生 MR 回波（梯度回波），施加扩散加权梯度，流动补偿，进行流动液体的流速相位编码。

在 MRI 成像技术中，以 Z 轴为人体长轴方向，与 Z 轴方向垂直的平面为 XY 平面，X 轴为左右方向，Y 轴为上下方向。与之相应，梯度线圈由 X、Y、Z 轴三个线圈构成。梯度线圈是一种特殊线圈。以 Z 轴线圈为例，通电后线圈头侧部分产生的磁场与主磁场方向一致，磁场相互叠加；线圈足侧部分产生的磁场与主磁场方向相反，磁场相互抵消，从而形成沿着主磁场长轴（或称人体长轴），头侧高足侧低的梯度场。X、Y 轴梯度场的产生机制与 Z 轴方向相同。通过调节线圈电流，并利用 X、Y、Z 方向的梯度磁场组合作用，可以获得任意方向的梯度磁场。梯度场线圈中心处被称为线圈中心点，此处 X、Y 和 Z 方向梯度场的强度为零，总磁场强度为 B_0。

梯度系统要保证足够的梯度强度和良好的切换率。梯度场强是指单位长度内磁场强度的差异，通常用每米长度内磁场强度差别的毫特斯拉（mT/m）表示。切换率是指单位时间及单位长度内的梯度磁场强度变化量，常用每秒每米长度内磁场强度变化的毫特斯拉量［mT/（m·s）］表示，切换率高意味着梯度磁场变化快，梯度线圈通电后梯度磁场达到预设值所需要时间（爬升时间）越短。高梯度场强和切换率不仅可以缩短回波间隙加快信号采集速度，还有利于提高图像的信噪比。

梯度系统的场强和切换率性能对于 MR 快速成像序列，如 FSE、STIR 及 EPI 等有重要意义。医用 MRI 设备的梯度线圈场强多超过 45mT/m，切换率超过 200mT/（m·s）。需要指出的是，由于梯度磁场的剧烈变化会对人体造成影响，特别是引起周围神经刺激，因此梯度磁场场强和切换率是有一定限制的。

梯度控制器按系统主控单元的指令，实现对梯度磁场的控制。梯度放大器是控制电路的功率输出级，需要输出功率大、响应时间短、输出电流精确和系统可靠性高，峰值电流可超过 800A，通常采用霍尔元件作为梯度电流输出级与梯度放大器间的反馈控制器件。

开关梯度线圈时，由于电流很大，受主磁场的作用力，固定梯度线圈的支架会发生振荡，产生 85dB 左右的噪声，噪声极值会达到 110dB 左右。通常受检者需要配戴耳塞，使噪声降低 20 ~ 25dB。

（三）射频系统

为了使自旋核发生共振，必须在 B_0 的垂直方向加入射频场 B_1。射频系统由脉冲线圈，外围电路以及控制系统组成，用于产生射频场和接收回波信号，是 MRI 设备的关键部件。

脉冲线圈分为发射线圈和接收线圈。发射线圈用于产生射频磁场 B_1，激发人体内的质子发生共振，一般采用螺线管线圈或鞍形线圈。接收线圈用于接收成像物体在弛豫过程中发射的磁共振信号（回波），分为体线圈和表面线圈。大部分表面线圈只能作为接收线圈，由体线圈来承担发射线圈的功能。有的线圈可同时作为发射线圈和接收线圈，如装在扫描架内的体线圈和头颅正交线圈。

发射线圈的外围电路主要是功率放大装置，保证均匀地发射射频脉冲，激发感兴趣容积内的质子。射频脉冲的能量与其强度和持续时间有关，发射线圈多由高功率射频放大器供能，所发射的射频脉冲强度大，持续时间缩短，以加快图像的采集速度。

接收线圈的外围电路包括接收放大器和信号处理器，实现放大信号，频率和相位处理（相敏检波）以及检波、滤波等功能。接收线圈离检查部位越近，所接收到的信号越强，线圈内体积越小，所接收到的噪声干扰越小，因而各产家开发了多种适用于各检查部位的专用表面线圈，如心脏线圈、肩关节线圈、直肠内线圈、脊柱线圈等。

表面线圈从体表采集到的信号强，随深度的增加，信号强度明显下降，即线圈的灵敏度在成像区域内不均匀，表面线圈能得到图像的深度约与线圈直径或长度相当。对于较大部位成像时，仅使用一个小的表面线圈是不够的，常同时使用多个线圈。表面相控阵线圈技术较好地解决了这个问题，这种相控阵线圈由多个子线圈单元构成，有多个数据采集通道与之匹配。多线圈阵列所检测的信号分别通过独立的射频接收器处理，而后这些数据在图像重建的最后阶段合成完整的图像。利用相控阵线圈可明显提高磁共振图像的信噪比，改善薄层扫描、高分辨扫描的图像质量。利用相控阵线圈与平行采集技术相配合，可以进一步提高 MRI 的信号采集速度。当然使用相控阵列线圈时，需要考虑线圈间的走向，即线性的还是正交的，线圈之间的耦合关系，不同线圈的灵敏度，及需要校正相控阵列线圈所采集的图像不均匀性，减少相邻区域间像素信号差异。

线圈只有在固有频率与共振频率相同时才能达到最大的发射与接收效率，因此，成像前需要调谐，一般采用自动方式进行。由于体线圈与表面线圈的频率相同，若体线圈发射的功率大，可能会损坏表面线圈，甚至可能引起受检者造成射频辐射过大，所以还需要考虑去耦，去耦就是利用电子开关的方法将发射与接收线圈分时工作。通常采用动态去耦方法，在射频发射时，去耦电器使体线圈谐振，而表面线圈失谐；当接收信号时，则使表面线圈谐振，体线圈失谐。

（四）计算机系统

MR 的计算机系统主要有以下功能：控制扫描与数据采集过程，数据处理与图像重建，图像存储、显示和后处理。

计算机控制用户与 MRI 各子系统之间的通讯，来满足用户的应用需要，具有扫描控制、患者数据管理、归档图像、网络通讯接口，以及机器自检功能。MR 系统多具有单独的用于图像处理的计算机，其功

能是执行算法程序、完成图像重建和存储任务。外部
设备主要包括显示存储器、数据存储器、操纵台和激
光照相机等。

四、常见的磁共振成像技术

各受检部位进行 MRI 检查时需要选择合适的成
像技术，包括对成像序列、序列的成像参数、扫描方
位等的选择。T_1 加权成像序列、T_2 加权成像序列和
质子加权成像序列是临床常规的成像技术，具体参
数的选择可以参考相关著作。随着 MRI 技术的进步，
针对不同的临床需求，提出了很多有针对性的成像技
术，如脂肪抑制、化学位移成像等。

（一）化学位移成像技术

化学位移成像基于脂肪和水分子中质子的化学位
移效应，也被称为同相位 / 反相位成像。由于分子结
构的不同，脂肪的质子进动频率低于水分子的质子进
动频率。在射频脉冲激发后，由于脉冲的聚相位效
应，水分子中和脂肪中质子处于同一相位。射频脉冲
关闭后，由于水分子的质子进动频率略高于脂肪中的
质子，两者的相位将逐渐开始离散，到某个时刻，两
种质子的相位相差 180°，如果组织中同时含有这两

种质子，那么此时采集到 MR 信号相当于这两种组织信号相减的差值，称为反相位图像。过了这一时刻后，相位差逐渐缩小，直至质子的相位差为零，此时采集到的 MR 信号为这两种组织横向磁化分矢量叠加的信息，被称之为同相位图像。临床上多采用扰相 GRE T_1 加权序列，可很容易获得反相位和同相位图像。化学位移成像技术多用在腹部脏器中检查中，如肾上腺病变的鉴别诊断，因为肾上腺腺瘤中常含有脂质，在反相位图像上信号强度常有明显降低，利用化学位移成像技术判断肾上腺结节是否为腺瘤的敏感性约为 70%～80%，特异性高达 90%～95%。利用化学位移成像技术还有助于脂肪肝、肾脏或肝脏血管平滑肌脂肪瘤的诊断和鉴别诊断。

（二）脂肪抑制技术

脂肪抑制是 MRI 检查中非常重要的技术，脂肪组织不仅质子密度较高，且 T_1 值很短（1.5T 场强下为 200～250ms），T_2 值较长，因此在 T_1 加权图像上呈现很高信号，在 T_2 加权图像上呈现较高信号。T_1 加权图像上除脂肪外，含蛋白的液体、出血均可表现为高信号，脂肪抑制技术可以判断是否含脂，为鉴别诊断提供信息，还可以减少运动伪影、化学位移伪影或其他相关伪影；抑制脂肪组织信号，增加图像的组织对比；增加增强扫描的效果。

MRI 设备可采用多种技术进行脂肪抑制，不同场强的 MRI 设备应采用不同的技术，同一场强的扫描机也可因检查的部位、目的或扫描序列的不同而采用不同的脂肪抑制技术。频率选择饱和法是最常用的脂肪抑制技术之一，该技术利用脂肪与水的化学位移效应，在成像序列的激发脉冲施加前，先连续施加数个预脉冲，这些预脉冲的频率与脂肪中质子进动频率一致，这样脂肪组织的将被连续激发而发生饱和现象，而水分子中的质子由于进动频率不同不被激发。这时再施加激发射频脉冲，脂肪组织因为饱和而不产生信号，而水分子中的质子被激发产生信号，从而达到脂肪抑制的目的。频率选择反转脉冲脂肪抑制技术是一种超快速梯度回波成像序列，既考虑了脂肪的进动频率，又考虑了脂肪组织的短 T_1 值特性。其方法是在真正射频脉冲激发前，使用窄带宽的预脉冲进行激发，中心频率为脂肪中质子的进动频率，该脉冲略大于 90°，这样脂肪组织将出现一个较小的反方向纵向磁化矢量，预脉冲结束后，脂肪组织发生纵向弛豫，其纵向磁化矢量将发生从反向到零，然后到正向并逐渐增大，直至最大值（平衡状态）。由于预脉冲仅略大于 90°，从反向到零需要的时间很短，如果选择很短的 T_1（10 ~ 20ms），采集时间仅略有延长。

（三）扩散加权成像技术

MR 扩散加权成像是一种能检测活体组织内水分子扩散运动的无创性方法。扩散（diffusion）是指分子热能激发而使分子发生一种微观、随机的平移运动并相互碰撞，也称分子的热运动或布朗运动。为了反映组织的水分子扩散情况，在某个方向上施加扩散敏感梯度场，如果在该方向上有位置移动的质子，这些质子将经历磁场强度的变化，进动频率也随之发生变化，从而造成相位离散，引起质子信号的衰减。由于只有在施加扩散敏感梯度场方向上的运动才有相位的变化，DWI 所反映的水分子扩散运动具有方向性，通过施加多个方向的扩散敏感梯度场，可以全面地检测出水分子在各方向的扩散运动。场强在 1.0T 以上的 MRI 设备多采用单次激发 SE-EPI 序列进行 DWI，如果不施加扩散敏感梯度场将得到 T_2 加权图像，施加扩散敏感梯度场将得到 DWI。根据需要可在层面选择方向上施加扩散敏感梯度场，也可在层面选择、频率编码及相位编码方向上都施加。该序列 TR 为无穷大，因此剔除了 T_1 弛豫对图像对比的污染，根据需要和软硬件条件，TE 一般为 50～100ms。

第四节　超声诊断设备

超声诊断设备利用超声波的物理特性，实现对人体内部脏器或病变的断层扫描，诊断疾病。由于操作简便、安全、无创和无剂量积累，超声成像设备被广泛地应用于心血管、眼科、内科、泌尿以及妇产科。

超声诊断设备按用途分为腹部、心脏、眼科和多普勒脑血流诊断设备，也可根据能否显示伪彩色多普勒血流图分为彩超和黑白超声设备。根据超声诊断设备的功能、图像质量等指标又可将超声诊断设备分为高档、中低档和便携式简易超声诊断设备。

一、超声波的物理特性

声波是一种机械波，是介质中的质点在机械力的作用下，产生的周期性振动，能在介质中传播而不能在真空中传播。频率为 20kHz 至 100MHz 的声波称为超声波，用于临床诊断的超声波频率通常为 1～20MHz。根据质点振动方向与声波波传播方向的关系，超声波可分为纵波和横波。纵波是质点的振动方向与波的传播方向相同的波，横波是质点振动方向与波的传播方向垂直的波。超声诊断设备所发射的超声波，在人体组织中以纵波的方式传播。横波在人体组织中不能传播。

（一）基本概念

纵波在弹性介质内传播过程中造成介质质点的位移，质点密度疏密变化形成压力，被称为声压，单位是 Pa。通常用声压级 LP 表示声压，$LP = 20\lg(P/P_0)$，其中 P_0 为参考声压，P_0 常取为 $20\mu Pa$。在超声测量中，回波信号的动态范围为 100dB，指最大回波信号与最小回波信号之比为 100 000 倍。声强指在单位时间内通过垂直于传播方向上单位面积的超声能量，单位是 $W \cdot m^{-2}$。声源振幅越大，声强也越大；离开声源的距离越远，声强越小。声强级 LI 是声强 I 与参考声强 I_0 的比值，即 $LI = 10\lg(I/I_0)$。超声强度太大会破坏人体正常细胞组织，引起不可逆的生物效应，诊断用超声强度安全剂量为 $20mW/cm^2$，检查胎儿时，安全剂量应小于 $10mW/cm^2$。

声场中某一位置的声压 P 与该处质点的振动速度 v 之比定义为声阻抗，即 $Z = P/v$。声阻抗仅与介质的固有声学特性有关。声波在声阻抗突变处产生反射，这正是超声成像的物理基础。人体组织可按声速和阻抗分成三类：气体占较大比例的组织（如充气的肺）；体液和软组织；骨骼和矿物化后的组织。超声成像通常只用于声阻抗变化不大的体液和软组织区域，既能在界面产生回波用以显像，也保证了声波可穿透足够的深度，同时接收回波的延时与目标深度成近似的正比关系。

（二）超声波的传播特性

超声能量作用的弹性介质空间称为超声场。当振源尺寸极小时，可以视为一个子波声源（点声源），所产生的声场是没有指向性的球面波。如果振源尺寸较大，可以将其辐射面视为由多个子波声源组成，由于各个子波叠加，其声场区域具有指向性。

超声波通过声阻抗不同的两种介质时，在界面上会产生反射和透射。声阻抗差别越大，反射的强度越大。反射能量与入射能量之比值，称为反射系数。在超声波垂直入射时，当介质有 5% 的声阻抗改变，反射能量为入射能量的 0.25%，大部分能量透过界面继续向前传播，而反射能量被换能器接收并放大用以成像。如果有三个介质，超声波从介质 1 穿过介质 2 进入介质 3，在每个界面上都会发生声波的反射，但当介质 2 厚度为四分之一波长的奇数倍，且特性阻抗等于其他两种介质阻抗的几何平均值时，超声波垂直通过介质 2 时可以完全透射。因此在超声换能器材料与人体组织之间增加中间匹配层，可以帮助声波有效地进入人体内。

超声在介质中传播时，其能量与传播距离成反比，即会发生衰减。超声衰减的因素有两类：一类是声束本身扩散，以及反射、散射，使能量不能再沿着原来的方向传播，但声波的总能量并没有减少。另一类是由于介质的吸收，声能转换成为热能，导致声能减小。对于给定的频率的超声波，其声强和声压都随着距离的增大而按指数规律下降。在 1 ～ 15MHz 频率范围内，人体组织的超声波衰减系数与频率成反比。不同脏器组织的衰减系数不同，软组织对超声的平均衰减系数约为 0.81dB/（cm·MHz），如果使用频率为 3MHz 超声波探查深度为 20cm 的组织，其反射回波的衰减为 97dB。

当波源以一定的传播速度 c 向外辐射某一频率 f 的波时，如果波源与波的接收系统产生相对运动，则所接收到的信号频率 f' 会发生变化（频移），两个

频率的差值为 $\Delta f = f' - f$。在声源与接收系统同向运动时，f' 升高，Δf 为正值；而在相背运动的情况下，f' 降低，Δf 为负值，即多普勒效应。通过分析超声发射和接收频率的差异，可以判断血流的方向。

二、成像原理

人体组织和脏器具有不同的声阻抗，将超声波脉冲发射到生物体内，在声阻抗突变的界面会产生回波，接收来自生物体的回波信号，完成对生物体组织的扫查，这种方法称为超声脉冲反射法或脉冲回波扫查技术。由于界面两边组织的声学（声阻抗）差异通常不大，大部分超声能量会穿过界面继续向前传播，达到下一个界面时又产生回波，从而可以接收到位于不同深部的多个组织界面所反射的回波信号。超声波在人体内的传播速度约为 1 540m/s，根据回波到达时间可以测算出界面到超声探头（换能器）的距离。探头发射超声波脉冲的持续时间约几微秒，随后几百微秒的时间用来依次接收、放大和处理回波信号，并在荧光屏上显示不同时间所接收到的不同幅度脉冲波形或不同亮度的光点。

超声回波信号有三种基本显示模式：A型

（amplitude modulation）：幅度调制。横轴表示深度，纵轴表示回波强度，以不同幅度的脉冲波形的形式表示。B型（brightness modulation）：亮度调制。纵轴表示深度，得到的超声回波信号加到显示器的 Z 轴上进行灰度调制，以亮度表示回波的强弱。如再使横轴表示声束扫描方向，就可以得到超声波体层图像。M型（motion modulation）：运动调制。将回波幅度加到显示器的 Z 轴上作亮度调制，纵轴表示深度，横坐标表示时间，时基线以慢速沿轴方向移动。

三、超声探头

超声探头起到电 / 声的转换作用，是超声设备的关键部件。按诊断部位，可以将超声探头分为眼科探头、心脏探头、腹部探头、颅脑探头、子宫探头、肛门探头、儿童探头等。按几何形状，可分为矩形探头、柱形探头、凸形探头、圆形探头、环形探头、喇叭形探头等。按波束控制方式，可分为线扫探头、机械扇扫探头、电子扇扫探头（相控阵）、凸阵探头等。超声探头的基本单元是压电振元，压电振元的两端被覆有激励电极的压电体，当两端施加压力的频率等于其固有频率时，将产生机械谐振，并因正压电效应而产生电信号；当电场频率和该振元的固有频率一致时，由于逆压电效应而发生机械谐振，振元获得形变振动，在介质中产生交替的压缩与稀疏区，形成超声波输出。常用的探头有柱形单振元探头、机械扇扫探头和电子扫描探头。

（一）柱形单振元探头

柱形单振元探头是各型超声探头的基础，主要用于 A 型和 M 型扫查，在经颅多普勒（transcranial doppler，TCD）及胎心监护仪器中也有应用。柱形单振元探头由压电晶体、垫衬吸声材料、匹配层、导线和外壳等部分组成。探头中的压电晶体是单个振元，用于将电脉冲转换成超声频率的机械振动，并接收回波信号，将机械振动转换成电信号。由于超声波向两端发射，在探头的背面需要加用垫衬吸声材料，衰减和吸收压电晶体背向辐射的超声能量，吸声材料一般为环氧树脂加钨粉，或铁氧体粉加橡胶粉配合而成。匹配层又称保护层，一方面将压电材料与人体隔开，既起到保护压电晶体不被磨损的作用，又能保护人体降低电击的可能性；另一方面，由于保护层在振元和人体组织之间，为使超声能量尽可能多地进入人体组织，该层材料的声阻抗和几何尺寸必须满足匹配条件。临床应用时，还需在皮肤上涂上声耦合剂来排除空气，降低体表对超声能量的反射。

（二）机械扇扫探头

单振元探头只能产生一条扫描线，为完成 B 形显示，B 超设备采用自动机械扫描或者电子扫描方式进行一系列的扫描，从而得到纵深剖面图像。机械扫描仅用于扇形扫描，常用摆动法和旋转法：摆动法将单振元探头在一个平面内来回摆动扫描，摆动角度不小于 30°，每秒不少于 24 次。旋转式探头需要三到四个性能一致的振元，每个探头顺序完成一遍扫描，形成一幅图像。由于是单方向旋转，容易做到匀角速扫描，而且其噪声小，寿命长。随着电子技术的进步，机械扇扫探头逐渐被电子相控阵扇扫探头取代。

（三）电子扫描探头

电子扫描探头采用许多独立的压电振元排成线阵，根据探头的性能和预期用途不同，振元的数量从数百到数万不等。振元是在一定厚度的压电晶体上刻槽制成，各振元按预定顺序和组合发射和接收超声波完成扫描，可以分为线性步控阵列（线阵）扫描和线性相控阵列（相控阵）扫描两种方式。线阵换能器通常是 1cm 宽，10 ~ 15cm 长的多振元换能器，在同一时刻，有一组振元同时投入工作，并随时间沿阵列方向顺序逐步轮换投入阵元，实现超声波束的移动扫描，波束由电子开关控制，最终生成矩形图像。线阵探头换能器中由于单个振元尺寸很小，其有效发射面积很小，其波束的扩散角较大，波束能量发散严重，波束指向性差，降低了设备的灵敏度。为此，通常由若干个矩形振元组合成一个振元组，每次发射时阵元内各振元同时激励，等效于加大单个振元的宽度。

相控阵列尺寸较小，各个振元的发射依次延迟固定的时间，会使发射波的波前就与振元阵列之间形成角度 θ，改变发射延时值，发射角度也将随着改变。通过控制延迟时间，可以在一定的角度范围改变超声波束方向（探头不动）。相控阵扫描时通常将所有振元同时投入发射和接收，可以形成扇形扫描。相控阵扫描方式可以方便地实现超声波的电子聚焦，使超声束在一定深度范围内聚焦，增强超声波的穿透力和回波强度，改善探测灵敏度，提高分辨率。

（四）超声探头的主要性能指标

超声探头性能指标主要有工作频率、频带宽度、灵敏度、分辨率等。工作频率的选择取决于临床诊断的要求，组织衰减大或者探测深度大时，应选取较低的工作频率，反之，则选取较高的工作频率。一般软组织用 2 ～ 5MHz 频率的超声，对甲状腺等小器官宜使用 5MHz 以上的频率，对于眼球可用 10MHz 或以上频率。超声仪器都配有多种超声探头，以适用于不同的应用场合。有些超声探头可以在单个探头上发射和接收多种频率超声波，以期适应多种用途。也有的探头采用近场使用较高频率的超声以提高分辨率，远场使用较低的频率以提高探查深度。有探头在发射和接收时使用不同的振元组合，改变孔径来获得近、远场都良好的分辨率。

四、B 超设备的结构和工作原理

B 超设备由超声信号的发射 / 接收模块、回波信号处理模块、扫描变换器模块以及图像处理等模块组成。

（一）发射 / 接收模块

发射 / 接收模块的作用是产生超声脉冲，进行声束扫描，回波信号的采集和合成，即超声探头。该模块根据检查的需要，控制发射脉冲的延时以实现聚焦和改变孔径，并根据扫描顺序将单极性脉冲送到相应的振元上，使振元产生持续时间极短的机械振荡。该发射后即转入接收，然后再按顺序发射下一束超声脉冲，直至完成扫描。单极性脉冲的电压值通常为100V，与探头换能器的压电材料有关。脉冲宽度与探头的工作频率有关，频率高则脉冲宽度窄，有助于提高距离分辨率，即纵向分辨率。超声诊断设备可以携带多种不同的超声探头，通过更换探头实现不同的用途，用于腹部、心脏或小器官的诊断。

（二）回波信号处理模块

回波信号处理模块由前置放大器、时间增益补偿TGC、动态滤波（DF）电路、对数放大电路和边缘增强电路等组成。该模块对回波电平信号进行时域处理，首先要完成回波信号的前置放大和从多振元的回波信号合成不同深度和不同扫描线的最终信号，还需要完成合成的回波信号的增益补偿、检波和边缘增强。

由探头振元获取的回波信号幅度通常为10～30μVp-p，传输过程中的衰减和信号合成电路本身噪声（30Vp-p），会降低回波的信噪比。为此，在信号合成电路之前设置前置放大器，可以提高整机的信噪比。接收信号的合成过程是多振元发射聚焦的逆过程，同一焦点的回波到达各个振元的声程不同，且关于中心振元两边对称。由于声程的原因，中心振元先收到信号，两侧振元后收到信号，通过调相电路中的延迟线，可以将各路回波信号调整到同步，而后将其合成。对于不同距离的回波，通过孔径控制来改变孔径大小，对近距离的回波，仅取中心区域的信号。

超声能量在人体中传播时随着深度的增加而逐渐减弱，超声波频率为 3MHz 时，其衰减可达 3dB/cm。界面声阻抗相同时，距离近的界面产生的反射回波强，距离远的界面反射回波弱。为了使相同声阻抗界面的回波幅度一致，近距离回波信号应有较小的增益，而较远距离的回波应有较大的增益。界面的深度表现为回波接收的时间先后，对先到达的回波，采用较小的增益，而对于后到达的回波使用较大的增益，可以实现时间增益补偿。

发射信号并非单一频率，探头接收的回波信号也是有一定带宽的，近场的回波频率成分主要集中在频带的高端，随着探测深度的增加，高频成分的衰减要比低频成分的衰减大，回波频率成分逐渐向频带的低端偏移。动态滤波器技术的滤波频率是不固定的，对于体表的回波选择具有良好分辨力的高频分量，即高通滤波；随着回波接收深度的增加，滤波特性逐渐由高通转为低通，滤除深部以高频为主的噪声干扰，以获得体表血管系统和深部脏器分辨力均良好的图像。

（三）扫描变换器模块

扫描转换器实质上是一台带有大容量存贮器的数字计算机，接收视频图像信息，进行数字化存贮和处理，在标准电视监示器上显示。由于该模块以一种扫描格式（如逐线扫描方式）接收信息，并转换成另一种格式（电视光栅线），故而被称为扫描转换器。其特点是以主存贮器而不是以 CPU 为中心，读写地址和内存数据并不直接与 CPU 发生联系，从而加快了图像处理的速度，可以实现实时动态地显示超声图像。主存贮器中的信息可以采用多种读出方式，如对实时写入的超声数据，按先入先出的原则，随写随读，即可得到实时显示的图像；若对写入的数据重复两次读出，使一次超声扫描获得的信息在荧光屏上相邻两条扫描线上显示，则可获得放大的图像显示；改变选定的读出数据范围，还可以使显示区域在整个探测深度作视野移动；如果停止存贮器的写入，并对已存贮的一帧图像数据重复不断地读出，则在荧光屏上得到的将是一幅静止的图像，即所谓的"冻结"方式。

（四）图像处理模块

图像处理模块是 B 超设备的重要组成部分，其图像处理功能包括：灰度修正、灰阶的扩展与压缩，伽马校正、直方图均衡、放大与插行处理以及正负像翻转等，以提高图像清晰度、突出具有诊断价值的图像特征。

五、其他超声成像技术

（一）超声多普勒成像技术

根据多普勒原理，可以利用运动目标造成的回波信号频移来测量目标的速度。在测量血流速度时声波发射源与接收器均为超声探头自身。在检测时探头固定不动，超声波向着流动中的红细胞集合体传播，在红细胞上反射的声波再由探头接收。红细胞相对于探头的移动会使声波产生多普勒频移。

超声多普勒诊断设备可以分为连续波式和脉冲式。连续波式超声多普勒成像仪的探头中有两个晶体，一个用于连续发射超声波束，另一个用于连续接收反射回波。优点是灵敏度高、速度分辨能力强，波束内运动的任何物体的回波信号都能探得，受深度和血流速度的限制较小。但波束通过的路径上所有运动目标产生的多普勒信号会产生混叠，无法辨识距离（深度）的信息。脉冲多普勒是医用测距式超声血流量计中最为通用，发射和接收信号由探头中的同一块晶体完成。这类设备以间歇方式向体内发射超声脉冲，发射后接收回波，接收到一定深度的回波后再发射下一个脉冲，如同 B 型扫查方式。

彩色多普勒血流成像能显示整个截面上的血流速度的分布，可以测量血流束的面积、轮廓、长度、宽度，能更直观地反映结构异常与血流动力学异常的关系等。彩色影像同步叠加在 B 型的灰度影像上，两种成像方式共用一个高速电子扫描探头。以红、绿、蓝为基本颜色显示血流的方向、速度及湍流程度。血流的方向用红和蓝表示，朝向探头运动为正向，用红色标识；远离探头运动为反向，用蓝色表示；湍流用绿色。绿色的混合比率与血流的湍动程度成正比，正向湍流的颜色接近黄色，而反向湍流的颜色接近深青色。血流的层流越多，所显示的红色或蓝色越纯正。血流的速度与红蓝两种彩色的亮度成正比，正向速度越高，红色的亮度越亮；同样反向速度越高，蓝色的亮度越亮。由于血流在声束方向上的速度分量决定了血流的显示颜色，同一流向的血流处在与声束不同角度时，血流的颜色可能有所不同。

在普通灰阶图像的回波信号中也包含着极为微弱

的血液流动的振幅信息。在全数字化编码设备中，由于信噪比的提高，可在灰阶B超的显示状态下，实时直接观察到多数大、中血管（包括20cm左右深度）内的血液流动，称为灰阶血流图。

多普勒能量图利用回波信号强度来表征血流存在，利用探头所接收的运动血流与静止组织背向散射信号在频率上的差异，滤除静态及慢动组织的强回波，突出声路径上血流的回波信号，并将其位置和强度表现B型图像上。功率成像没有血流方向的信息，通常用渐变的颜色表示功率的大小。例如，用暗红、亮红到黄色的方式显示由弱到强的多普勒功率。一般认为彩色多普勒能量图虽不能表示血流的方向和速度，但有很高的空间分辨力，对小血管的低速血流很敏感，能够很好地克服彩色多普勒血流成像的一些缺点。

多普勒组织成像是一种无创性室壁心肌运动分析技术。其原理是将传统彩色多普勒血流仪的滤波系统进行适当调整，用低通滤波器滤去高速运动的血流信息，并提取来自心室壁运动的低频高幅值多普勒频移信息，通过自相关处理技术，对心肌运动的多普勒信息进行彩色编码，以M型或二维显示的形式实时显示在荧光屏上，能敏感、直观地反映室壁运动状态，反映心肌各层面的运动速度。

（二）谐波成像技术

利用人体回波信号的二次谐波成分构成人体器官的图像，称为谐波成像。该方法在基频范围内消除了引起噪音的低频成分，使器官组织的边缘成像更清晰，从而提高诊断能力。

对比谐波成像指用直径小于 $10\mu m$ 的微泡超声造影剂进行谐波成像。微泡有良好的散射性、能产生丰富的谐波以及受声压作用下具有破裂效应等三个重要特性。血细胞的散射回声强度比软组织低 $1\,000 \sim 10\,000$ 倍，在二维图表现为"无回声"，对于心腔内内膜或大血管的边界通常容易识别。但由于混响存在和分辨力的限制，有时心内膜显示模糊，无法显示小血管。由于在血液中的造影剂回声比心壁更均匀，而且造影剂是随血液流动的，不易产生伪像，可以有效观察室壁运动。结合心肌灌注，应用多帧触发技术，检查心肌灌注质量，对缺血和心肌存活性的检测更为敏感。

组织谐波成像技术利用超宽频探头，接收组织通过非线性产生的高频信号及组织细胞的谐波信号，对多频移信号进行实时平均处理，增强较深部组织的回波信号。该技术能增强心肌和心内膜显示，增强细微病变的显现力，增强肝内血流信号帮助鉴别肝内血管，了解肝内细小血管病变。

（三）三维成像技术

超声束在三维扫查空间中摆动，可直接得到三维体数据。三维超声成像技术可以直接显示脏器的三维解剖结构；对图像任意断层，能从传统成像方式无法实现的角度（例如在与皮肤平行的平面上）进行观察；可精确测量生理参数，对病变位置精确定位。传统的三维超声成像是将一维阵列头和摆动机构封装在一起，操作者将该探头放在被探查部位，系统自动采集三维数据。随着二维面阵换能器制作工艺的提高，振元数已超过 60 000 个，使得二维阵列探头在三维超声成像中的应用日益广泛。

三维超声成像较多用于鉴别早期胎儿是否存在畸形以及检查各个孕期胎儿的生长发育情况；在心血管疾病诊断中，可用于多种心脏疾病以及血管内疾病的检查。随着实时三维超声成像的研究成功，三维超声有望在心脏疾病检查中发挥更大的作用。

第五节　核医学影像设备

核医学影像设备利用γ射线作为探测手段。其成像过程是：先让人体接受某种放射性药物，这些药物聚集在人体某个脏器中或参与体内某种代谢过程，再对脏器组织中的放射性核素的浓度分布和代谢进行成像，通过脏器内外或脏器内的正常与病变组织之间的放射性浓度差别揭示人体的代谢和功能信息。核医学影像不仅能得到人体脏器的解剖图像，还可得到生理、生化、病理过程及功能图像。核医学成像设备主要包括γ照相机、单光子发射型计算机断层（single photon emission computed tomography，SPECT）和正电子发射型计算机断层（positron emission computed tomography，PET）等设备。

核医学成像的主要优势在于探测生理参数、癌症的早期诊断。缺点是空间分辨率不够，难以精确地确定病灶的解剖位置；另外由于放射性核素缺乏，药物的种类较少、特异性不够，价格偏高，这也造成了核医学成像设备应用的局限性。为了克服核医学设备分辨率不高的缺点，将 SPECT、PET 与 CT 结合，解决了不易确定病灶解剖位置的不足，同时使用 X-CT 对核医学图像进行全能量衰减校正，提高了成像速度。核医学成像借助核素标记，可以在分子水平的微观研究和宏观的整体研究中建立起一座桥梁，被称为分子影像，在基础研究中起着其他成像设备不可代替的重要作用。

一、物理基础

核素是由质子和中子构成的束缚态体系。目前已知的天然或人工生成的核素有 2 000 多种，可分为两类：一类是稳定的核素，有 300 多种；另一类是放射性核素，会自发地发射射线或者离子而转化为另一种核素，也就是核辐射或核衰变。放射性核素的衰变方式有：α 衰变（发射 α 射线）、β 衰变（发射正电子和电子）和 γ 衰变（发射 γ 射线）等。放射性现象由原子核内部变化引起，与核外电子的状态无关，对放射性核素加温、加压或者加磁场都不能抑制或明显改变射线的发射。

γ 射线通过物质时，会与物质发生三种形式的相互作用，即光电效应、康普顿散射和产生电子对。对于低能 γ 射线和原子序数 Z 高的吸收物质，光电效应占优势；对于中能 γ 射线和原子序数 Z 低的吸收物质，康普顿散射占优势；对于高能 γ 射线和原子序数 Z 高的吸收物质，电子对效应占优势。核医学成像设备利用 γ 射线与物质的相互作用，揭示人体的生理状况。

固体闪烁探测器是探测 γ 射线最常用的探测器，典型的闪烁探测器主要由闪烁晶体、光电倍增管和电子学系统组成。入射的 γ 光子在闪烁晶体中发生光电效应、康普顿散射或电子对效应，把能量传给电子，这些电子最终通过电离或激发作用将能量沉积在晶格中，然后晶体发生退激，释放出被沉积的能量，其中一部分以可见光的形式释放出来。核医学对闪烁晶体的要求是：密度大，含有高原子序数的元素，对射线有较高的探测效率；发光效率高、能量正比关系好。常用的晶体有 NaI、CsI、BGO 等。例如，NaI 晶体密度为 $3.67g/cm^3$，含有高原子序数的碘（$Z = 53$），每 keV 能量平均产生 40 个可见光光子。

二、放射性药物的生产

核医学成像过程中使用的放射性核素均为人工制造，也被称为放射性药物。放射性药物不仅与成像质量有关，同时也关乎患者的健康。理想的放射性药物应该具有低辐射剂量、安全、方便、价格合理的特点，在人体内病灶的位置上吸附比例大于正常组织。加速器、核反应堆及核素产生器是生产放射性核素的三种常用方法。

回旋加速器是最常用的医用加速器。通常用激发电离气体的方式形成离子源，离子偏压电压吸引进入加速器内部的真空腔，运动中的带电离子受到磁场的磁力作用开始旋转；同时在加速腔上外加交变电场，其频率与带电离子在磁场中回转频率相同，带电离子受电场加速而获取能量；导出带电离子形成高能离子束，经导引撞击靶内物质，产生放射性核素。PET成像所使用的 ^{18}F、^{11}C、^{13}N 和 ^{15}O 等放射性核素，都可以利用回旋加速器制备。由于利用了多次加速的原理，加速系统中的电位差远小于一次加速时得到相同能量所需要的电位差。

核反应堆可以用于生产医用放射性核素，其主要原理是将稳定核素的材料放置在核反应堆的堆芯附近，根据半衰期大小设定照射时间，到时取出照射后的材料，用化学分离的方法分出相关核素。这一方法主要用于生产半衰期比较长的放射性核素。

放射性核素产生器是一种从半衰期较长的母体核

素中，分离出半衰期较短的、适合临床应用的子体核素的装置。母体核素由核反应堆或加速器生产出，随后注入一个装有吸附剂的层析柱，并被牢固地吸附在层析柱的吸附剂上。母体核素不断衰变为子体核素，选用适当的洗脱剂淋洗层析柱，可将子体核素洗脱下来供核医学应用。子体核素洗脱后，未衰变的母体核素仍然在层析柱中继续衰变，不断产生子体核素，隔一定时间又能重新淋洗获得所需的子体核素。

三、γ照相机

γ照相机是记录和显示被拍照的物体中γ射线活度分布的照相系统，主要由四部分组成：闪烁探头、电子学线路、显示记录装置以及附加设备。闪烁探头包括：准直器、闪烁晶体和按一定矩阵排列的光电倍增管；电子线路包括放大器（前置和主放大器）、单脉冲幅度高度分析器、对信号进行存放和分批输入下一步电路的"取样保持线路"以及均匀性校正线路等；显示记录装置包括显示器、照相机、35mm定时照相机和实体放大器等。γ照相机的附加设备包括数字记录器、全身照相装置、门电路装置等。随着γ照相机的改进，某些原属附件的装置已纳入主机，扩大了γ照相机的性能和功能。

闪烁探头是γ照相机的核心，多采用一块大直径的 NaI 晶体和 37 ~ 91 个按一定形状（例如正六角形）排列分布的光电倍增管相耦合组成。晶体应均匀，没有裂痕，封闭性好，透明度好。为了尽量多地将荧光引导至光阴极，常在光电倍增管与 NaI 晶体之间加入硅油以减少光的反射，也有采用光导技术。探头与射线源之间通常放置有准直器，用以吸收无效方向的γ射线。准直器由对γ射线吸收能力强的材料，如钨铅合金制成，布满圆形、方形或者六角形的小孔，并覆盖在 NaI 晶体表面。准直器根据入射的γ射线能量可以分为低能（小于 150keV）、中能（150 ~ 300keV）和高能（300 ~ 600keV），射线能量越高，孔壁越厚；根据几何结构可分为：平行孔准直器、针孔准直器、扇形准直器等，如图 2-11 所示。

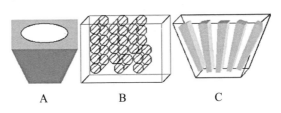

图 2-11　常用准直器
A. 针孔准直器；B. 平行孔准直器；C. 扇形准直器

四、单光子发射型计算机断层设备

γ照相机存在着两个缺点：微小的病变、深部的病变或放射性浓度改变较小的病变，会被其前后的放射性掩盖而难以清晰地显示；不便于对放射性分布进行定量计算。SPECT 是在 γ 照相机的基础上发展起来的断层成像设备，显示人体内一个或多个组织断层中放射性核素的浓度分布，可以开展全身扫描；生理门控，例如心脏 R 波出发的心脏扫描；多探头的全身扫描和断层扫描；利用符合电路，测量 511keV 的湮灭辐射；也可以作为平面 γ 照相机使用。

（一）SPECT 的结构

SPECT 由探头、机架、电子学线路和计算机系统等组成。

探头可分为旋转型和固定型（环型），常见为旋转 γ 照相机型。γ 照相机探头围绕身体旋转 360°或 180° 进行完全角度或有限角度取样，重建出各种方向的符合临床要求的断层影像，同时可以进行平面、断层和全身显像。为了较快速地成像、提高空间分辨率，可以使用多个探头从多角度采集光子信号。探头多为方型，以覆盖人体的宽度方向，一次完成全身扫描。机架用支撑探头，并能够让探头在其上运动。

电子学线路包括光电倍增管的高压电源、线性放大器和脉冲高度分析器等。对从探测器输送来的信号进行分析、处理。从体内射出的γ射线，虽经准直器的初步筛选，仍有一些与组织或环境中的原子碰撞而产生的散射光子，以及两个γ光子同时射入晶体而形成的"叠加"光子，导致坐标信息错误、定向畸变和图像质量恶化。这些光子一般具有能量过低或过高的特点，利用脉冲高度分析器，规定能量限度和允许波动范围，只允许能量范围合适的γ光子脉冲通过，就可以排除掉能量异常的光子。随后将处理后的光子脉冲计数送至成像系统。

计算机统一控制和管理 SPECT 的工作参数、所有数据，还负责采集数据的修正、图像重建和结果显示的控制，提供 PACS 系统的相关接口。SPECT 所使用的基本应用软件有：数据采集软件，实现校正因子采集、预置时间采集、预置计数采集、门控 R 波触发采集和双核素采集等；图像处理软件，进行均匀性校正、勾边处理和影像放大；用平滑和滤波函数等方法除掉数据采集时的噪声，增加影像的清晰度和反差；对影像进行叠加、组合和定量分析等；动态影像分析软件，例如局部脑血流的定量测定软件，在采集到的脑动态系列影像上勾画感兴趣区，产生时间 - 放射性曲线。

（二）SPECT 的成像原理

SPECT 是装备了旋转支架的 γ 照相机，从不同角度上采集患者体内放射性药物发射的 γ 光子，可以在三维空间重建放射性药物在人体内的浓集分布。从聚集着放射性核素的脏器发出的 γ 射线以均匀的角概率分布发射，成像过程就是要测量初始轨迹位于某一特定断层中的 γ 射线的分布。SPECT 大多采用横向断层扫描，即断层面与人体轴垂直，将一个或两个 γ 照相机探头绕人体轴连续或分度旋转一周，探测器将扫描时每一条线上体内放射性核素发出的射线记录下来，得到一组直线投影的数据，这些投影数据的集合就构成一个投影断层面，探测器旋转一定角度，再重复以上程序，直到绕完人体一周。根据二维投影数据即可重建出横断面图像，也可得到矢状面及冠状面的图像，即放射性密度分布。

对核医学成像来说，计数的统计涨落是数据中的主要噪声形式，作为计数有限的核医学成像，其噪声水平是比较高的。这是由于 γ 射线在人体内会受到吸收衰减、散射和统计噪声的影响。统计噪声主要取决于每个体素内的总计数值，由于核素成像是量子事件，成像时间不足的话，会因为本底噪声等，使体素的值受到邻近体素的干扰；散射噪声来源于 γ 光子和人体组织的康普顿散射；衰减噪声来源于 γ 光子在被测量脏器到探测器的路径上被吸收。在重建 SPECT 图像过程中除了利用类似于 X-CT 的滤波反投影算法以外，用最大似然迭代等统计方法重建图像也是常用的手段，同时必须对衰减进行修正。常利用体外的 γ 源，由射线源绕人体旋转一周，形成人体的轮廓线，同时重建出人体内部的线性衰减分布。现在也有使用 X-CT 测量受测部位的衰减系数，以加快衰减校正的速度。

（三）SPECT 的性能指标

SPECT 断层均匀性是重要的性能指标，有三方面会影响断层均匀性：构成断层图像的原始信息量低，统计噪声高；探头旋转造成均匀性变化；重建过程对非均匀性要加以放大。保证断层图像的均匀性不仅要把 γ 照相机探头本身的均匀性调节好，还要加大计数，加准直器和散射媒质。

　　旋转中心是 SPECT 重要性能指标。SPECT 的旋转中心是一个位于旋转轴上的虚设空间点，必须是空间坐标系统、γ 照相机探头电子坐标系统和计算机图像重建坐标系统的重合点。不重合会表现为旋转轴倾斜和旋转中心漂移。有多种方法可以判断旋转中心漂移与否。一种是观察点源的正弦曲线，将一点源置于距离旋转中心 10 ～ 15cm 处，然后沿 360° 轨道采集 32 帧图像，用重心法确定图像中点源的 X、Y 位置。用直角坐标画点源位置 - 角度关系曲线应为一正弦曲线。正弦曲线不连续、中线偏移均表示旋转中心有漂移。Y 坐标与角度的关系曲线应为一直线，距离平均值的差异表示旋转轴倾斜的情况。另一种是测量点源在两个 180° 位置上的距离差。如果旋转中心无漂移，则对应两点所测的距离应相等；漂移越大，两者相差就越大。

　　SPECT 的性能指标还包括的空间分辨率、轴向空间分辨率、断层灵敏度和总灵敏度等。同时，空间线性、空间分辨率和均匀性、平面源灵敏度、最大计数率、多窗空间位置重合性和固有能量分辨率等 γ 照相机指标也被用于衡量 SPECT 的性能。

五、正电子发射型计算机断层设备

PET 是目前最先进的核医学成像设备，常用的放射性核素有 ^{11}C、^{13}N、^{15}O、^{18}F 等。这些核素的标记物可以参与人体的生理、生化代谢过程，准确地反映机体的代谢情况。加以这些核素的半衰期都比较短，检查时可给予较大的剂量，从而提高图像的对比度和空间分辨率。由于发射正电子核素的半衰期基本不超过 2 小时，又都只能由加速器生产，因此使用 PET 的机构必须自身拥有小型医用回旋加速器或是易于获得药物，还要有快速制备这些核素的标记药物设备，这是 PET 的主要缺点。

（一）PET 的结构

PET 与 SPECT 的基本结构相同，主要由探测器、机架、控制台、计算机及外围等设备组成。被成像患者被置于环的中心，γ 探测器被置于这个探测器环上，以环的几何中心为轴在 360° 空间处于几何对称的位置上。

PET 探头的排列方式有平行块型、六角形阵列和环形排列三种，其中以环形排列最为常见。环状排列分为单环，双环和多环。每环有 48、64、96、

128、280 个探头。环与环之间用铅制成的隔片屏蔽，处于环平面内的 γ 光子向任何方向飞行，都能被探测器截获。

正电子被电子俘获并发生湮灭而产生运动方向相反的一对 γ 光子，能量均为 511keV。若有两个位置相对的 γ 闪烁探头，当上述 γ 光子对进入探头的时间差为 8 ~ 12ns，可以判断两个脉冲来自同一次湮灭事件，湮灭点在发生闪光的两个闪烁晶体小块之间的连线上，该连线被称为响应线（LOR）。实现这一功能的电路被称为符合电路，符合电路是 PET 探头的重要组成部件。这种依靠两个光子的特殊方向和符合电路来实现的准直装置被称为电子准直。环形探测器上的每一块晶体与对面的一组晶体都有符合关系，形成一组扇形束的响应线，扇形束的宽度决定了 PET 的 FOV，一般在环中心 40% ~ 50% 的范围内。湮没辐射发生的位置限于这两个探头的有效视野内，故探头视野越小，信号的定位范围就越窄，空间分辨率就越高。PET 对湮灭事件的能量选择通过设定测量系统的能量窗实现，根据 511keV 射线响应的幅度和脉冲形状，保证 511keV 事件进入，减少进入测量系统的偶然符合事件的计数。

符合电路能够排除探头视野之外的湮灭事件，但 PET 的各探测器环之间仍有隔片用以阻挡来自探测器环之外的 γ 光子。隔片可以将散射符合率从 25% ~ 40% 减少到 15% ~ 25%。多环 PET 的隔片，既要不影响相邻环之间的交叉符合，又要尽量限制轴向的探测范围，减少假的符合计数。

PET 探测器采用了模块技术。晶体在纵横两个方向进行切割，得到许多背后互相连接的小晶体块，也称之为探测器阵列。探测器阵列背面耦合有光电倍增管阵列，一个阵列常与 4 ~ 6 个光电倍增管组成一个模块，这种模块插入探测器环，构成 PET 系统的基本单元。每个单元都有独立的定位和读出电路，进行符合事件的定位和读出。PET 或 PET/CT 产品中常见晶体材料主要有：NaI、BGO（锗酸铋）、LSO（硅酸镥）和 GSO（硅酸钆）。NaI（Tl）晶体因为对 511keV 的 γ 光子探测效率较低，而且易于潮解，在 PET 中较少使用。BGO 晶体、LSO 晶体和 GSO 晶体各有优缺点：LSO 晶体性能较好，其能量分辨率稍差，有自放射性；GSO 较为均衡，抑制噪声能力强；BGO 使用历史长，光输出率较低。

计算机统一控制和管理 PET 的工作参数、所有数据，还负责采集数据的修正、图像重建和结果显示的控制，提供 PACS 系统的相关接口。PET 所使用应用软件包括：数据采集软件，实现校正因子采集、预置时间采集、预置计数采集、门控 R 波触发采集和双核素采集等；图像处理软件，进行均匀性校正、勾边处理和影像放大；用平滑和滤波函数等方法除掉数据采集时的噪声，增加影像的清晰度和反差；对影像进行叠加、组合和定量分析等；动态影像分析软件，例如局部脑血流的定量测定软件，在采集到的脑动态系列影像上勾画感兴趣区，产生时间 - 放射性曲线。

（二）PET 成像过程

1. **符合事件采集** 首先将正电子示踪剂，如氟 18 脱氧葡萄糖（^{18}F -FDG）注入被检查者体内。正电子示踪剂在体内发生衰变不断释放出正电子，正电子发射的时候能量很高，需要通过与人体组织中的核外电子互相碰撞，减少动能之后才能被电子俘获并发生湮灭反应。正电子动能慢化时离开发射体的平均距离，称为平均射程。随着正电子的能量增加，平均射程也会增加，^{18}F 正电子平均射程为 0.7mm，一般核素的平均射程为 2mm 左右。

PET 探测器捕获到体内的光子后，在晶体内部产生光输出，该输出被光电倍增管接收、放大、数字化处理，记录下符合事件的能量与空间位置信息。处理符合事件时，探测系统将不能收集新的 γ 光子计数，即会造成数据的丢失，这一过程所需时间称为死时间。PET 在高速计数时，计数率丢失主要由系统死时间引起。解决死时间引起的计数率丢失有两个方法：采用更短闪烁时间的晶体、更快的处理电路；使用小型高效的光电倍增管，减少响应符合事件的光电倍增管的数目，通过减小独立探测单元的体积，减少符合事件遇上无效探测单元的概率。由于 PET 是左右对称的环形结构，并且用电子符合的方法得到湮没的光子对，可以不考虑散射等干扰，因此 PET 设备的图像分辨率高于 SPECT 设备。

2. **扫描方式** 扫描的方式分为 2D 与 3D 模式。2D 采集是指探测环之间用铅挡块隔开，符合事件仅生在相同探测器环的内部，相应的 3D 模式进行采集时，探测器环与环之间没有阻挡。由于挡铅的存在，2D 采集模式会丢失部分符合事件，造成符合事件率低于 3D 模式，灵敏度较低。3D 模式灵敏度高，但存在有偶然符合事件，会使图像产生畸变，图像质量有所下降。研究表明，3D 模式的灵敏度要比 2D

模式高 5 倍左右，同时偶然符合事件由 2D 模式的 15% ～ 20% 增加到 3D 模式的 30% ～ 40%。为此需要采用高质量的晶体，缩短符合探测时间，以尽可能地排除偶然符合事件。

（三）数据处理

数据处理是根据采集到的信号，重建出示踪剂在体内分布的过程。扫描得到的数据是按层保存的，数据中包含了特定角度的信息，特定角度的采样值是这个角度上所有响应线值的线性积分。对于每一层投影数据来说，数据存储于 X 线摄影矩阵中，矩阵的行与列分别代表角度值与放射性采样。

1. 二维重建方法　二维重建算法与 CT 重建算法类似，主要有滤波反投影重建法和迭代算法。投影数据噪声较小的时候，滤波反投影法可以准确地重现示踪剂在体内的分布。其基本原理是：首先对角度数据进行傅里叶变换，然后在频域内采用 ramp 滤波器进行滤波处理，最后反变换为空间域图像，该方法重建速度较快。但是由于 ramp 滤波器去除图像星状伪影（高频噪声），增加图像空间分辨率时会放大噪声，特别是低计数数据采集时，该缺点较为明显。通常使用低通平滑滤波器加以补偿，通过设置其截止频率来消除数据的高频部分，但也会导致图像模糊，降低了空间分辨率。该算法经常用于噪声较小时的图像重建，例如头部图像。

迭代算法根据先验信息建立物理模型和目标函数，如噪声成分、衰减、不同探测器的特性等，通过反复迭代得到精确的重建图像。迭代算法有很多种，有的方法基于线性代数，有的基于统计学方法。使用统计学方法前，先需要建立用于描述放射性核素分布的统计概率模型：一个概率模型描述了从放射性核素浓度通过断层成像时的坐标变换和其他物理过程得到光子计数的分布，称为光子计数模型。另一个概率模型描述了放射性在空间的概率分布，称为放射性核素浓度先验模型，建立先验模型时应该适当考虑医师对于放射性核素浓度在脏器重分布的知识，以及脏器的尺寸和形状。但是这种基于医学的知识很难解析地表达，研究人员只考虑局部属性（相邻像素），从而得到简化的模型。建立了以上两个模型后，就可以使用最大似然估计（ML）、期望值最大算法进行图像重建，大致步骤如下：先假定一个初始图像 $f(0)$；计算该图像的投影 d'；同测量的投影值 d 相比；计算纠正系数并更新 f 值；满足停止规则时，迭代中止；如果不满足，则由新的 f 作为 $f(0)$ 从 2 重新开始。上面的步骤仅仅是一般的过程，不同算法所对比的方法不同，纠正的系数也不同，但总的来说都是将估计值与实测值相比较，从而纠正估计值。迭代算法的最大优点是不影响空间分辨率的情况下，噪声的干扰较小，而且因为初始条件为非负值，故重建数据都将是正值。缺点是收敛到理想优化值的迭代次数较多，重建速度较慢，影响了临床的应用。

OSEM 算法改进了 MLEM 算法，其目标函数是似然函数的数学期望，但将投影集分成若干个有序的子集，然后按照一定的顺序对各个子集单独迭代。所有子集迭代完一次就完成了一次整体的迭代，从而减少了计算量，加快了图像重建速度，在 PET 图像重建中被广泛地应用。

2. **三维重建方法**　三维重建方法是对三维扫描模式下得到的数据直接进行图像重建的方法。响应线数据中的轴向角与扫描机架几何形状有关，例如，一个具有 N 个探测环的探测器，3D 扫描得到 N 个与轴向相垂直的 sinogram 矩阵，N×N 个倾斜 sinogram 矩阵，而 2D 扫描模式仅有 2N-1 个 sinogram 矩阵数据。因此，三维扫描的数据量远大于二维扫描获取的数据量。为了提高运算速度，减少运算量，通常先将三维数据重组成二维数据，再用二维重建方法得到各断层图像。

（1）单层重组算法：单层重组算法忽略了响应线与断层平面间的夹角，将其等同于位于两个探测器环中间平面上的响应线，如果将所有的响应线都作此处理，就将三维数据重组为二维数据。其优点是速度很快，而且可实现在线重组。其缺点是偏离视野中心区域的空间分辨率有所降低。这是因为对于每一条响应线而言，源在该线的何处是未知的，如果硬性假定它位于中间平面上势必引起误差，经过同一个点源的两条响应线可能会被重组到两个不同的平面，所以单层重组后的数据是不一致的。一般而言，单层重组算法要进行轴向滤波来去除这种因数据不一致而引起的图像畸变。该方法对于头部扫描这种放射源离扫描中心轴较近的情况效果比较好，而对于其他情况尤其是放射源离轴较远且解剖结构复杂的扫描，成像质量不是很理想。

（2）傅里叶重组算法：傅里叶重组算法是在频域内，利用 sinogram 矩阵频率与距离的关系进行计算，该重组算法对放射源的轴向定位的估计更加准确，可以很大程度上减少因离轴而造成的图像变形。

（四）PET/CT 技术

将 PET 和 CT 两种检查设备整合到一起，即形成 PET/CT 技术，提高病灶定位的准确性和对病灶的定性诊断能力，同时缩短检查时间。

精确的病灶定位可以减少 PET 检查的假阳性和假阴性，提高肿瘤诊断、分期和治疗评估的准确性，并拟定更为有效的治疗计划。PET/CT 的优势还体现在指导放疗计划的制订。目前，适形调强放疗多使用 CT 模拟机进行放疗计划，但 CT 图像难以区分肿瘤组织与炎症、坏死和瘢痕组织，PET 则很容易区分不同性质的病变，从而确定更精确的放射治疗靶区和放射治疗剂量。对于心脏检查，高速多排 CT 可以显示血管的狭窄和钙化情况，而 PET 可以显示心肌的血流灌注和代谢情况，将不同信息相互融合和比较，有利于更全面地了解心脏的情况，从而选择更有效的治疗方案。

PET 与 CT 的结合还可以大大缩短 PET 的检查时间。一般专用 PET 检查需要约 1 小时，其中约 1/3 的时间用于采集衰减校正图像。例如，使用 68 锗棒源进行衰减校正，每个床位需要增加 3～4 分钟，完成躯干检查（5～6个床位）需约 20 分钟。CT 图像用于衰减校正，同样的检查范围仅需约 1 分钟，从而缩短检查时间。保证灵敏度和分辨率不变的情况下，采集时间的缩短可以带来一系列的好处：首先，同样的时间可以检查更多的患者，提高仪器的使用效率；其次，常用正电子药物 ^{18}F 半衰期仅为 110 分钟、生产成本高，缩短时间使同样的药物量可用于更多的患者，从而降低成本，也使得用 ^{11}C 等更短半衰期（20分钟）PET 药物进行全身显像成为可能。此外，缩短检查时间也降低了患者检查时发生移位的可能，减少 CT 和 PET 图像的伪影，减少图像融合时的误差。

（五）PET/MRI 技术

PET/MRI 技术整合了 PET 和 MRI 二种成像技术的优势，可同时提供 MRI 的解剖信息（特别是对软组织的显像非常清晰）和 PET 的功能代谢信息。

PET 与 MRI 的组合方式可按采集系统的相对位置分为位置独立型、检查床连接型和同机融合型。

位置独立型是指二个图像采集系统完全分离，机架分别位于二个检查室或在同一检查室用活动门隔开，患者完成一次显像后穿过活动门或进入第二个检查室进行第二次显像。系统的安装位置和二次检查的时间间隔较为灵活，但总的检查时间较长。同时，对图像融合软件的要求高，容易受空间分辨率、旋转角度、位移距离、失真程度、部分容积效应、非刚性器官的形变等影响。

检查床连接型指用可快速移动检查床连接 PET 和 MRI 的探头，先后在 PET 和 MRI 进行图像采集，检查时间稍长。由于 PET 和 MRI 采集系统距离不超过 2.5 米，容易按照其相对空间位置完成对图像数据的位置校正，但患者的自主或非自主移动仍会造成图像失真。

同机融合型是指 PET 和 MRI 的采集探头合二为一，将光电倍增管替换为不受磁场影响的雪崩光电二极管，由雪崩光电二极管、硅酸镥晶体和相关电子元件组成 PET 探头。雪崩光电二极管提供的最佳图像质量稍逊色于光电倍增管，在非恒温工作环境会出现信号漂移，造成伪影和探头敏感性下降。与此同时，MRI 射频线圈也需要专门设计，由 MRI 线圈的电子元件造成的正电子衰减，通过将各个线圈的 MRI 扫描数据带入重建算法来解决。同机融合型的 PET/MRI 设备，可以实现 PET 和 MRI 同时采集，提供较其他影像学方法更为丰富的信息。

模拟正电子衰减情况的空间分布，是重建放射性示踪剂在组织中的真实分布，进行 PET 图像重建的先决条件。不同于 CT 可以提供组织衰减密度信息，MRI 提供的信息为质子密度和弛豫时间，与组织对正电子的衰减能力无直接关联。例如骨骼和空气分别有着最高和最低的正电子衰减系数，在 MRI 上却同为低信号。PET 数据的衰减校正是 PET/MRI 设备的弱点。基于 MRI 数据进行 PET 衰减校正的方案，是根据 MRI 信号强度及其空间位置，与数据库图像进行匹配，根据组织器官的衰减密度先验信息，生成"伪 CT"图像数据，最终实现衰减校正。

（张剑戈　朱黎明）

参考文献

1. 施裕新，陆普选，张志勇. 影像医疗器械临床试验手册. 北京：人民卫生出版社，2013.
2. 王成，钱英. 医疗设备原理与临床应用. 北京：人民卫生出版社，2017.
3. 王成. 医疗仪器原理. 上海：上海交通大学出版社，2008.

4. 王晓庆. 医用 X 射线机工程师手册. 北京：中国 医药科技出版社，2009.

5. 吕中伟，王培军. 核医学. 北京：科学出版社，2010.

6. 赵强. 医学影像设备. 上海：第二军医大学出版 社，2000.

7. 张剑戈，王成，章鲁. 一种三维 PET 图像盲恢复 方法. 上海：上海交通大学学报，2009，43（7）：1167-1171.

8. 廉策. X 射线探测器在 CT 机中的应用. 机械设 计与制造，2010，11：41-43.

9. Bronzino JD. The biomedical engineering handbook. 3rd ed.CRC Press, 2006.

第三章

影像医疗器械安全和性能
基本原则及检验标准

自伦琴1895年发现X射线以后不久，在医学上，X射线就被用于对人体检查，进行疾病诊断，形成了放射诊断学（diagnostic radiology），并奠定了医学影像学的基础。至今放射诊断学仍是医学影像学中的主要内容，应用普遍。20世纪50年代到60年代开始应用超声与核素扫描进行人体检查，出现了超声成像（ultrasound graphy，USG）和γ闪烁成像（γ-scintigraphy）。20世纪70年代和80年代又相继出现了X射线计算机体层摄影设备（computed tomography，CT）、磁共振成像（magnetic resonance image，MRI），以及发射体层成像（emission computed tomography，ECT）如单光子发射体层成像（single photo emission computed tomography，SPECT）与正电子发射体层成像

（positron emission computed tomography，PET）等新的成像技术。虽然各种成像技术的成像原理与方法不同，诊断价值与限度亦各异，但都是使人体内部结构和器官形成影像，从而了解人体解剖与生理功能状况以及病理变化，以达到诊断的目的，都属于活体器官的视诊范畴，是特殊的诊断方法。20世纪70年代迅速兴起的介入放射学（interventional radiology），即在影像监视下采集标本或在影像诊断的基础上，对某些疾病进行治疗，使影像诊断学发展为包括诊断和治疗的综合性学科 - 医学影像学。医学影像学不仅扩大了人体的检查范围，提高了诊断水平，而且可以对某些疾病进行治疗。本章主要介绍用于医学影像设备的安全、性能基本原则和相关的检验标准。

第一节　医疗器械的电气安全要求及标准

一、医疗器械可能产生的危害

医疗器械在生产和使用的过程中，可能产生的潜在危害主要有三种：第一种是能量性危害，包括电能、热能、辐射能、机械力、超声、微波、磁场等物理量可能导致的人体危害；第二种是生物学危害，包括生物污染、生物不相容、毒性、过敏、致畸、致癌、交叉感染、致热等对人体造成的生物或化学性危害；第三种是环境危害，包括生产过程及使用过程中的废气或废液排放、固体废物对土地的污染、放射性污染、资源的不合理使用和浪费等造成的危及人身安全和人类可持续发展的危害。

二、医用电气设备的安全通用要求

医用电气设备的基本要求是安全、有效。这一定义包括四层含义：①必须是安全的；②必须达到预期的功能；③必须保证在寿命期内的安全和性能；④不良反应必须在可接受的范围内。

医用电气设备与患者、操作者及周围环境之间存在着特殊的关系，因此医用电气设备不同于其他电气设备。以下几个方面在此关系中起重要作用：

（1）患者和操作者不能觉察存在某些潜在的危险，如电离辐射或高频辐射等。

（2）患者可能因生病、不省人事、被麻醉、不能活动等原因而无正常反应。

（3）当患者皮肤因被穿刺或接受治疗而使皮肤电阻变得很低时，患者皮肤对电流无正常防护能力。

（4）生命功能的维持或替代可能取决于医用电气设备的可靠性。

（5）患者可能同时与多个医用电气设备相连接。

（6）高功率的医用电气设备和灵敏的小信号医用电气设备经常是特定的组合。

（7）通过与皮肤接触和／或向内部器官插入探头，将电路直接应用于人体。

（8）医用电气设备使用的环境条件，尤其是手术室里，可能同时存在着湿气、水分和／或由空气、氧或氧化亚氮，所引起火灾或爆炸危险。

基于上述医用电气设备的特殊情况，在正常使用和可预见的误用情况以及正常状态和单一故障状态下，都要求医用电气设备是安全的，医用电气设备主要考虑有六个方面的安全试验要求：①对电击危险的防护；②对机械危险的防护；③对超温和其他安全方面危险的防护；④结构方面的要求；⑤对不需要的或过量辐射危险的防护；⑥对易燃麻醉气体的防护。证明和检查医用电气设备是否安全的直接手段是证明满足医用电气的安全标准，本节以医用电气设备执行的 GB9706.1—2007《医用电气设备 第 1 部分：安全通用要求》安全标准为基础介绍与医用电气设备安全相关的安全通用要求。

（一）对电击危险的防护

医用电气设备应设计成尽可能避免在正常状态和单一故障状态时发生电击的危险，从这一要求可以看出医用电气设备不但要在"正常使用"条件下，还应在"单一故障"条件下避免电击的危险，这也是医用电气设备不同于其他设备安全要求的关键所在。

1. 电压或能量的限制

（1）用插头与网电源连接的设备，网电源部分在设计上尽量不要使用电容器。如果避免不了，则线 - 地之间可以使用小于 3 000pF 的干扰抑制电容器（≤ 250V 电压）或小于 5 000pF 的干扰抑制电容器（≤ 125V 电压），线 - 线之间可以使用小于 0.1μF 的干扰抑制电容器，否则设备要设计成在从网电源拔出插头后的 1 秒内，各插脚之间、各插脚与设备机壳之间的电压不超过 60V。这个要求主要是保护操作者和维修人员，避免在拔出设备的电源插头后，触及电源插头而导致电击的危险。

（2）医用电气设备尽量不要设计成正常使用时有

可调节的孔盖。如果避免不了，则孔盖内部不要有可触及的电容器，否则要设计成断电后的瞬间，电容器或与其相连带电部件的剩余电压不超过 60V 或者能量不超过 2mJ。这个要求主要是保护维修人员，避免维修人员在修理设备时触及设备内的电容而导致电击的危险。

2. **外壳和防护罩**　下面有关于外壳和防护罩的要求均是为了保护患者和操作者，防止在使用过程中意外触及设备内部的带电部件而导致电击的危险。

（1）外壳和防护罩应"封闭得能防止与带电部分以及在单一故障状态下可能带电的部分接触"。

（2）外壳顶盖上任何孔的位置或尺寸，都应使直径为 4mm，长度为 100mm 的试验棒在整个长度都进入孔内自由垂直悬挂时，仍不会触及带电部分。

（3）外壳上可触及的小部件导体部件（不用工具就能取下的手柄、旋钮、控制杆等，就能触及导电部件）采用保护接地防护措施的，应保证用 1A 的试验电流流过时，保护接地阻抗不大于 0.2Ω。次级回路中用基本绝缘与网电源部分隔离，且使用特低电压的控制器不受此限制。

（4）设备外壳内带有交流 25V 或直流 60V 以上

线路电压的各部件，如果不能由一随时可触及的外部电源开关或插头装置与电源断开（例如室内照明、主开关遥控等电路），应采用附加罩盖防护，从而即使在外壳打开后（例如为了保养）也可防止接触，或在空间互相隔开排列的情况下，应清晰地作出"带电"标记。

（5）防止与带电部分接触的外壳应使用工具才能移开，否则应采用一个自动装置在打开或移开外壳时，使这些部件不带电。

（6）有些预置控制器可由使用者在正常使用时利用工具来调节，为调节这些控制装置而开的孔，应设计成调节工具在孔内不能触及基本绝缘或任何带电部分，或仅用基本绝缘与网电源部分相隔离又未保护接地的任何部件。

3. 隔离

（1）在正常状态和单一故障状态下，应用部分应与设备的带电部分隔离到漏电流允许值不被超过的程度。

（2）应用部分不得与未保护接地的可触及金属部件有导电连接，这是强制要求。

（3）在正常状态和单一故障状态下，非应用部分的可触及部件应与设备的带电部件隔离到允许漏电流值不超过的程度。

4. 保护接地　保护接地是Ⅰ类医用电气设备最主要的附加安全措施。它主要是利用导电性能良好的导线将设备金属外壳与大地相连接。当设备基本绝缘损坏时，设备金属外壳通过保护接地导线与大地构成回路。电流将通过保护接地导线流入大地，使设备金属外壳与大地之间电位差将为零；保护接地主要有三种限值要求，第一，不用电源软电线的设备，其保护接地端子与已保护接地的所有可触及金属部分之间的阻抗，不应超过 0.1Ω；第二，具有设备电源输入插口的设备，在该插口中的保护接地连接点与已保护接地的所有可触及金属部分之间的阻抗，不应超过 0.1Ω；第三，带有不可拆卸电源软电线的设备，网电源插头中的保护接地脚和已保护接地的所有可触及金属部分之间的阻抗不应超过 0.2Ω。

5. 连续漏电流和患者辅助电流　医用电气设备的连续漏电流和患者辅助电流是导致电击的最直接原因，是考核医用电气设备电击防护程度的最主要指标之一。它们与"电介质强度试验"一起构成考核医用电气设备电击防护的核心项目。连续漏电流主要包括对地漏电流、外壳漏电流和患者漏电流。

6. 电介质强度　电介质强度试验又称耐电压试验。不同医用电气设备根据其工作电压、绝缘类型和应用部分类型等，在其带电部件与地或外壳之间、不同极性导体之间、绕组匝间往往采用不同的绝缘结构，也有不同的电介质强度要求，以防止短路或触电事故危及生命和设备安全。

7. 爬电距离和电气间隙　爬电距离是沿两个导体部件之间绝缘材料表面之间的最短路径；电气间隙是两个导体部件之间的最短空气路径。根据导体部件之间的电压和绝缘类型，有不同的爬电距离和电气间隙的要求。

（二）对机械危险的防护

1. 机械强度

（1）刚度和强度：设备的外壳和外壳部件应有足够的刚度和强度。用以保证设备在运输、贮存、安装、正常使用和保养时，不会引起安全方面的危险。

（2）加载试验：可携带式设备上的提拎把手或手柄，应能承受下列加载试验：把手及其固定用零件承受等于设备重量四倍的力。

（3）支承部件：设备中用于支承和/或固定患者

的各部件，应设计、制造成使身体损伤和固定件意外松动的危险减到最小。支承成年患者的部件应按患者有 135kg 的质量（正常载荷）设计。踏脚板和椅子应为所规定的最大正常载荷的两倍设计。

（4）自由坠落试验：正常使用时手持的设备或设备部件，不应因为从 1m 高处自由坠落在硬性表面上而出现安全方面危险。

（5）应力：可携带式设备或移动式设备，应能承受由于粗鲁搬运而产生的应力。

2. 运动部件

（1）活动部件：设备中的活动部件一旦敞露可能造成安全方面危险时，应配备防护件。

（2）传动装置：缆绳（绳索）、链条和皮带应被限制不会脱离或跳出其导引装置，或应有其他方法防止安全方面危险。为此保护目的而采用的机械装置仅用工具才能移开。

（3）控制装置：设备或设备部件的运动如可能伤害患者，就应只能由设备部件的操作者对控制器件进行连续的开动。

（4）可接触性：受机械磨损可能引起安全方面危险的部件，应可接触，以便检查。

（5）紧急装置：电动的机械运动会造成安全方面危险，应设置一个紧急切断装置。该装置应充分满足下列条件：标记明显、易于操控；位置设置应满足操作者发现紧急情况后有充分的反应时间；该装置的启动应不会引起其他方面的危险，也不得影响为排除危险应该进行的其他操作；该装置应能切断造成机械运动危险的有关电路的满载电流，仅需一个动作该装置就应起作用。

3. 面、角、边的机械防护　粗糙表面、尖角及锐边以及其他可能造成损失的来源，都应避免或予以覆盖。

4. 正常使用时的稳定性

（1）正常使用时将设备倾斜10°，设备不应失衡，除非翻到不会损害设备和导致危险，并且设备的质量不对人造成伤害（＜1～2kg）；或在任何位置倾斜5°，设备不失衡；在规定的搬运位置，当设备倾斜到10°时不失衡（应给出清晰的警告或标示）。

（2）质量超过20kg且正常使用时要搬动的设备或设备部件，应备有合适的提拎装置（如把手、起重环等），或在随机文件中规定安全搬运的详细指南。

（3）质量超过20kg，且被制造商规定为可携带式设备，应有合理布置的携带用把手，以便设备可能由两人或更多的人携带。

5. **飞溅物**

（1）当设备部件在正常或单一故障状态下可能会发生飞溅，或设备可能会飞溅出其他的物体（物质）时，应采取足够和持久的防护措施。

（2）用于显像的真空管装置（例如阴极射线管）应是固有安全的（其成分警告鉴定），或设备应提供足够的防护。

6. **悬挂系统**　用于支承或悬挂可能造成危险的物体的结构系统应具备：

（1）当支承系统的性能不可能受到损害时，安全系数＞4。

（2）当预计到支承系统的性能可能受到损害时，安全系数＞8。

（3）当断裂延伸率＜5%时，安全系数乘以1.5。

注：某些专业标准对安全系数进行了调整，如医用诊断X射线设备适用的GB9706.14—1997标准。

（三）对超温和其他安全方面危险的防护

1. **超温**　在正常使用、正常状态下和10～40℃环境温度范围内，通用标准规定了"具有安全功能的设备部件温度"以及"由设备或设备部件造成的周围温度"不得超过给定的限值。不向患者提供热量的设备的应用部分,其表面温度不应超过 41℃。防止与热的可触及表面接触用的防护件,应采用工具才能拆下。

2. 其他危险的防护

(1)防火:设备在使用过程中可能由于滥用造成部分或全部损坏而引起失火危险,因此设备应有足以防止失火危险的强度和刚度。

(2)溢流:当将容量为贮液器容量 15% 的液体加入已装满的贮液器中以及当设备倾斜 15° 时,设备的贮液器不得溢流(以免造成安全方面的危险),同时,在可能发生泄漏的管接头、密封口以及软管等部件上出现的液体滴珠,不得"弄湿"电气部件。

(3)液体泼洒:将 200ml 的自来水从不高于设备顶部表面 5cm 处,在大约 15 秒内,匀速地倒在设备顶部表面的任意一点。试验后不得弄湿(与液体一起使用的设备或设备部件)电气部件。

(4)泄漏、受潮、进液、清洗、消毒、灭菌相容性:通用标准对医用电气设备的有关泄漏、受潮、进液、清洗、消毒、灭菌等方面危险也给出了相关的规定。

（5）压力容器和受压部件：对医用电气设备中存在的压力容器，需要时要进行水压试验；有必要的还要配置压力释放装置。

（6）生物相容性：预期与生物组织、细胞或体液接触的设备部件和附件的部分，应考虑其生物相容性的危险，包括毒性、致敏、溶血、刺激、致畸、致癌等。

（四）结构方面的要求

1. 元器件和组件

（1）元器件的标记：元器件的标称值与其在设备中的使用条件不应相违。网电源部分和应用部分中的所有元器件，应有标记或另加识别，以便能弄清其标称值。

（2）元器件的固定：元器件不必要的活动会引起安全方面危险时，应牢固地安装，以防止这类活动。

（3）电线的固定：导线和连接器应固定妥善和/或绝缘良好，使意外的拆卸不会引安全方面危险。

2. 对连接的要求

电气、液压、气动和气体的连接端及连接器的设计和制造，应能防止可触及的连接器的不正确连接，以及不用工具装卸时所引起的安全方面危险。

设备各部分之间互连用的可拆卸软电线，应有这样的连接措施，使得即使其中有一个连接装置松动或连接中断时，可触及金属部分仍不会带电。

电容器损坏时会引起可触及部分变成带电状态时，电容器不应接在带电部分和未保护接地的可触及部分之间。直接接在网电源部分和保护接地的可触及金属部分之间的电容器，应符合 GB/T 14472 的要求或等效的要求。接至网电源部分且仅有基本绝缘的电容器外壳，不应直接固定在未保护接地的可触及金属部分上。电容器或其他火花抑制器，不应接在热断路器的触点之间。

3. **保护装置**　设备不应配备靠产生的短路电流使过电流保护装置动作而切断设备与供电网连接的保护装置。

4. **温度和过载控制装置**　设备不应配备这种具有安全功能的热断路器，该热断路器是通过焊接后才能复位的，且焊接后可能会影响动作值的。

当热断路器动作引起设备功能消失而存在安全方面危险时，应发出音响警报。热断路器的动作温度，应清楚地表明。

恒温器的故障会形成安全方面危险时，应另外配备一个独立的非自动复位热断路器。该附加装置的动作温度应高于正常控制装置在最大设定值时所达到的温度，但不应超过预期功能所需的安全温度限值。当恒温器配有可调的温度设定装置时，温度设定应清楚地标明。

5. 电池 充电或放电时可能从电池罩壳有气体逸出时，应进行通风以减少积聚和点燃的危险。电池箱应设计得能避免电池发生引起安全方面危险的意外短路。

如果不正确的连接或更换电池可能引起安全方面危险时，设备应配备防止极性接错的装置。

6. 指示灯 如果对操作者没有显而易见的提示，则应安装指示灯，用于指示设备已通电；指示不发光的电热器已工作（可能产生安全方面的危险时）；指示设备处于输出状态（输出能量可能引起安全方面的危险时）；指示正在充电（装有内部电源充电装置的设备）。

7. 控制器的操作部件 专用控制器的操作部件为可触及部件时，应妥善固定控制部件，以避免在安装过程中出现可能引起安全方面危险的无意识的过错。

8. 有电线连接的控制装置　有电线连接手持式和脚踏式控制装置电压不超过 25V，直流及峰值电压不超过 60V；手持式控制装置在 1m 高坠落不应出现安全方面的危险，脚踏式控制装置应能承受一个成人的重量（135kg）；脚踏式控制装置应是防滴式的（IPX1）。

9. 网电源部分、元器件和布线　设备应有一个能使所有各极同时与供电网在电气上分断的装置。非永久性安装设备上用来向另外设备或本设备的分离部分提供网电源的辅助网电源输出插座，应是网电源插头插不进的型式。设备与特定供电网之间不应有一个以上的连接。如果有换接至不同供电系统例如外部电池的装置，当一个以上的连接同时接通时，不应发生安全方面危险。网电源插头不应配备一根以上的电源软电线。不打算与固定布线系统作永久性连接的设备，应配有电源软电线，或者配有一个设备电源输入插口。夹紧和松开用于固定网电源电线的零件时，不得机械压迫电线。对于 I 类设备和有一个按 GB 9706.1—2007《医用电气设备第 1 部分：安全通用要求》（18 I）规定的功能接地的 II 类设备，每根导线都应配有熔断器或过电流释放器；其他单相 II 类设备，至少有一根导线要配有熔断器或过电流释放器。

10. 结构和布线

（1）内部布线：电缆和布线应有足够的防护，以防止与运动部件接触，或防止与锐利的角和边摩擦。导线导向轮的尺寸，应使得正常使用时运动的导线的弯曲半径不小于导线外径的 5 倍。如果内部布线需要用绝缘套管，该绝缘套管应充分地固定。如果绝缘套管只有在其本身断裂或切割后才能去除掉，或绝缘套管的两端均固定时，该绝缘套管被认为已充分固定。不应使用截面积小于 $16mm^2$ 的铝导线。设备部件之间的连接软电线，应认为是属于设备本身的，而不受电气装置布线要求的限制。

（2）设备部件的绝缘：各种类型的绝缘，包括绝缘隔板，即使在延长的使用过程中都应保持绝缘性能、机械强度以及耐热性和耐火性。

基本绝缘、辅助绝缘和加强绝缘应设计或防护得使设备内部部件的磨损而产生的粉末或尘土不能积沉致使爬电距离和电气间隙降低到规定值以下。烧结不紧密的陶瓷材料及类似的材料，以及仅仅使用绝缘珠均不应作辅助绝缘和加强绝缘使用。在 Ⅱ 类设备中作辅助绝缘用的天然橡胶或合成橡胶件，应耐老化，其布置和尺寸都要合适，以便即使在有裂纹时，爬电距离也不会降低至规定值以下。包裹在加热导体外的绝缘材料，应被认为是基本绝缘，不应作加强绝缘使用。

（3）过电流和过电压防护：对于设备内部电源，如果由于内部布线的截面积和布置，或由于接入的元件的标称值，而可能在短路时发生着火危险时，应配有适当额定值的保护装置，以防过电流时造成着火危险。

不打开设备外壳即可更换的熔断器，应完全封闭在熔断器座里。当不用工具即可更换熔断器时，与熔断器座连在一起的无绝缘带电部分应有防护物，以免在更换熔断器时发生安全方面危险。

接在 F 型应用部分和外壳之间为防止过电压目的保护装置，不应在低于 500V 有效值的电压下工作。

（4）油箱：可携带式设备的油箱应充分地密封，以防止在任何位置时油的流失。油箱应设计得能容许油的膨胀。移动式设备的油箱应密封，以防止在搬运设备时油的流失，但在油箱上可安装一个在正常使用时能起作用的压力释放装置。部分密封的充油设备或设备部件，应配备油位观察装置。

（五）对不需要的或过量辐射危险的防护

产生的 X 射线不打算用于诊断和治疗目的，在距离设备表面 5cm 的地方，每小时不应超过 0.5mR。

（六）对易燃麻醉气体的防护

医用电气设备的使用环境周围可能会有易燃麻醉气体或用于消毒或皮肤清理的易燃剂，一旦这些易燃剂和空气、氧气或氧化亚氮混合后，将产生爆炸的危险。火花或接触较高表面温度的部件会导致此类气体的燃烧。在医用电气设备中电路由开关、连接器、保险丝或过流释放器等此类控制断开或闭合的地方会产生火花；在高压部件上，电晕能产生火花；静电放电亦能产生火花，这些都会导致易燃麻醉气体的燃烧。此类麻醉气体的燃烧发生的可能性取决于它们的浓度，合适的最小着火能量，存在高表面温度以及火花的能量。因此医用电气设备在设计时要注意尽量将这些风险降到最低。

第二节　医用诊断 X 射线设备安全专用要求和性能要求

X 射线在诊断和治疗疾病方面得到日益广泛的应

用，但也随之带来一些问题，最主要的是 X 射线对人体的危害。人们早就发现，接触 X 射线量过多与某些癌病的发病率高密切相关，射线照的越多，致癌的危险性越大。所以医用诊断 X 射线设备在符合医用电气设备通用安全要求的基础上，还要满足医用诊断 X 射线设备对辐射防护的专用安全要求，应执行《GB 9706.3—2000 医用电气设备　第 2 部分：诊断 X 射线发生装置的高压发生器安全专用要求》《GB 9706.11—1997 医用电气设备　第 2 部分：医用诊断 X 射线源组件和 X 射线管组件安全专用要求》《GB 9706.12—1997 医用电气设备　第 1 部分：安全通用要求 3. 并列标准 诊断 X 射线设备辐射防护通用要求》《GB 9706.14—1997 医用电气设备　第 2 部分：X 射线设备附属设备安全专用要求》《GB 9706.15—2008 医用电气设备　第 1-1 部分：安全通用要求　并列标准：医用电气系统安全要求》《GB9706.23—2005 医用电气设备　第 2-43 部分：介入操作 X 射线设备安全专用要求》和《GB 9706.24—2005 医用电气设备　第 2-45 部分：乳腺 X 射线摄影设备及乳腺摄影立体定位装置安全专用要求》，安全专用要求均等同采用国际 IEC 标准。

一、安全专用要求

本章主要以医用诊断 X 射线设备要执行的安全专用标准为基础介绍其安全专用要求。

（一）对辐射危险的防护（主要来源于 GB 9706.3—2000 和 GB 9706.12—1997 标准的要求）

1. **辐射输出的限制** 实现对 X 射线辐射输出的限制应是正常控制的一部分，是不可缺少的重要措施。必须提供一个限制输出电能的措施，它可以通过固定的或预选的加载因素的适当组合以及运行方式的使用予以实现，加载因素 kV、mA 或 mAs 等都是已知的。

在加载的全过程中，包括运行方式的使用、加载因素的设置、选定、开始加载、维持和终止加载，都必须由操作者进行有准备的连续的动作控制，否则，这一切将是不可能实现的。只有通过操作者解除了已开始的前一次辐射的控制之后，才能进行下一次辐射，应用一个相应的锁定装置以保证该项要求的实现。

应提供使操作者在预期工作结束之前的任何时候都能终止每次加载的装置，连续 X 射线摄影或加载时间为 0.5 秒或更短的单次加载除外，实现这一要求的最简单的方法就是用常断开关作为控制开关，操作者一松手，辐射就能中断。

对 X 射线管加载开始的任何控制，应防止无意识的动作，这一条有两个方面的含义：一是对操作者的要求，要认真仔细，不能毛手毛脚；再一个就是设计上的问题，对所有的控制按钮，在形状、大小以及位置的安放上应有一个全面的考虑。

2. 防过量辐射输出的限制　这里所述的各种措施也是正常控制的一部分，并非是附加的和多余的，是实现和保证安全的重要措施。当通过正常控制不能终止加载时，设备必须配有相应的安全措施以终止辐射，这个安全措施就是应急开关。

对于连续运行的高压发生装置，在全部的操作过程中，当辐照的时间是由操作者来确定时，应配备一个当累积的加载周期结束时能为操作者给出音响报警信号的限时装置，这个装置应具有以下三个特征：第一，限定时间的设定是任意的，一旦做了决定，在设定时间内的加载可以不报警；如果没有设定，只要加载发生，就应给出可见的报警信号；不论设定还是没有设定，加载结束时都应给出报警。第二，对时间的设定应是可以随时进行，原来没有设定，可以中断再设定；原来已做了设定，可改变设定，重新设定。第三，这个报警装置应独立于辐射开关，不受辐射开关的控制，它和辐射开关组成了双保险，一个是用于正常控制，一个用于过量控制，不能相互代替。

除应配备上述的音响报警装置外，还应配备一个加载时间不超过 10 分钟的自动加载的装置，如果是由于该装置终止了辐射，应能够通过释放和重新启动辐射开关而开始再一次加载。

3. **对 X 射线辐射质量的限制**　主要是指在给予患者不必要高的吸收剂量的情况下，产生所期望的诊断图像。通过 X 射线设备的滤过和第一半价层来考核。

4. **对辐射线束范围的指示和限制**　主要是将最大可用 X 射线束范围限制到规定的值，以供操作者准确合理的选择，实现可接受的剂量 / 利益平衡，最大限度地减少不必要的辐照。

5. **对 X 射线野与影像接收面的限定**　主要是为了保证 X 射线设备在实施辐照时，对不能得到有用诊断信息的患者部位不会造成过度辐射危害应具备的能力而提出的。

6. **泄漏辐射的限制**　主要考虑对患者、操作者和其他工作人员的防护要求。

7. **焦点到皮肤距离**　主要是为了使患者的吸收剂量在可合理实现情况下尽可能低，避免使用短的焦点到皮肤距离。

8. **X射线束的衰减**　主要是为了避免插入患者与X射线影像接收器之间的材料对X射线束过度衰减可能造成吸收剂量程度和杂散辐射程度不必要地高所需的要求。

9. **一次性防护屏蔽**　X射线设备配置适当程度且能衰减剩余辐射的一次防护屏，以保护操作者和其他工作人员的要求。

10. **杂散辐射的防护**　主要防止操作者和其他人员遭受杂散辐射。

（二）工作数据的准确性

工作数据的准确性主要是考察诊断X射线发生装置工作数据的要求，它被视为X射线发生装置的一个组成部分，对保证总是能获得所期望的诊断水平有着至关重要的作用，是必须严格控制的指标，主要包括四个内容：

1. 对加载因素的任意组合，空气比释动能测量值的变异系数应不大于 0.05。

2. 对加载因素限定间隔上的空气比释动能线性的要求。

3. 对自动曝光控制辐射输出稳定性的要求。

4. 加载因素的准确性要求（X 射线管电压、X 射线管电流、加载时间、电流时间积）。

（三）乳腺 X 射线摄影设备的特殊安全要求

作为乳腺专用的摄影设备，除对辐射危险的防护和工作数据准确性的安全要求外，还有其对乳腺压迫板特殊要求，主要考虑压迫器在施加最大压力时，不得影响防散射滤线栅的运动；压迫板的强度要求；压迫板的透明设计要求；最大压力值的限定等；同时对于乳腺摄影立体定位装置，对活检针的定位准确性也有明确的要求。

（四）介入操作 X 射线设备的特殊安全要求

由于介入检查的透视时间相对较长，降低患者和操作者在介入检查过程中所接受的总的辐射剂量是非常关键的。患者和操作者处于比一般情况更高的危险水平有两种后果，一种后果是当操作者包含对患者局部面积的大量辐射时出现确定性损伤；另一种后果是大大增加患者因辐射诱发癌症等的危险度。因此此类设备通常都要求显示剂量面积乘积等参数，供操作者了解使用中的剂量值，同时尽量减少辐射时间。

二、主要性能要求

医用诊断 X 射线设备种类比较多，不同类型的 X 射线设备关注的性能指标也不相同，由于近年来数字 X 射线成像装置在医疗诊断中的应用日渐增加并且将会广泛取代常规的（模拟的）成像装置，诸如荧屏胶片系统或模拟 X 射线影像增强电视系统。所以在此介绍几种常用的 X 射线设备的主要性能指标。

（一）数字化摄影 X 射线机主要性能指标

数字化摄影 X 射线机（DR）是一种 X 射线直接转换的技术，它利用硅和硒作为 X 线检测器，将 X 射线影像信息转化为数字影像信息。DR 系统无光学散射而引起的图像模糊，其清晰度主要由像素尺寸大小决定。其曝光宽容度相对于普通的增感屏 - 胶片系统体现出某些优势；DR 由于采用数字技术，动态范围广，都有很宽的曝光宽容度，因而允许照相中的技术误差，即使在一些曝光条件难以掌握的部位，也能获得很好的图像；DR 可以根据临床需要进行各种图像后处理，如各种图像滤波，窗宽窗位调节、放大、图像拼接以及距离、面积、密度测量等丰富的功能，为影像诊断中的细节观察、前后对比、定量分析提供技术支持。DR 主要性能指标包括以下内容：

1. **空间分辨率**（limiting spatial resolution） 在规定的测量条件下，用目力可分辨的规定线组图形影像的最小空间频率线对组，单位为 LP/mm。在厚度为 25mm 的铝（纯度大于 99.5%）衰减体模情况下空间分辨率应不小于 2.5LP/mm。

2. **低对比度分辨率**（low contrast resolution）在规定的测量条件下，可从一均匀背景条件中分辨出来的规定形状和面积的最低的对比度细节物，单位为%，标称入射野模式下的低对比度分辨率应不大于 2.3%。

3. **影像均匀性**（flat uniformity） 系统影像接收面上不同区域对入射空气比释动能响应的差异。影像规定采样点的灰度值标准差 R 与规定采样点的灰度值均值 Vm 之比应不大于 2.5%

4. **动态范围** 在规定的测量条件下，用目力可分辨的规定阶梯图像中最暗部分到最亮部分的范围。在标称视野模式下可辨别的动态阶楔数应不小于 16。

5. **有效成像区域**（effect image area） 探测器

成像的最大有效区域。实际有效视野尺寸应大于制造商声明有效视野尺寸的 95%。

6. **残影（erasure thoroughness）**　前次影像信号读取后由于信号清除不彻底而导致在随后一次影像中产生的前次影像的部分或全部。

7. **伪影（artifact）**　影像上明显可见的结构，它既不体现物体的内部结构，也不能用噪声或系统调制传递函数来解释。

8. **量子探测效率（detective quantum efficiency，DQE）**　量子探测效率是描述 X 射线成像设备成像性能的最合适的参数。DQE 表示数字成像设备在把射线影像转化成数字影像时图像信噪比所保留的比率。在 X 射线影像领域射线影像的噪声是与曝光剂量密切相关的，所以 DQE 的值同样也表达了数字影像设备对入射剂量的利用效率。

9. **自动曝光控制**　DR 系统应具有自动曝光控制（AEC）功能。AEC 方式下辐射输出的重复性应满足空气比释动能测量值的变异系数应不大于 0.05。

10. **剂量面积积指示**　DR 系统应有摄影的剂量面积积指示。大于 $5\mu Gym^2$ 时，指示值与测量值的误差不大于 ±35%。

11. 儿童摄影要求　DR 系统如声明适合儿科摄影，则应符合下列要求：

（1）应提供儿科摄影的临床协议。

（2）在选择儿科摄影的临床协议时，应提示操作者是否移除实体滤线栅。

（3）实体滤线栅应不用工具即可移除，插入和拔出状态应能清晰可见或明确指示。

（4）应配置可选择附加滤过，至少包括不低于0.1mmCu 或 3.5mmAl 的等效滤过。

12. 成像时间　从曝光开始到屏幕上显示出能满足诊断需要的正常图像所需要的时间。成像时间应不大于 12s。

（二）医用血管造影 X 射线机的主要性能指标

数字减影血管造影技术（digital subtraction angiography，DSA）是一种新的 X 线成像系统，是常规血管造影术和电子计算机图像处理技术相结合的产物。普通血管造影图像具有很多的解剖结构信息，例如骨骼、肌肉、血管及含气腔隙等，彼此相互重叠影响，若要想单纯对某一结构或组织进行细微观察就较为困难。

DSA 的成像基本原理是将受检部位没有注入造

影剂和注入造影剂后的血管造影 X 形成数字图像并分别存储起来，然后输入电子计算机处理并将两幅图像的数字信息相减，获得的不同数值的差值信号，获得了去除骨骼、肌肉和其他软组织，只留下单纯血管影像的减影图像，通过显示器显示出来。通过 DSA 处理的图像，使血管的影像更为清晰，在进行介入手术时更为安全。血管造影 X 射线机主要性能指标包括以下内容：

1. **影像接收器入射面的透视空气比释动能率** 目前没有标准规定该限值，只是要求产品本身规定最小的 SID 时 X 射线影像接收器入射面的空气比释动能率及加载条件。

2. **影像接收器入射面的摄影空气比释动能** 目前没有标准规定该限值，只是要求产品本身规定最小的 SID 时影像接收器入射面的连续曝光每帧图像的空气比释动能及加载条件。

3. **透视入射空气比释动能率** 在规定的测试点和任意 X 射线管电压和 X 射线管电流的组合下，空气比释动能率应不大于 100mGy/min。

如果设备提供高剂量的选择装置，当设备工作在高剂量状态时，系统应用指示该状态的连续示警音，空气比释动能率应不大于 176mGy/min。

4. 摄影入射空气比释动能 目前没有标准规定该限值，只是要求产品本身规定最小的 SID 时每帧图像的入射空气比释动能及加载条件。

5. 伪影 影像上明显可见的结构，它既不体现物体的内部结构，也不能用噪声或系统调制传递函数来解释。

6. 空间分辨率 在规定的测量条件下，用目力可分辨的规定线组图形影像的最小空间频率线对组，单位为 LP/mm。

7. 低对比度分辨率 在规定的测量条件下，可从一均匀背景条件中分辨出来的规定形状和面积的最低的对比度细节物，单位为%。

8. 动态范围 动态范围是指能用于减影的衰减范围。在透视模式下的动态范围，可辨识的动态阶楔序号范围应不小于 3～14；在摄影模式下的动态范围，可辨识的动态阶楔序号范围应不小于 1～15。

9. 影像均匀性 系统影像接收面上不同区域对入射空气比释动能响应的差异。影像规定采样点的灰度值标准差 R 与规定采样点的灰度值均值 Vm 之比应不大于 2.2%（仅适用于数字平板探测器血管机）。

10. 图像亮度稳定度　图像亮度稳定性是指在不同衰减体模情况下，是图像亮度不变的自动控制能力。自动透视模式下，数字平板探测器血管机的图像亮度稳定度应不大于 5%；影像增强器血管机的图像亮度稳定度应不大于 15%。

11. DSA 模式中的伪影、对比灵敏度、动态范围　在特定的 DSA 工作模式下伪影、对比灵敏度和动态范围的要求。

12. 图像采集速率　对于不同用途的设备，其图像采集速率是不同的。心脏造影设备最高透视成像速率应不小于 25 帧 /s；四周血管造影设备最高透视成像速率应不小于 3 帧 /s；DSA 成像速率应可调整最低成像速率应不大于 1 帧 /s。

13. 成像时间　成像时间是指从曝光开始到屏幕上显示出正常图像所需要的时间。透视成像时间应不大于 1 秒。

14. 透视恢复时间　设备在透视过程中断电后，系统重新通电到可以进行透视操作的时间。目前没有标准规定透视恢复时间，应是越短越好。

（三）口腔 X 射线数字化摄影设备的主要性能指标

包括图像信噪比、空间分辨率、低对比度分辨率、图像灰度值均匀性、图像重建时间和选层厚度等。

（四）X射线摄影用影像板成像装置的主要技术性能

　　X射线摄影用影像板成像装置（computed radiography，CR）是指采用影像板为X射线能量转换介质的数字化X射线成像技术，通过激光扫描X射线辐射后形成"潜影"的影像板，获得数字化图像的设备。CR主要由影像板、扫描装置和控制处理装置部分组成。主要性能指标包括以下内容：

　　1. **有效成像区域**　IP板的最大成像区域。IP板的有效成像区域在X、Y两个方向上的偏差应不大于标称值的±5%。

　　2. **位深**　位深是指对给定的数字化系统，以位（bit）的形式，用数字表达像素（pixel）值的范围。标准规定获取影像时的位深应不低于12bits/pixel。

　　3. **成像时间**　成像时间是指在规定IP板有效成像区域、像素大小、位深的条件下，从设备读取IP板到屏幕上显示出用于诊断的正常图像所需要的时间。

　　4. **每小时处理IP板的数量**　在制定IP板有效成像区域、像素大小、位深的条件下，每小时处理

IP 板的数量。

5. 阈值对比度　阈值对比度是指在图像的整个动态范围内，给定尺寸细节结构和背景下可分辨的最小对比度水平。

6. 空间分辨率　IP 板的最大空间分辨率：除乳腺摄影外的 X 射线摄影应不小于 2lp/mm；乳腺摄影应不小于 4lp/mm。

7. 影像均匀性　影像接受面上不同区域对入射空气比释动能响应的差异。影像采样区域的像素灰度值标准差 R 与规定采样点的灰度值均值 Vm 之比应不大于 2%。

8. 影像衰减　影像衰减是指 IP 板所记录的 X 射线摄影的潜在的影像信息，在未被读取前随着时间的延长而减少的现象。IP 板曝光后立即测量的曝光指数与放置 30 分钟后测量的曝光指数变化应不大于 15%。

9. 擦除完全性　影像板经过擦除后，应无残留的影像信息。

10. 几何畸变　应无影像的几何畸变。

11. 管理资料的安全　应有保证患者资料的私密性和可靠性而采取的软件措施。

12. 信息管理　应有对患者信息进行管理的软件措施，至少应有记录、修改、删除、查询、统计、备份管理功能。

13. 胶片打印　具有将图像传输到胶片打印机的功能。

（五）数字探测器的主要技术性能

数字探测器按照成像原理分类包括非晶硅平板探测器、非晶硒平板探测器、CCD 探测器和 CMOS 探测器等。探测器一般由光电转换器件、模 / 数转换电路、控制电路组成，可有电源部分、预处理模块。

非晶硅平板探测器：主要由闪烁体、以非晶硅为材料的光电二极管电路和底层 TFT 电荷信号读出电路组成。工作时 X 射线光子激发闪烁体曾产生荧光，荧光的光谱波段在 550nm 左右，这正是非晶硅的灵敏度峰值。荧光通过针状晶体传输至非晶硅二极管阵列，后者接收荧光信号并将其转换为电信号，信号送到对应的非晶硅薄膜晶体管并在其电容上形成存储电荷，由信号读出电路并送计算机重建图像。

非晶硒平板探测器：非晶硒和非晶硅的主要区别在于没有使用闪烁体，而是通过非晶硒材料直接将 X 射线转变为电信号，减少了中间环节，因此图像没有几何失真，大大提高了图像质量。

CCD 探测器：CCD 探测器成像方式是先把入射 X 射线经闪烁体转换为可见光，然后通过镜头或光纤维直接耦合到 CCD 芯片上，由 CCD 芯片将可见光转换为电信号，并得到图像。

CMOS 探测器：CMOS 平板探测器的探测材料为 CMOS，由于目前 CMOS 的像素尺寸可以做到 96μm 或 48μm，因此相对于非晶硅和非晶硒，其分辨率要好很多，可以达到 10lp/mm。

按照预期用途分类，可以分为普通 X 射线摄影用探测器、口腔科摄影用探测器、乳腺摄影用探测器和动态成像用探测器。尽管探测器的成像原理和预期用途不同，且各有其特点，但是主要技术指标相似，主要包括以下内容：

1. 像素间距和像素矩阵。

2. 有效成像区域　探测器成像的最大有效区域。实际有效视野尺寸应大于制造商声明有效视野尺寸的 95%。

3. 影像均匀性　影像接收面上不同区域对入射空气比释动能相应的差异。通常规定采样点的灰度值标准差 R 与规定采样点的灰度值 Wm 之比不应大于 2.2%。

4. 量子探测效率（detective quantum efficiency，DQE） 量子探测效率是评价数字探测器的一个重要指标。量子探测效率是描述 X 射线成像设备成像性能的最合适的参数。DQE 表示数字成像设备在把射线影像转化成数字影像时图像信噪比所保留的比率。在 X 射线影像领域射线影像的噪声是与曝光剂量密切相关的，所以 DQE 的值同样也表达了数字影像设备对入射剂量的利用效率。

量子探测效率指标的测试方法标准共有 3 份标准，分别是普通摄影用探测器、乳腺摄影用探测器和动态摄影用探测器，对应的标准是 YY/T 0590.1—2018《医用电气设备 数字 X 射线成像装置特性 第1-1 部分：量子探测效率的测定 普通摄影用探测器》、YY/T 0590.2—2010《医用电气设备 数字 X 射线成像装置特性 第 1 部分：量子探测效率的测定 乳腺 X 射线摄影用探测器》、YY/T 0590.3—2011《医用电气设备 数字 X 射线成像装置特性 第 1 部分：量子探测效率的测定 动态摄影用探测器》。

5. 调制传递函数（MTF） 调制传递函数是用空间频率来表示输出调制和输入调制之比的函数，可对成像探测器的分辨力参数进行定量描述，并可以客观精确的描述成像探测器的信息再现率。

6. 剂量线性范围　在给定 X 射线入射剂量范围内，探测器输出与入射剂量成线性变化。用线性回归系数表示线性程度。通常探测器输出线性回归系数 R^2 应大于 0.99。

7. 线性动态范围　探测器能够线性地探测出 X 射线入射剂量的变化，其值等于最高剂量与最低剂量之比。用分贝（dB）表示。

8. 线对分辨率　在规定的测量条件下，用目力可分辨的规定线组图形影像的最小空间频率线对组，单位为 lp/mm。

9. 低对比度分辨率　在规定的测量条件下，可从一均匀背景条件中分辨出来的规定形状和面积的最低的对比度细节物，单位为 %。

10. 残影　前次影像信号读取后由于信号清除不彻底而导致在随后一次影像中产生的前次影像的部分或全部。

11. 伪影（鬼影）　影像上明显可见的结构，它既不体现物体的内部结构，也不能用噪声或系统调制传递函数来解释。

三、检测标准

目前与医用 X 射线诊断设备相关的国家标准和行业标准列举如下：

1. GB 7247.1—2012 激光产品的安全 第 1 部分：设备分类、要求和用户指南

2. GB 9706.1—2007 医用电气设备 第 1 部分：安全通用要求

3. GB 9706.3—2000 医用电气设备 第 2 部分：诊断 X 射线发生装置的高压发生器安全专用要求

4. GB 9706.11—1997 医用电气设备 第 2 部分：医用诊断 X 射线源组件和 X 射线管组件安全专用要求

5. GB 9706.12—1997 医用电气设备 第 1 部分：安全通用要求 3.并列标准 诊断 X 射线设备辐射防护通用要求

6. GB 9706.14—1997 医用电气设备 第 2 部分：X 射线设备附属设备安全专用要求

7. GB 9706.15—2008 医用电气设备 第 1-1 部分：安全通用要求 并列标准：医用电气系统安全要求

8. GB 9706.23—2005 医用电气设备 第 2-43 部分：
介入操作 X 射线设备安全专用要求

9. GB 9706.24—2005 医用电气设备 第 2-45 部分：
乳腺 X 射线摄影设备及乳腺摄影立体定位装置安全专用要求

10. GB 10149—1988 医用 X 射线设备术语和符号

11. GB/T 10151—2008 医用诊断 X 射线设备高压电缆插头、插座技术条件

12. GB/T 13797—2009 医用 X 射线管通用技术条件

13. GB/T 14710—2009 医用电气设备环境要求和试验方法

14. GB/T 19042.1—2003 医用成像部门的评价及例行试验 第 3-1 部分：X 射线摄影和透视设备成像性能验收试验

15. GB/T 19042.2—2005 医用成像部门的评价及例行试验 第 3-2 部分：乳腺 X 射线摄影设备成像性能验收试验

16. GB/T 19042.3—2005 医用成像部门的评价及例行试验 第 3-3 部分：数字减影血管造影 X 射线设备成像性能验收试验

17. GB/T 19042.4—2005 医用成像部门的评价及例

行试验 第3-4部分：口腔科 X 射线设备成像性能验收试验

18. YY 0012—1990 防散射滤线栅

19. YY 0505—2005 医用电气设备 第1-2部分：安全通用要求 并列标准 电磁兼容 要求和试验

20. YY/T 0010—2008 口腔 X 射线机

21. YY/T 0011—2007 X 射线摄影暗盒

22. YY/T 0063—2007 医用电气设备 医用诊断 X 射线管组件 焦点特性

23. YY/T 0064—2016 医用诊断旋转阳极 X 射线管电、热及负载特性

24. YY/T 0093—2013 医用诊断 X 射线影像增强器

25. YY/T 0094—2013 医用诊断 X 射线透视荧光屏

26. YY/T 0095—2013 钨酸钙中速医用增感屏

27. YY/T 0106—2008 医用诊断 X 射线机通用技术条件

28. YY/T 0129—2007 医用诊断 X 射线可变限束器通用技术条件

29. YY/T 0197.1—2007 医用诊断 X 射线管 XD1-3/100 固定阳极 X 射线管

30. YY/T 0197.2—2007 医用诊断 X 射线管 XD2-1/85 固定阳极 X 射线管

31. YY/T 0197.3—2007 医用诊断 X 射线管 XD3-3.5/100 固定阳极 X 射线管

32. YY/T 0197.4—2007 医用诊断 X 射线管 XD4-2、9/100 固定阳极 X 射线管

33. YY/T 0197.5—2007 医用诊断 X 射线管 XD51-20、40/100 和 XD51-20、40/125 旋转阳极 X 射线管

34. YY/T 0202—2009 医用诊断 X 射线体层摄影装置技术条件

35. YY/T 0291—2016 医用 X 射线设备环境要求及试验方法

36. YY/T 0347—2009 微型医用诊断 X 射线机专用技术条件

37. YY/T 0590.1—2018 医用电气设备 数字 X 射线成像装置特性 第 1-1 部分：量子探测效率的测定 普通摄影用探测器

38. YY/T 0590.2—2010 医用电气设备 数字 X 射线成像装置特性 第 2 部分：量子探测效率的测定 乳腺 X 射线摄影用探测器

39. YY/T 0590.3—2011 医用电气设备 数字 X 射线成像装置特性 第 1-3 部分：量子探测效率的测

定　动态成像用探测器

40. YY/T 0609—2018 医用诊断 X 射线管组件通用技术条件

41. YY/T 0706—2017 乳腺 X 射线机专用技术条件

42. YY/T 0707—2008 移动式摄影 X 射线机专用技术条件

43. YY/T 0724—2009 双能 X 射线骨密度仪专用技术条件

44. YY/T0737—2009 医用 X 射线摄影床专用技术条件

45. YY/T0738—2009 医用 X 射线导管床专用技术条件

46. YY/T0739—2009 医用 X 射线立式摄影架专用技术条件

47. YY/T 0740—2009 医用血管造影 X 射线机专用技术条件

48. YY/T 0741—2018 数字化医用 X 射线摄影系统专用技术条件

49. YY/T 0742—2009 胃肠 X 射线机专用技术条件

50. YY/T 0743—2009 X 射线胃肠诊断床专用技术条件

51. YY/T 0744—2018 移动式 C 形臂 X 射线机专用技术条件

52. YY/T 0745—2009 遥控透视 X 射线机专用技术条件

53. YY/T 0746—2009 车载 X 射线机专用技术条件

54. YY/T 0910.1—2013 医用电气设备 医学影像显示系统 第 1 部分：评价方法

55. YY/T 0933—2014 医用普通摄影数字化 X 射线影像探测器

56. YY/T 0934—2014 医用动态数字化 X 射线影像探测器

57. YY/T 1099—2007 医用 X 射线设备包装、运输和贮存

58. YY/T 1307—2016 医用乳腺数字化 X 射线摄影用探测器

59. YY/T 1541—2017 乳腺 X 射线机高压电缆组件及插座技术要求

四、发展趋势

随着计算机技术的发展、人们生活水平的不断提高以及对健康的日益关注，X 射线诊断设备的发展

是必然的。X 射线诊断设备的小型化，图像质量的提高，计算机图像处理能力的提高以及 X 射线诊断设备的数字化将是 X 射线诊断设备发展方向。数字化摄影 X 射线机成为主流发展，随着数字化摄影 X 射线机的发展将给医疗使用单位提供更加方便的管理，便于在医院内建立医学影像管理系统，方便各个科室在医学影像工作站调阅患者资料提高诊断效率；同时数字化影像资料便于长期保存，可以利于以后为患者建立个人影像资料档案，便于治疗、康复期对比。

三维重建技术越来越多的应用在医用诊断 X 射线机，目前已有口腔 X 射线数字化摄影设备和数字化乳腺 X 射线机采用三维重建技术，提供了更好的影像。

口腔 X 射线数字化摄影设备（cone beam CT，CBCT），CBCT 其原理是 X 射线发生器以较低的射线量围绕投照体做环形数字式投照，然后将围绕投照体多次（180～360 次，依照产品不同）数字投照后"交集"中所获得的数据在计算机中重建后所获得的三维图像。口腔 CT 可以从三维角度对组织情况进行反映，可精准判断全口牙床的位置、牙床骨的深度、厚度及角度，以及重要的颜面神经、血管与鼻窦位置等，医生可在计算机上清楚判读出牙槽骨的情况，并可切换不同的视角来判断硬组织（骨质），甚至还可以利用这些数据，重建成立数字模型，使医生与患者所承担的手术风险大大降低。

数字乳腺体层成像技术（digital breast tomosynthesis，DBT），也就是三维成像技术，简言之就是机架（gantry）以托盘为顶点，绕乳腺进行弧形运动，采集多层影像，并可以进一步融合为一幅三维图像。常规乳腺 X 射线影像使组织重叠在一起，有可能使病灶变得模糊、不易观察，而 DBT 技术可以减少组织重叠，增强组织对比度，改进病灶的显示效果，其成效是重复检查率和活检率下降。但与二维成像系统相比，DBT 系统对受检者施加的放射量会增加一倍。

第三节　X 射线计算机体层摄影设备安全专用要求和性能指标要求

X 射线计算机体层摄影设备是 20 世纪的重要科学成果，是自 1895 年德国物理学家伦琴发现 X 射线以来，在医学影像领域里的最有进步意义的发展。

X 射线在医学领域里已经应用了百余年，但是不管是摄影或是透视，都存在着一些根本的缺陷：首先，它们使三维结构的人体，经过投影，成像在二维平面上，从而使大量的沿 X 射线束方向上的信息相互重叠，分辨比较困难，尽管以后发明了焦点平面断层术，使在焦点平面上的物体成像清晰，而在焦点平面以外的成像模糊，但这在本质上任然是透视学原理。另外，因为有重叠、散射效应以及 X 射线胶片本身等因素的影像，使它们对组织结构的密度分辨率不高，一般只能区别 5% ~ 7% 的密度差异。

1967 年，英国 EMI 公司的工程师豪斯菲尔德（G. N. Housfield）在信息处理领域的研究中，利用当时已经成熟了的图像重建的数学理论和电子计算机技术，用放射性核素作为放射源，在一台车上完成了断层图像建立的一系列实验。1971 年 9 月，第一台头颅 X 射线 CT 扫描机在英国问世，由于此项发明，豪斯菲尔德和另一位 CT 算法的发明者——美国的物理学家 A.M. Cormack 一起，获得了 1979 年诺贝尔生理学或医学奖。

在第一台 CT 机问世以后的 40 余年内，CT 机不断更新改进，CT 的图像质量不断提高，成像时间不断减少，最新螺旋 CT 探测器已经发展到 320 排。

一、安全专用要求

CT 在符合医用电气设备通用安全要求和辐射防护要求的基础上，还要满足 CT 的专用安全要求，应执行《GB 9706.11—1997 医用电气设备 第 2 部分：医用诊断 X 射线源组件和 X 射线管组件安全专用要求》《GB 9706.12—1997 医用电气设备 第 1 部分：安全通用要求 3.并列标准 诊断 X 射线设备辐射防护通用要求》《GB 9706.14—1997 医用电气设备 第 2 部分：X 射线设备附属设备安全专用要求》《GB 9706.15—2008 医用电气设备 第 1-1 部分：安全通用要求 并列标准：医用电气系统安全要求》和《GB 9706.18—2006 医用电气设备 第 2 部分：X 射线计算机体层摄影设备安全专用要求》，安全专用要求均等同采用国际 IEC 标准。

下面主要以 CT 要执行的安全专用标准《GB 9706.18—2006 医用电气设备 第 2 部分：X 射线计算机体层摄影设备安全专用要求》为基础介绍其安全专用要求，其中 CT 设备对辐射防护的要求类似于医用诊断 X 射线设备的要求，这里不在阐述。

1. 扫描架和患者支架的运动要求　扫描架和患

者支架在动力运动或供电网的中断或发生故障时，应能停在规定的范围内，同时能够手动解除对患者的伤害；当紧急停止控制器被启动时，扫描架倾斜角度应停止在 0.5° 范围内，患者支架应停止在 10mm 的距离范围内。

从辐射室内操作设备的运动，对那些可能引起患者伤害的设备部件的任一机械运动，应由操作者通过连续地有准备地操作进行控制。控制器应安放在靠近患者支架的位置上，使操作者始终能观察到患者，以避免伤害患者，并且控制器安放的位置还不能被患者轻易地触摸到。

从辐射室外操作设备的运动，对那些可能引起患者伤害的设备部件的任一机械运动，必须由操作者通过连续地有准备地操作进行控制。该要求对那些已预先拟定扫描方案起作用的运动除外。

2. 剂量信息的显示 CT 设备上要求显示 CTDIw 或 CTDIvol 的值。

3. 体层切片的指示和位置的要求 应提供一个预示的图像，通过该图像，操作者可以设定要获取的体层切片。当扫描架处于直立位置时，用于指示截面的基准线与真正位置相差不得超过 2mm。

应提供一个光野，用于标记体层切片。在周围的亮度条件为 500lx 的情况下，该光野也应清晰可见。在扫描架开口的中心处测量，光野的宽不得超过 3mm。光野的中心和体层切片的中心的一致性应在 2mm 之内。如果同时可获得多个体层切片时，则在随机文件中应对所指定的体层切片的光野的位置做出描述。如果提供了另外的参考光野，它们的精度应在随机文件中给出。

对于患者支架的运动，在某一个典型的开始位置上进行启动，从这个位置上连续移动到小于最大的可选择的扫描增量或 30cm 的位置上，之后，再返回到起动的位置上，这时，扫描增量的偏差应不超过 1mm。这个试验必须是在患者支架上加有均匀分布的 135kg 负载的条件下完成。实际的与指示的扫描增量的测量可以沿着行程内的任何地方进行。

二、主要性能指标要求

1. **图像噪声** 噪声指的是对标准的模型（常为 20cm 水模）作扫描时 CT 值的标准偏差，它们以百分比为单位，目前 YY0310—2015 中规定应不大于 0.35%（中心剂量不大于 40mGy）。

影响这一参数的主要因素是进入检测器的光子通量有限，分布在每个像素点上能量不均匀所造成的。增加 X 射线剂量可减少噪声。此外，mAs 值，被测物体的尺寸、CT 机本身的电子和机械系统产生的噪声、光子利用效率等都对此产生影响。除了上述扫描噪声（光子噪声）外，组织平均 CT 值的变异也会造成组织噪声。

2. CT 值的均匀性 CT 值的均匀性是指在标准的模型（常为 20cm 水模）扫描，在获得的图像上，距体模边缘大约 1cm 处，相当于时钟 3、6、9、12 点钟的位置选择四个感兴趣区，在图像中心处选择一个感兴趣区，上述各感兴趣区的直径大约是图像直径的 10%，中心的感兴趣区与外部的感兴趣区应不重叠。测量各感兴趣区的平均 CT 值，中心感兴趣区的 CT 值与外部 4 个感兴趣区 CT 值之差的最大值即为 CT 值的均匀性。目前 YY0310—2015 中规定水的 CT 值均匀性为 ±4HU。

3. CT 值的准确性 CT 值的准确性是指按标准要求对体模进行扫描，对图像中的每种物质分别进行测量，在物质的图像中心选择一个不小于 100 个像素的感兴趣区，测量此区域的平均 CT 值即为该种物质的 CT 值。目前 YY0310—2015 中规定空气：−1 000HU ± 10HU；水：0 ± 4HU。

4. 空间分辨率（高对比度分辨率）　空间分辨率是指在高对比度的情况下区分相互靠近的细小物体的能力，也就是可以识别相邻物体的最小极限，通常用每毫米黑白条纹对数量的形式来表示，单位为线对 /mm 或线对 /cm（lp/mm 或 lp/cm）。空间分辨率的影响因素：①焦点尺寸：减小其可使图像的空间分辨率提高。②采样率：其越高空间分辨率越高。③探测器孔径：小的探测器孔径必然增加空间分辨率。④重建卷积函数：利用矩阵的卷积功能将图像数据进行数字滤波，使图像产生变化。⑤扫描矩阵像素大小及重建矩阵大小。

5. 低对比度分辨率　低对比度分辨率又称密度分辨率，它是指在极低的反差情况下可见到的最小的物体尺寸。密度分辨率的影响因素：①通道分辨率：通道的分辨率越高，密度分辨率越高。②监视器的分辨率：调节窗宽，窗位可以改变图像的亮度和对比度。③信噪比：信噪比越高，密度分辨率越高。

6. 伪影　伪影指显示的图像中所有的原来物体不存在的图像影子，它受到采样频率、射线束的硬度和部分容积效应的影响。扫描过程中患者移动、装置振动、电压波动等也会造成伪影。

7. 图像重建速度 图像重建速度是指自扫描结束图像显示器上显示出图像所需要的时间，此参数主要与图像处理机的数据处理速度有关。

8. 切片厚度 在体层切片等中心处所获得的灵敏度分布的最大半峰值全宽。

9. 扫描时间 扫描时间指 X 射线管围绕患者旋转一周，收集扫描数据所需时间，单位是秒。影响扫描时间的因素有：扫描机架的旋转速度，X 射线管和高压发生器的输出功率，机架在做顺时针和逆时针旋转运动中所占用的时间，检测器和数据处理系统获取的采样量。

三、检测标准

目前与 X 射线计算机体层摄影设备相关的国家标准和行业标准列举如下：

1. GB 7247.1—2012 激光产品的安全 第 1 部分：设备分类、要求和用户指南。

2. GB 9706.1—2007 医用电气设备 第 1 部分：安全通用要求。

3. GB 9706.11—1997 医用电气设备 第 2 部分：医用诊断 X 射线源组件和 X 射线管组件安全专用要求。

4. GB 9706.12—1997 医用电气设备 第 1 部分：安全通用要求 3. 并列标准 诊断 X 射线设备辐射防护通用要求。

5. GB 9706.14—1997 医用电气设备 第 2 部分：X 射线设备附属设备安全专用要求。

6. GB 9706.15—2008 医用电气设备 第 1-1 部分：安全通用要求 并列标准：医用电气系统安全要求。

7. GB 9706.18—2006 医用电气设备 第 2 部分：X 射线计算机体层摄影设备安全专用要求。

8. GB 10149—1988 医用 X 射线设备术语和符号。

9. GB/T 10151—2008 医用诊断 X 射线设备高压电缆插头、插座技术条件。

10. GB/T 19042.5—2005 医用成像部门的评价及例行试验 第 3-5 部分：X 射线计算机体层摄影设备图像性能验收试验。

11. YY/T 0291—2007 医用 X 射线设备环境要求及试验方法。

12. YY 0310—2015 X 射线计算机体层摄影设备通用技术条件。

13. YY 0505—2005 医用电气设备 安全通用要求 第 1-2 部分：并列标准：电磁兼容 要求和试验。

14. YY/T 1099—2007 医用 X 射线设备包装、运输 和贮存。

15. YY/T 1417—2016 64 层螺旋 X 射线计算机体层 摄影设备技术条件。

第四节　磁共振设备安全专用要求和 性能指标要求

磁共振成像是 20 世纪 80 年代初开始应用于临床 的新型高科技医学影像诊断技术。它具有无电离辐射 （放射线）损害；无骨性伪影；能多方向（横断、冠 状、矢状切面等任意方向）和多参数成像；软组织分 辨率高；无需使用对比剂即可显示血管结构等独特的 优点。因而被誉为医学影像领域中继 X 射线设备和 CT 后的又一重大发展。

近年来，磁共振成像技术发展非常迅速，已日臻 成熟完善。检查范围基本上覆盖了全身各系统，能提 供从解剖至器官功能的信息，并在世界范围内推广。

一、专用安全要求

医疗诊断用磁共振设备应执行国家标准《GB 9706.1—2007 医用电气设备 第 1 部分：安全通用要求》、行业标准《YY 0319—2008 医用电气设备 第 2-33 部分：医疗诊断用磁共振设备安全专用要求》和行业推荐标准《YY 0482—2010 医用成像磁共振设备主要图像质量参数的测定》。安全专用要求等同采用国际标准 IEC 60601-2-33：2002。

下面主要以《YY 0319—2008 医用电气设备 第 2-33 部分：医疗诊断用磁共振设备安全专用要求》为基础介绍医疗诊断用磁共振设备的专用安全要求。

1. 对由梯度系统产生的过量低频磁场变化的防护　对由于梯度系统产生的低频磁场变化，需要予以关注，低频磁场变化可在受试者体内诱导产生电场而兴奋神经或肌肉，并且可能会产生心脏刺激，甚至产生威胁到人类生命的心室颤动。强烈的外周神经刺激可能会使被检查者产生难以忍受的痛苦，需要予以关切。

2. 对过量射频能量的防护　在 MRI 聚焦或测量过程中所用到的大角度射频场发射，其电磁能量在患者组织内转化成热能，使组织温度升高。发热是暴露在用于磁共振射频频率（通常大于 1MHz）下的主要效应。磁共振设备应限制孔腔内人体温升，并通过脉冲序列参数和射频功率将患者身体局部空间的温度限定在规定值范围内。RF 的致热效应需要进一步探讨，临床扫描器对于射频能量有所谓"特定吸收率"（specific absorption rate，SAR）的限制。

3. **对静磁场的防护** 在有铁磁性物质存在的情况下，无论是埋植在患者体内还是在磁场范围内，都可能是危险因素。磁共振设备的静磁场是工作磁场强度，为保护患者免受危险要对静磁场进行运行模式控制，正常运行模式包括静磁场值等于或低于 2T；一级受控运行模式包括静磁场值高于 2T 且低于 4T；二级受控运行模式包括等中心点静磁场值高于 4T。

4. **噪声** MRI 运行过程中产生的各种噪声，可能使某些患者的听力受到损伤。

二、主要性能指标要求

MRI 系统设备的性能指标关系到 MRI 系统运行质量，决定了 MRI 图像的质量和信噪比。下面以《YY 0482—2010 医用成像磁共振设备主要图像质量参数的测定》为主介绍医疗诊断用磁共振设备的主要技术性能要求。

1. 信噪比　信噪比是信号电平除以噪声电平的商。MRI 图像噪声是无法避免的、始终存在的，但图像质量并不取决于噪声的绝对强度，而是取决于信噪比的大小，提高信噪比可以提高图像质量，它是重要参数之一。MR 图像噪声是在 MR 信号的采集过程中，接收线圈所接收到的随机信号，主要来源于两个方面，一是成像物体内部分子的热运动或生理运动所导致的横向磁化强度的随机变化；二是成像系统中，其电子元器件内部的电子运动或载流子运动存在的起伏变化。

MR 图像噪声无法避免，但图像质量并不取决于噪声的绝对强度。而是取决于信噪比的大小，影响信噪比的主要因素如下：

磁场强度：磁场强度 B_0 影响成像物体的纵向磁化强度矢量 M_0，磁场强度 B_0 越大，纵向磁化强度矢量 M_0 就越大。而 MR 信号是由纵向磁化翻转到 XY 平面产生的，MR 信号强度和 M_0 成正比，因此磁场强度 B_0 越大，信噪比也就越高。

射频线圈：MR 信号强度与线圈到被检查部位之

间的距离成反比；线圈所接收到的噪声强度与线圈敏感区域内组织的大小成正比。因此提高 MR 图像的信噪比，一是要尽量贴近被检查部位；二是要使线圈敏感区域所包含的组织尽可能的少。

体素容积：体素容积增大，体素内自旋核的数目增多，MR 信号也就增强，因此增大体素容积可提高信噪比。增加体素容积可采取以下一些方法，一是保持图像矩阵不变，增加 FOV；二是保持 FOV 不变，降低图像矩阵；三是 FOV 和图像矩阵都保持不变时，可增加层厚。但体素容积增加反过来又加大了部分容积效应作用，使图像分辨率下降。

翻转角：所谓翻转角，就是在射频脉冲作用下，纵向磁化偏离 Z 轴的角度。显然翻转角增大，XY 平面内的横向磁化 M_{xy} 也就提高，相应的 MR 信号就增强，信噪比提高。

重复时间：射频脉冲结束后，开始纵向弛豫，而重复时间 TR 决定着纵向磁化恢复的程度。由于 MR 信号的大小取决于信号读出时横向磁化的大小，而横向磁化的大小又依赖于被翻转的纵向磁化的大小，因此。延长 TR 有助于纵向磁化的恢复。使得下一次射频激励时横向磁化增大，图像信噪比提高。

回波时间：射频脉冲结束后，开始横向弛豫。回波信号的大小取决于信号读出时横向磁化大小，延长回波时间 TE，会使横向磁化的衰减增多，回波信号降低，图像信噪比下降。

2. **均匀性**　均匀性是指在特定容积范围内磁场的统一性，也就是说要求各体素的磁场在一定范围内不能偏差太大。MRI 系统中的均匀性是以主磁场的百万分之一（1×10^{-6}）作为一个偏差单位定量表示的。其指标适用于所有的线圈，其结果以低空间频率的非均匀性来表征磁共振图像，所做的测量覆盖典型临床研究的具有代表性的常用区域。

磁场的均匀性不是固定不变的，即使一个磁体在出厂前已达某一标准，安装后由于磁屏蔽、房间和支持物中的钢结构、移动物体等环境因素的影响，其均匀性也会改变。因此，均匀性应以最后验收结果为准。

3. **二维扫描的厚度**　磁共振设备中片层剖面的半高宽（FWHM）。层厚通过对信号产生材料薄斜板的信号强度曲线的测量得到确定（所谓的"热面"法），有一个方法用来修正由于测试模具的倾斜引起的旋转误差。

因为层厚取决于射频脉冲的形状、时序和发射增益，以及射频场均匀性、梯度选择和其他参数，层厚是磁共振成像系统和其图像品质是否正确调整的重要测量指标。

4. **二维几何畸变**　几何畸变是指实际物体的影像位置与预期位置在空间上的偏差。主要包括比例几何畸变、方差几何畸变和最大几何畸变。

5. **空间分辨率**　空间分辨率是指磁共振设备中当调制传递函数（MTF）的幅度超过所需阈值时的最高空间频率的倒数的一半值。也就是指在一定的对比度下，图像所能分辨的相邻物体的最小距离。

空间分辨率反映磁共振系统在高对比度下对微小物体的分辨能力。高的空间分辨率容易检测出微小的物体，在诊断时不易漏掉微小病灶，避免造成漏诊、误诊。空间分辨率是衡量磁共振图像的重要指标，它直接影响到图像质量的好坏以及图像的诊断价值。

6. **鬼影**　鬼影指在错误位置上显示实际物体的完整或部分结构的一种伪影。通常测量信号鬼影的幅度，并将其与平均信号幅度和系统本底噪声进行比较。

7. **主磁场强度和稳定性**　主磁场是 MRI 系统

的关键部分，在一定范围内增加主磁场强度，可提高图像的信噪比。常规的超导系统磁场强度在1.5～3.0T，对于开放式系统，磁场强度通常为0.3～1.0T。主磁场除强度外，还需要考虑其稳定性。受附件铁磁性物质、环境温度或均匀电源漂移等因素的影响，主磁场的均匀性或磁场强度也会发生变化，这就是常说的磁场漂移。稳定性就是衡量这种变化的指标。稳定性下降意味着单位时间内磁场的变化率增高，在一定程度上亦会影响图像质量。磁场的稳定性分为时间稳定性和热稳定性两种。

三、检测标准

目前与核磁相关的国家标准和行业标准列举如下：

1. GB 7247.1—2012 激光产品的安全 第1部分：设备分类、要求和用户指南

2. GB 9706.1—2007 医用电气设备 第1部分：安全通用要求

3. GB 9706.15—2008 医用电气设备 第1-1部分：安全通用要求 并列标准：医用电气系统安全要求

4. GB/T 191—2008 包装储运图示标志

5. GB/T 5465.2—2008 电气设备用图形符号 第2部

分：图形符号

6. GB/T 14710—2009 医用电气设备环境要求和试验方法

7. YY 0505—2005 医用电气设备 安全通用要求 第 1-2 部分：并列标准：电磁兼容 要求和试验

8. YY 0319—2008 医用电气设备 第 2-33 部分：医疗诊断用磁共振设备安全专用要求

9. YY 0482—2010 医用成像磁共振设备主要图像质量参数的测定

四、发展趋势

1. **高场和超高场系统将占据市场主流**　在磁体场强方面，3T 的机器已经批准上市。这说明超高场的机器从生物效应和安全性方面已被临床所接受。另一方面，追求理想的信噪比是人们多年来孜孜以求的目标，而 3T 的机器正好符合这一目标，即它的信噪比要比 1.5T 的设备（当前的市场主流）高得多。另外，过去几年里已有 4T 以上的 MRI 试用系统相继在美国、日本、加拿大和我国的研究性医疗机构进行临床研究。在进行一系列安全性和应用研究之后，2017年，全球首台 7T 磁共振 MAGNETOM Terra 已经正式取得欧洲 CE 认证，正式应用于临床。此外，9.4T、11T 和 12T 磁共振系统也已经开始进行研究。

2. MRI 设备的"多样化"　这里所说的"多样化"是指为各种成像目的而专门设计的成像系统均会出现。除了常见的全身扫描系统之外，还会出现多种小型（或专用型）、微型、移动型（或车载式）MRI 系统：小型系统适用于四肢、乳腺等局部病变的诊断；微型机专用于手指或皮肤的成像；移动式则特别适合农村、野战及特殊用途医疗。已出现的专用机主要有乳腺专用机、头颅专用机、心脏专用机和骨与关节专用机等。磁共振微成像已经成为一个热门话题。用于研究皮肤结构的微型 MRI 扫描仪的表面线圈仅有 1 ~ 2cm 的直径。车载 MRI 系统已经有了十多年的历史。此外，介入治疗专用的系统已经问世，将来可进入神经外科手术等领域，以便直接指导手术。

MRI 创始人之一的达马迪安曾预言：心血管专用的 MRI 系统一定会出现，以进行冠脉造影、展示心脏的动力学特性及瓣膜功能、测定射血分数、了解心肌的灌注情况等。现在，随着几大公司心脏专用机的推出，达马迪安的愿望已经实现。相信还会有更多特殊的机型问世，从而使 MRI 系统的发展真正走向多样化。

3. 更加人性化的外观及结构设计 从结构上来说，以后的磁体将更短、成像容积将更开放、对患者的限制将更小。随着体积的缩小，它还可能走出传统的放射科在其他的有关科室安装。例如，四肢扫描装置已进入骨科和整形科。完全有理由相信，将来的心脏和神经系统专用机会分别装在心脏科和神经科，成为心脏学家和神经病学家手边的工具。

4. 新型造影剂将发挥更大作用 据估计，在所有的 MRI 检查病例中，使用对比度增强剂的比例高达 25% ~ 30%。除了 Gd-DTPA 以外，已有多种专用对比剂经 FDA 批准用于脑、脊柱、腹部和盆腔的磁共振增强成像。有些新对比剂正在 FDA 的审查过程中。临床专家估计，MRI 将来的许多进展均可能伴随新对比剂的应用。新对比剂的开发方向主要有以下几个方面：①灌注和血池成像的高分子对比剂；②仅使单一器官或单一组织增强的特异性对比剂，例如已经出现的只能由肝细胞获取和经由肝排泄的锰对比剂；③仅由网状内皮细胞吞噬的氧化铁对比剂；④能从血管到达淋巴系统并被淋巴结所捕获的对比剂；⑤可被不同的靶器官选择性摄取（如骨髓）的脂质体对比剂；⑥由单克隆抗体结合的对比剂（可在异常组织如癌细胞成像时起到"魔术子弹"的作用）等。

第五节　超声诊断设备安全专用要求和性能指标要求

超声诊断设备是利用超声波在人体中传播的物理特性，可以对人体内部脏器或病变作体层显示，据此对疾病进行诊断。由于它操作简便、安全、迅速、无痛苦和无剂量积累的优点，临床应用十分广泛。人体的许多部位和脏器如眼、甲状腺、乳房、心血管、肝脏、胆囊、胸腔膜、脾脏、泌尿系统以及妇产科等，超声波诊断均显示出它的极大使用价值。超声诊断学已经发展成一门专门学科。

一、安全专用要求

超声诊断设备应执行的国家标准是《GB 9706.1—2007医用电气设备 第1部分：安全通用要求》、《GB 9706.9—2008医用电气设备第2-37部分：超声诊断和监护设备安全专用要求》和行业标准《GB 10152—2009 B型超声诊断设备》。

　　国内外对超声波在临床上的安全应用都十分关注。一致认为，当超声波用于临床诊断时，辐照剂量应尽可能小，以避免可能产生的任何生物效应。对于诊断的超声设备的临床安全性，国内外的学者做了大量的实验和研究，尤其是对致畸变和胎儿影响方面的研究最多。大部分学者认为：诊断级超声对人体和胎儿是安全无害的，关键在于诊断时所用的剂量和辐照时间。作用时间短，所产生生物效应的可能性小，反之亦随之增大，表现出明显的时效关系。国际电工委员会为了规范超声诊断设备的相关安全要求，制定了《IEC 60601-2-37：2001 医用电气设备第 2-37 部分：超声诊断和监护设备安全专用要求》，在中国已经等同转化为《GB 9706.9—2008 医用电气设备第 2-37 部分：超声诊断和监护设备安全专用要求》。

　　下面主要以 GB 9706.9—2008 医用电气设备第 2-37 部分：超声诊断和监护设备安全专用要求》为基础介绍超声诊断设备的专用安全要求。

　　1. 换能器的温升要求　由于超声换能器组件内部的能量损耗和患者对超声的吸收，产生了诊断超声换能器的热量问题。有以下限制要求：

　　（1）体外使用的超声换能器在模拟使用条件下温

度试验，试验体模温度维持在不低于33℃时，其表面温度不应超过43℃；温升试验，试验体模和换能器界面处的初始温度与环境温度一致。环境温度为23℃±3℃。温升应不超过10℃。

（2）体内使用的超声换能器在模拟使用条件下温度试验，试验体模温度维持在不低于37℃时，其表面温度不应超过43℃；温升试验，试验体模和换能器界面处的初始温度与环境温度一致。环境温度为23℃±3℃。温升应不超过6℃。

（3）对体外和体内的超声换能器在无空气流通条件下温升试验，试验体模和换能器界面处的初始温度与环境温度一致。环境温度为23℃±3℃。温升应不超过27℃。

限制换能器的温升主要是减少患者对换能器温升的不适应和刺激感。

2. 换能器的防进液要求　超声换能器在临床使用时探头的敏感表面与耦合剂接触，另外还有超声换能器在使用时允许侵入水中，这些使用都需要换能器能防止液体的进入。

（1）仅在换能器表面涂耦合剂的探头，制造商设计制造的换能器应符合GB 9706.1—2007中防滴设备（IPX1）的要求。按GB 4208，IPX1表示设备对滴落液体进水有害效应的防护。

（2）对于换能器是用水媒质作为耦合剂的，制造商设计制造的换能器应符合 GB 9706.1—2007 中防浸设备（IPX7）的要求。按 GB 4208，IPX1 表示设备短时间侵入液体是，对进水有害效应的防护。

3. 超声可能引起改变或损害组织的生物效应

在声学安全领域，针对现代医用超声诊断设备功能日益增加，结构日益复杂，超声能量输出趋于增大的现实，各种声输出参数与最终生物效应的关系，目前还未能全面了解，现在的证据表明在一定条件下，超声可能引起改变或损害组织的生物效应有两种基本的机制：热和机械方面的。

温升和空化的可能性似乎取决于总的能量输出、模式、超声波束的形状、焦点位置、中心频率、波形的形状，帧频和工作持续系数。热指数（thermal index，TI）和机械指数（mechanical index，MI）的设备考虑了所有这些因素，向用户提供潜在的热和机械生物效应的瞬时信息，由于 MI 和 TI 指数反映了瞬时的输出条件，其未考虑整个诊断检查期间的累积效应（尤其是热效应）。指数并没有给出安全的限制，基于生物效应的安全限制正在考虑中，暂未明确，仅仅是提醒操作者注意超声的生物效应。

　　超声对组织的不利生物效应，与 X 射线相反，显现为阈值效应。当超声以一定得间隔，反复辐射组织时，似乎没有累积的生物效应。若超过一定的阈值，可能产生生物效应。对一段相当长的时间而言，温度从 37℃ 上升至 41℃ 是可接受的，而温度上升至 45℃ 则不可接受。对于空化效应有同样的考虑，对于一定的水平，无空化不存在生物效应。基于此，每次诊断检查要慎重开始，首先要将机器设定为最低的指数设置，从该档上逐步调整，保持追踪 TI 和 / 或 MI 值，直至获得满意的图像或多普勒信号。其次，一次诊断检查期间的辐照时间，要尽可能地短。

　　注 1：机械指数（MI）用来表示与机械效应相关的指示值，该指数用来估计潜在的机械生物效应。

　　注 2：热指数（TI）用来提供软组织或骨组织中温升估计值的指数，该指数用来估计温升效应。

二、主要性能指标要求

　　超声诊断设备种类比较多，不同类型的机器关注的性能指标也不相同，在这里主要介绍常用的超声设备的性能指标。

（一）B 型超声诊断设备

B 型超声诊断设备主要性能指标包括声工作频率、探测深度、侧向分辨力、轴向分辨力、横向几何位置精度、纵向几何位置精度、盲区、切片厚度、周长和面积测量偏差、三维重建体积计算偏差等。

GB 10152—2009《B 型超声诊断设备》标准将 B 型超声诊断设备在工作频率、探测深度、侧向分辨力、轴向分辨力、横向几何位置精度、纵向几何位置精度和盲区性能指标要求上分成了四档，每个档次 B 型超声诊断设备的性能要求都不一致，档次越高，要求亦高。上述最基本的性能指标要求都很重要，都与临床诊断效果关系密切相关，是衡量医用 B 型超声诊断设备的重要性能指标。

1. 声工作频率　声工作频率与标称频率的偏差应在 ±15% 范围之内。

声工作频率：探头与仪器连接后，实际辐射超射波的频率。一般来说，它并不等于探头的标称频率，但由于它们相差不显著，习惯上都把探头标称频率称作仪器的超声工作频率。仪器工作频率的选择，主要考虑衰减和探测器部位的不同，但也要考虑对横向分辨率的影响。频率越高，波长越短，则波束的方向性好，使横向分辨率提高，但衰减也成正比例地增加，必然是探测深度减小，信噪比也受到影响。因此，不能无限制地提高工作频率，通常 B 超仪器的工作频率在 0.5 ~ 15MHz 范围内根据不同需要选择。因此，工作频率是一项重要的使用参数。

2. **探测深度** 超声诊断设备发射的超声波束可以穿透并能显示出回波图像的被测介质的深度。通常应满足仪器要求探测的各种脏器成像的需要，比如用于腹部的 B 超，其探测深度应大于 16cm，而用于眼球的，其探测深度则应大于 10cm。

超声诊断设备的超声探测深度一方面取决于接收系统的灵敏度，灵敏度越高，远距离的微小回波亦能得到显示，探测深度就大。另一方面，受被测介质对声波的吸收、反射、散射和折射等因素的影响。通常，工作频率高，介质对声波的衰减大，探测深度就会减小。再是受发射功率的影响，发射功率强，相同的被测界面反射回波强，远距离的微小声阻抗也能产生较强反射，从而使更远距离的病灶也能被探测到。不管是提高灵敏度还是增强发射功率，提高整机的信噪比是很重要的。

3. **分辨力** 超声诊断设备能够区分两个相邻界

面回声信号的最短距离的能力称为分辨力。通常，频率越高，则波长越短，分辨力越高，穿透能力越强；反之，频率越低，则波长越长，分辨力越低，穿透能力越强。分辨力通常分为轴向（深度方向）分辨力和侧向（水平方向）分辨力两种。

轴向分辨率（也称纵向分辨力）表示在声束轴线方向上，对相邻回波图像的分辨能力。可以用两回波之间的最小可距离来表示，其值越小，则纵向分辨力越高。

侧向分辨力（也称横向分辨力）表示在垂直于声束轴线的平面上，对相邻回波图像的分辨能力。

4. 几何位置精度　几何位置精度是指超声诊断设备测量和显示人体内实际目标的距离和位置的准确性，分为横向几何位置精度和纵向几何位置精度。横向几何位置精度用于评定垂直于声束轴线方向上距离测量的准确性；纵向几何位置精度用于评定沿声束轴线方向上距离测量的准确性。

5. 盲区　超声诊断设备能够检测的最近目标到换能器表面的距离，即最小探测距离。在该区域之内设备无法采集有用的扫描数据。

6. 切片厚度　切片厚度就是扫描平面自身的厚

度，有时也称为厚度分辨力或探头短轴聚焦能力。从理论上分析该数值越小越好。切片厚度与探头的频率、测量深度等密切相关。

7. 周长和面积测量偏差　周长和面积测量考察 B 超对二维图形的测量能力，横向几何位置精度和纵向几何位置精度考察了 B 超测量线段长度的准确性。横向和纵向几何位置精度与周长和面积测量偏差存在内在的联系，同时也反映 B 超内置测量软件的功能水平。

8. 三维重建体积计算偏差　三维重建体积计算偏差主要用来考核设备中三维重建的能力，体积计算偏差主要取决于设备内置的三维重建软件。

（二）连续波超声多普勒设备

超声多普勒设备的工作原理是基于超声多普勒效应，即由于人体内散射体（例如：胎儿心脏、血液中的红细胞等）和探头之间的相对运动，引起的超声散射波的频率改变，产生多普勒差频，它是探头发射波与接收波之间的差频。该频率与被观测物体的速度，即散射体朝向或远离换能器方向的速度分量成正比。

设备经由探头向目标发射连续波或准连续波超声信号，再接收反射信号，由主机处理产生多普勒差频，将该信号以声音，数字或图形显示等直观的方式向医生提供诊断信息。超声多普勒设备主要包括连续波超声多普勒血流计、测速计或胎儿心率计等，这类设备一般体积小巧，携带方便，在临床实践中获得广泛使用。

连续波超声多普勒设备的主要性能指标要求包括：

1. 多普勒频率响应 该指标确定对高速流体［例如，通过（器官）狭窄处］和低速流体（如靠近闭塞处和静脉内）的探测能力。通过试验来确定输出装置指示的频率准确度。

多普勒频率响应指标包括：频率响应范围、多普勒频率准确度、大信号性能三项。

2. 空间响应 空间响应指标包括：轴向响应、横向响应。该指标表示在空间中不同点处，多普勒超声系统对散射体的相对灵敏度。

空间响应试验，用来测试仪器换能器对人体结构的识别能力，诸如皮下静脉和动脉，及更深距离的结构，诸如肥胖患者的深处血管。轴向响应在连续波系统中通常采用有明确距离限制的独立发射和接收换能器来实现，在脉冲系统中通过换能器的焦点来实现。一般而言，空间响应的范围要大，然而在想要除去干扰信号时，可能要求限制空间响应。横向响应试验确定敏感区域的宽度，从相邻血管分辨流体时要求有较窄的响应区域，但这将使探头的定位更加困难，搜寻血管要耗费更多的时间。在某些应用领域，诸如胎儿监护，需要更宽的敏感区域。

3. **工作频率**　通过声学或电学的方法确定工作频率或工作频率可调时的频率范围。该指标与所配的探头相关。

声学测量法是在水槽中使用宽带水听器，连接到放大器和射频频谱分析仪或频率计进行超声工作频率的测量。电学测量法是在多普勒探头上缠绕导线，放大线圈接收的信号，用频谱分析仪或频率计读数，进行电学的工作频率测量。

4. **流体方向隔离度**　该试验仅适用于方向敏感性或方向分辨系统。试验要求对两个输出通道进行试验，考核通道隔离度。另外由于考虑到人体内动脉和静脉是并排分布的，还要进行同步流体试验，考核对同步流体的识别能力。试验内容包括：通道隔离度、同步流体。

5. **多普勒频谱响应**　血管中散射体速度的分布导致产生一组频率，即多普勒频谱，对频谱的准确处理在确定容积流量和某些频谱参量的测量中是很重要的，故通过该试验来进行考核。试验内容包括：容积 - 流体回路、最大频率追踪。

6. **多普勒试验对象**　多普勒试验对象用来模拟人体内不同运动器官的运动，包括血管中血液的流动、心脏的跳动。

（三）脉冲超声多普勒设备

脉冲超声多普勒设备采用脉冲工作方式，不同与连续波系统，脉冲多普勒超声系统具有距离分辨率，而且其发射和接收在时间上是分别进行的。

脉冲多普勒血流计和速度计在诊断实践中得到广泛的使用，通常其组合在实时 B 模式成像和彩色血流成像的仪器中。设备周期性地从超声探头发射超声脉冲，并接收运动组织反射和散射超声的多普勒差频。多普勒差频与沿着超声声束方向的反射体或散射体的速度分量成正比，通过距离选通功能，设备可用来测量不同深度处的血流速度变化。

在研究血流学时，由于红细胞的超声散射，脉冲超声多普勒血流计、测速计是最常用的。

单独的脉冲多普勒仪器可能采用单个换能器发射和接收，或用独立的换能器来实现这些功能，在这种情况下，仪器可能还能工作在连续波模式。与 B 模式实时成像仪器组合时，通常脉冲回波成像和脉冲多普勒功能由同一个探头完成，也可能对脉冲多普勒操作配备独立的探头。有些设备组合了交互式或自动测量和／或计算系统，能完成血流速度、血管横截面积、血流量等指标的测量，及进一步实现数据频谱分析和／或多普勒频率波形计算等功能。

超声多普勒胎儿监护仪一般既配备连续波探头也配备脉冲波探头。超声经颅多普勒主要用于脑部血管疾病的诊断，一般也分别配备有连续波探头和脉冲波探头，连续波探头对颅外动脉循环进行浅表检测，脉冲波探头对颅内循环系统进行定距检测。

脉冲超声多普勒设备主要技术要求包括：零信号噪声电平、多普勒频率响应、空间响应、采样容积位置重合误差、声束位置和方位、内在加宽、盲区、声工作频率、血流方向隔离度、速度估计准确度、容积流量估计准确度、最大、平均、模式和中值频率估计准确度、速度波形指数估计准确度。

三、检测标准

1. GB 10152—2009 B 型超声诊断设备。

2. GB 9706.1—2007 医用电气设备　第 1 部分：安

全通用要求。

3. GB 9706.9—2008 医用电气设备第 2-37 部分：超声诊断和监护设备安全专用要求。

4. GB /T 15214—2008 超声诊断设备可靠性试验要求和方法。

5. GB /T 15261—2008 超声仿组织材料声学特性的测量方法。

6. GB /T 16846—2008 医用超声诊断设备声输出公布要求。

7. YY 0107—2015 眼科 A 型超声测量仪。

8. YY 0448—2009 超声多普勒胎儿心率仪。

9. YY 0449—2009 超声多普勒胎儿监护仪。

10. YY 0505—2005 医用电气设备 安全通用要求 第 1-2 部分：并列标准：电磁兼容 要求和试验。

11. YY 0593—2015 超声经颅多普勒血流分析仪。

12. YY 0767—2009 超声彩色血流成像系统。

13. YY/T 0108—2008 超声诊断设备 M 模式试验方法。

14. YY/T 0110—2009 医用超声压电陶瓷材料。

15. YY/T 0111—2005 超声多普勒换能器技术要求和试验方法。

16. YY/T 0162.1—2009 医用超声设备档次系列 第

一部分 B 型超声诊断设备。

17. YY/T 0163—2005 医用超声测量水听器特性和校准。

18. YY 0299—2016 医用超声耦合剂。

19. YY/T 0458—2014 超声多普勒仿血流体模的技术要求。

20. YY 0448—2009 超声多普勒胎儿心率仪。

21. YY 0449—2009 超声多普勒胎儿监护仪。

22. YY 0592—2016 高强度聚焦超声（HIFU）治疗系统。

23. YY/T 0642—2014 超声声场特性 确定医用诊断超声场热和机械指数的试验方法。

24. YY/T 0643—2008 超声脉冲回波诊断设备性能测试方法。

25. YY/T 0703—2008 超声实时脉冲回波系统性能试验方法。

26. YY/T 0704—2008 超声脉冲多普勒诊断系统性能试验方法。

27. YY/T 0705—2008 超声连续波多普勒系统试验方法。

28. YY/T 0748.1—2009 超声脉冲回波扫描仪 第一

部分：校准空间测量系统和系统点扩展函数响应测量的技术方法。

29. YY/T 0749—2009 超声 手持探头式多普勒胎儿心率检测仪性能要求及测量和报告方法。

30. YY 0766—2009 眼科晶状体超声摘除和玻璃体切除设备。

31. YY 0773—2010 眼科 B 型超声诊断仪通用技术条件。

32. YY 0767—2009 超声彩色血流成像系统。

33. YY 0849—2011 眼科高频超声诊断仪。

34. YY/T 1084—2015 医用超声诊断设备声输出功率的测量方法。

35. YY/T 1085—2007 毫瓦级超声源。

36. YY/T 1088—2007 在 0.5MHz－15MHz 频率范围内采用水听器测量与表征医用超声设备声场特性的导则。

37. YY/T 1089—2007 单元式脉冲回波超声换能器的基本电声特性和测量方法。

38. TT/T 1279—2015 三维超声成像性能试验方法。

39. YY/T 1142—2013 医用超声设备与探头频率特性的测试方法。

40. YY/T 1420—2016 医用超声设备环境要求及试验方法。

第六节　核医学影像设备安全要求和性能指标要求

核医学影像设备主要包括正电子发射断层成像装置（PET）、单光子发射计算机断层装置（SPECT）和 γ 照相机全身成像系统，这三个核医学影像设备应执行的安全标准是《GB 9706.1—2007 医用电气设备 第 1 部分：安全通用要求》和《GB 9706.15—2008 医用电气设备 第 1-1 部分：安全通用要求 并列标准：医用电气系统安全要求》，它们的安全要求符合医用电气设备的安全要求即可，没有特殊的安全专用要求。还有就是目前的组合式产品 PET-CT 和 PET-MR 产品，组合产品的安全和性能要求要融合两个产品的要求。这里主要介绍这 PET、SPECT 和 γ 照相机全身成像系统三类设备的主要性能指标要求。

一、PET 主要性能指标要求

PET 性能指标执行国家标准是《GB/T 18988.1—

2013《放射性核素成像设备 性能和试验规则 第 1 部分：正电子发射断层成像装置》，下面主要以此标准为主介绍其主要性能指标要求。

1. 空间分辨率　空间分辨率的测量部分描述断层成像装置复现示踪剂在物体的重建图像中空间分布的能力。测量由在空气中成像的点（或线）源和重建图像、及使用陡峭的重建滤波函数予以完成。

目的是通过测定位于垂直测量方向上的点源或线源所重建横向点扩展函数的宽度，以表征断层成像装置复原小物体的能力。该扩展函数的宽度通过半高宽（FWHM）和等效宽度（EW）进行测量。

2. 复原系数　断层成像装置有限的分辨率导致图像计数扩展超过物体的几何边界。这个效应随着物体尺寸的减小显得更加突出。复原系数提供断层成像装置是一种能力的估计，即它定量描述作为尺寸函数的放射性活度的能力。

本程序的目的是定量描述在不同直径球形源的图像的感兴趣区（ROI）中示踪剂浓度的显著降低。

3. 断层成像灵敏度　断层成像灵敏度（断层灵敏度）是表征被探测率的一个参数，在使用低活度放射源，其计数损失和偶然符合均可忽略的情况下，探测符合事件。对给定放射源布置，真符合事件的被测率取决于许多因素，包括探测器的材料、尺寸、聚焦率，断层成像装置环形直径，轴向接收窗和层间隔准直器几何形状、衰减、散射、死时间和能量域。

目的是为了一个标准体积（源），也就是一个给定大小的圆柱形体模，测定每单位时间放射性活度浓度的真符合事件的被探测率。

4. 计数率特征　正电子发射断层成像装置的计数率特征的复杂程度取决于放射性空间分布和散射材料，即通常所说的不同的散射条件。真符合计数率的计数率特性几乎取决于"真对单"之比，并取决于单计数率的计数特征和随后设置的测量条件，因而，建议测量条件模拟临床成像场所的实际情况。另外，计数率性能也受到偶然符合量和减去这些事件的准确度的强烈影响。

目的是为了评估由计数损失引起的真符合计数率与放射性活度之间线性关系的偏差，并评价在高计数率下的图像失真，特别是这些高计数率由地址堆积导致空间错误放置的事件。当现代正电子发射断层成像装置带有计数率校正设计时，这些校正算法的准确度也应进行试验。

5. 散射分数　在正电子湮没中形成的初级 γ 射线的散射，将导致对辐射源定位探测出虚假信息的符合事件。设计和制造中的偏差引起正电子发射断层成像装置对散射辐射具有不同的灵敏度。

目的是测量相关系统对散射辐射的灵敏度，该灵敏度有散射分数（SF）以及每个切片中的散射分数值表示。

6. 衰减校正　对正电子发射断层成像装置，在装置的断层体积内任选的衰减介质作衰减校正应具有正确的理论基础。校正的基础是测量湮没辐射在总视野内穿过物体的透射率。实际上达到的准确度是其定量能力的重要保证。

目的是测量衰减校正的透射法的准确度。

二、SPECT 主要性能指标要求

SPECT 性能指标执行国家标准是《GB/T 18988.2—2013 放射性核素成像设备 性能和试验规则 第 2 部分：单光子发射计算机断层装置》，下面主要以此标准为主介绍其主要性能指标要求。

1. 旋转中心偏移　旋转中心投影的位置（$X'p$）对 $Xp = 0$ 的偏差。

2. **探头倾斜**　准直器轴与其对系统轴的垂直正交之间的偏离角。

3. **准直器孔的不平行度**　点源处于不同位置时所有选装中心偏移的平均值 X 与规定值的偏差。

4. **探测器定位时间**　花费在获取总时间上、而又未用于收集数据的那部分时间。

5. **归一体积灵敏度**　体积灵敏度除以断层装置的轴向视野或模型长度中较小者。

6. **散射分数**　对一个给定的试验装置，散射光子数与散射和非散射的光子总数之比。

7. **SPECT 的系统空间分辨率**　SPECT 的系统空间分辨率是指将点源图像的计数密度集中到一个点的能力。主要包括径向分辨率、切向分辨率和轴向分辨率。径向分辨率是指沿一条通过源的位置和系统轴的直线上的横向分辨率；切向分辨率是指与径向分辨率放心垂直的方向上的横向分辨率；轴向分辨率是指对具有满足于取样定理的足够精细的轴向取样的断层，沿一条平行于系统轴的直线的空间分辨率。

三、γ 照相机全身成像系统

γ 照相机全身成像系统性能指标执行国家标准是

《GB/T 18988.3—2013 放射性核素成像设备 性能和试验规则 第3部分：伽玛照相机全身成像系统》，下面以此标准为主介绍其主要性能指标要求。

1. **扫描稳定性**　扫描过程中扫描速度的一致性，用单位长度的计数沿整个扫描长度的偏差表示。

2. **全身成像系统空间分辨率**　全身成像系统空间分辨率是指将点源图像的计数密度集中到一个点的能力。

四、检测标准

1. GB 9706.1—2007 医用电气设备 第1部分：安全通用要求

2. GB 9706.15—2008 医用电气设备 第1-1部分：安全通用要求 并列标准：医用电气系统安全要求

3. GB/T 14710—2009 医用电气设备环境要求和试验方法

4. GB/T 18988.1—2013 放射性核素成像设备 性能和试验规则 第1部分：正电子发射断层成像装置

5. GB/T 18988.2—2013 放射性核素成像设备 性能和试验规则 第2部分：单光子发射计算机断层装置

6. GB/T 18988.3—2013 放射性核素成像设备 性能

和试验规则 第 3 部分：伽玛照相机全身成像系统

7. GB/T 18989—2013 放射性核素成像设备 性能和
   试验规则 伽玛照相机

8. GB/T 20013.1—2005 核医学仪器 例行试验 第 1
   部分：核医学仪器 例行试验 第 1 部分：辐射计
   数系统

9. GB/T 20013.2—2005 核医学仪器 例行试验 第 2
   部分：闪烁照相机和单光子发射计算机断层成像
   装置

10. GB/T 20013.3—2015 核医学仪器 例行试验 第
    3 部分：正电子发射断层成像装置

11. YY 0505—2005 医用电气设备 安全通用要求 第
    1-2 部分：并列标准：电磁兼容 要求和试验

12. YY/T 0829—2011 正电子发射及 X 射线计算机
    断层成像系统性能和试验方法

13. YY/T 1408—2016 单光子发射及 X 射线计算机
    断层成像系统性能和试验方法

（柳晶波　王建军）

参考文献

1. GB 9706.1—2007 医用电气设备 第 1 部分：安全通用要求. 北京：中国标准出版社，2008.

2. GB 9706.3—2000 医用电气设备 第 2 部分：诊断 X 射线发生装置的高压发生器安全专用要求. 北京：中国标准出版社，2000.

3. GB 9706.12—1997 医用电气设备 第 1 部分：安全通用要求 3. 并列标准 诊断 X 射线设备辐射防护通用要求. 北京：中国标准出版社，1998.

4. 王成. 医疗仪器原理. 上海：上海交通大学出版社，2008：319.

5. GB 9706.18—2006 医用电气设备 第 2 部分：X 射线计算机体层摄影设备安全专用要求. 北京：中国标准出版社，2007.

6. YY 0310—2015 X 射线计算机体层摄影设备通用技术条件. 北京：中国标准出版社，2015.

7. YY 0319—2008 医用电气设备 第 2-33 部分：医疗诊断用磁共振设备安全专用要求. 北京：中国标准出版社，2008.

8. YY 0482—2010 医用成像磁共振设备主要图像质量参数的测定. 北京：中国标准出版社，2010.

9. GB 10152—2009 B 型超声诊断设备. 北京：中国标准出版社，2010.

10. GB 9706.9—2008 医用电气设备第 2-37 部分：超声诊断和监护设备安全专用要求. 北京：中国标准出版社，2008.

11. GB/T 18988.1—2013 放射性核素成像设备 性能和试验规则 第 1 部分：正电子发射断层成像装置. 北京：中国标准出版社，2014.

12. 许震生. PET/MRI 研制进展及展望. 中国医疗器械信息，2010，17（4）：1-3.

第四章
影像医疗器械试验方案设计

第一节　医疗器械临床试验方案设计原则及方法

ISO 专门制定了医疗器械临床试验标准（ISO 14155.1 和 2）。美国 FDA 在 1996 年发布了 GCP 指南，欧共体在 2003 年发布了医疗器械临床数据评价：制造商和授权机构（NB）指南（MEDDEV.2.7.1）。在这些标准或指南中，对医疗器械临床试验方案及数据处理进行统计学分析有原则要求。同时在 ISO 的具体产品标准中，也对临床试验有详尽要求。

一、概述

1. **临床试验的目的**　医疗器械临床试验的目的

是对申请注册的器械预期的"安全、有效"假设加以科学验证，而整个临床试验设计就是围绕着如何验证该假设而进行的。因此，在研究设计前首先要根据申请注册器械的产品特点提出一个明确的假设。该假设常包括两方面：一是确定在正常使用条件下，该设备的性能特征为制造商所预期的；二是确定可能发生的不良反应，并在考虑到设备预期性能的基础上，评价这些不良反应是否构成风险。有了这些假设也就确定了研究目的，根据研究目的选择合理的研究设计类型，这样才能对该设备在目标环境，应用于目标人群时的效果进行准确评估。这样为临床试验确定了重点，也应该为确定设备上市后产品说明书上所标示的适应证提供了临床试验证据。在明确叙述研究目的时，应该仔细确定适当的研究终点。这些终点应该能够被直接观察，是客观测量的指标，偏倚误差最小，且与临床状况的生物效应存在直接联系。

2. 研究人群 研究人群应该是医疗器械应用目标总体人群的相关研究样本人群。因此，在研究开始之前，研究者首先应根据注册设备的特性和作用机理确定该设备应用的适应证人群，并根据临床试验的特点和可能的影响因素，制定入选和排除标准，以确定本次临床试验的研究人群。这些标准除能够代表研究人群的特征外，还应该考虑可能临床效果评价的影响因素控制。

3. 观察指标　评价申请注册器械的有效性和安全性，需设立相应的临床试验观察指标，在统计学上常常将观察指标称为变量，在有效性评价设计时一般应考虑两种变量：结果变量（或是终点）和影响变量。结果变量给出了临床研究目的中所提出问题的答案，并且应该对该设备声称的性能有直接影响。这些变量应该能够直接观测，尽可能的客观，有最小的偏倚及误差，与接受设备干预患者的临床状况的生物效应有直接联系。

任何对于某种设备的临床研究应该有主要结果变量，有些时候存在次要结果变量。主要结果变量应该是能够提供直接与首要研究目的相关的最可信的变量。通常仅有一个主要结果变量，该变量应该在试验方案中明确，在所有相同样本量的估计中，这是最恰当的变量。然而有时使用更多的主要变量可以更好地涵盖设备效应的范围。次要结果变量可能支持与主要目的相关的测量，也可能是与次要研究目的（如果存在）相关的测量。在试验方案中预先对其进行定义也十分重要。影响变量（混淆因素）或预后因素指的是，研究过程中任何可能干扰终点或治疗与结果之间关系的方面。因此，在设计某设备临床试验的过程中，应该小心的确定可能影响试验结果的影响因素。

4. 对照组的选择 在临床试验中，设立对照的意义首先在于通过对照鉴别和区分器械因素与非器械因素对有效性指标的影响大小；同时，通过对照还可比较不同器械效应的差别，鉴定被试器械的作用。临床试验中对照组的设置必须具备三个条件：专设，任何一个对照组都是为相应的实验组专门设立的，不得借用文献上的记载或以往研究的、其他研究的资料作为本研究的对照组；同步，对照组与实验组设立之后，在整个研究进程中始终处于同一空间和同一时间；对等，除研究因素外，对照组具备与实验组对等的一切因素。以上三个条件均是保证对照组与实验组间的非实验因素的均衡一致，以充分发挥对照组应有的作用。

5. 样本量估计 由于临床试验的受试对象常常是生物个体，即使是相同的患者治疗效果也存在差异，因而在临床试验中常需要有足够的样本量，以便提高结论的可靠性，避免将个别现象当作普遍现象。

依据概率论原理，试验单位重复次数愈多，从样本计算出的频率或平均数等统计量就愈接近总体参数。一般情况下，选择主要效应指标是定量指标时较定性指标样本量少，如研究磁疗镇痛疗效时选择视觉模拟评分法（visual analogue scale/score，VAS）值比用疼痛描述性术语，如痊愈、好转、不变等样本量少，如果所选指标的变异较大时标准差大，估计的样本量也较大。对样本量进行估计时应该考虑到退出以及其他可预见的偏离试验方案的情况。不但要增大样本量以防患者从研究或治疗中退出造成偏倚，也要考虑可能观察到有效受试者数目并没有预期的那么多。

6. **试验方案**　每个设计良好的临床试验都有一份详尽的、设计科学的试验方案，即一份准确描述如何进行研究以及如何收集分析临床数据的综合计划。以下几点应该在研究开始前确定并包含于试验设计方案中：全面描述并总结之前相关研究器械的研究背景；关于研究目的的明确陈述，确定任何与待研究问题相关的医学主张以及指征，任何有临床意义的效果以及相关结果变量；对于试验设计的全面描述，包括设计类型，数据收集方法，对照类型，随机化遮蔽的方法及其程度，确定样本量的方法以及治疗分配的方法（随机，分层或其他）；应该对研究人群与目标人群和设备预期用途（临床应用）相关的信息进行详尽描述，包括研究地点，选择受试者的办法（入选排除标准），患者类型（入院治疗患者或门诊患者），受试者相关的临床或人口学特征；详尽的描述干预的频率，持续时间，医师测量的结果以及患者依从性；详尽描述各次随访过程以及随访计划，包括每次随访所收集的信息以及所做出的测量，也包括如何处理患者的退出以及申办者为确定不能随访或因不良事件退出研究的受试者所采取的措施；详尽描述数据收集分析过程，包括数据采集及有效性评价的办法，数据管理，统计分析方法，以及能够提前结束临床试验的规则，没有达到的统计学意义的阴性结果；全面描述参与试验研究者的信息，包括简历，临床监查过程，试验实施办法（试验监查等）包括确定方法及对试验方案作必要修改；给出可能会在试验中用到的精确定义临床词汇及其他词汇，这包括关于试验入选标准的详尽描述以及所有观察结果或影响变量的标准；伦理委员会（IRB）对试验方案的审查及受试者获得知情同意的过程。

7. 减少临床试验偏倚的方法

（1）随机化：随机化是有意的将随机的因素引入

患者分配至治疗组或是对照组的过程中，这样保证了各种已知和未知的预后因素相似。随机化减少了在患者选取分配过程中可能由于设备分配可预测性产生的偏倚。患者的随机分配是依据事先制订的随机化分配方案进行的，随机分组方案应在实验前采用随机化工具（现常用计算机软件）产生实验单位的随机编码，并按照事先规定的分组原则进行合理分组。将患者分组后再随机会有好处，这样增加了分配过程中设备组的可比性，也能够较好的保证设备组有大约相等的人数。在多中心研究中，随机化方案应该在临床试验前统一产生，一般采用分层分段随机化方法，分层的目的是为了控制已知重要因素的影响。

（2）盲法：在临床研究过程中可能存在一系列的严重偏倚，包括研究者偏倚（由于研究者了解每个患者所获得疗法而产生的偏倚），评估者偏倚以及安慰剂效应。为了在研究中避免可能会产生的偏倚，如果可能应该实行盲法。盲法通过对干预措施编盲和由非研究人员揭盲来完成。在实际中，盲法可能很难或是根本不可能在医疗器械的临床试验中应用。因此在这种条件下，研究人员应该通过对评估者进行遮蔽，使其不知道患者分配至试验组还是对照组中，以减少这类偏倚，如采用独立的第三者评价治疗效果，由第三方进行研究资料的数据管理与统计分析。

8. 研究中心以及研究者　在大部分的器械临床研究中，将不同研究中以及研究者获取的数据集中起来十分必要，以便获取所要求的样本量。对于这些研究中心以及研究者的选取，在设计临床研究计划过程中十分重要。被选取的研究中心必须有足够数目的有效受试者，并且能够使用设备的目标人群。研究中心必须有相应的设备以便能够按照试验方案要求对受试者进行处理，也必须有相应的能够开展本研究的人员。各研究中心的首要研究者必须能够为试验招募有效受试者，并且能够遵守试验方案所确定的操作规程。为避免在一个中心（医院）就诊受试者分布不均衡带来的实验偏倚，多中心研究设置是很好的方法。建议在获得培训、有一定临床仪器设备研究经验的、并能够为试验招募有效受试者的两个以上（包括两个）中心完成。

9. 统计分析　在设计临床试验时，考虑最终的数据分析并且记录分析计划十分重要，这是由于这些因素可能会对选取哪些变量以及试验设计的其他方面产生很大影响。

（1）统计分析人群：临床试验过程中，要求所有随机化入组的受试者均符合入组标准，参与试验全过程而无失访，严格遵守试验方案，提供完整的数据记录等要求是很难做到的。因此，在试验方案的统计分析部分应明确说明对各种类型的偏离方案、病例退出及缺失值的处理方法，根据意向性分析（intention-to-treat，ITT）的基本原则，主要指标的分析应包括所有随机化的受试者，无论其是否完成试验。因此，常采用全分析集进行分析。该数据集是从所有随机化的受试者中，以最少的和合理的方法剔除受试者后得出的。

（2）假设检验与总体参数的置信区间估计：统计分析计划应该给出待检验的假设和设备有关性能特征的估计，以满足临床试验目的的要求。完成上述任务时，应该描述对于主要变量（最好也包括次要变量）所应用的统计方法。对于设备特征的估计应该伴有置信区间，如果可能，应该给出确定置信区间的办法。

10. **安全性评价**　对于医疗器械的安全性评价，通常在一个有效性评价临床试验中不能检测到不常见的不良事件。因此，对临床研究中出现的明显不良反应进行监测十分重要，应该尽可能综合的从这些受试者中搜集相关的安全信息。在分析过程中所有的安全变量都应该引起足够的重视，应该仔细记录所有出现的不良事件。不仅要记录直接与设备或与设备应用有关的不良事件，还应该包括与设备间接相关的事件，尤其应该报告那些导致了入院治疗，住院时间延长以及另外进行手术或内科治疗或死亡的事件。

11. 临床试验的监查　试验研究过程中，由申办者指派临床监查员，定期对研究单位进行现场监督访问，以保证研究方案的所有内容都得到严格遵守，以及填写资料的正确无误。试验中心应客观、真实地记录和保留试验研究过程中所有的数据和方案执行、修改的情况。在招募受试者阶段，应该尽可能保证入选排除标准的一致性。然而，这种要求可能并不可行，尤其是在较长时间的研究过程中。可能由于监查人员发现不遵守入选标准的现象持续存在导致了变化，也可能是由于入选标准过于严格导致了招募人数过低。研究方案中对于这部分的变化进行的修订应该考虑到任何统计学上的影响，如由于事件发生率变化引起的样本量调整，或是对于分析计划进行的修订。

12. 随访及报告　最终报告中应该记录所有参与该临床研究的受试者以及设备，应该仔细记录被排除在最终分析之中的原因。同样，应该记录对于参与分析人群的所有受试者及设备，所有重要变量在相关时刻的测量值；也应该简要报告其他关于参与了入选筛查，而未能参与随机化过程的受试者情况。对于参加随机化分组的所有患者如果从治疗中退出，以及对于试验方案较严重违背对于分析主要变量所造成的影响，应该确定失访及退出受试者，并对其进行描述性分析，包括失访原因，以及其与治疗及结果的关系。临床研究结论的报告是基于一份完整的统计学报告，其结论应该是基于对临床研究结果描述，解释以及分析。基于这点，临床研究中的统计学专家应该是负责研究报告团队中的一员，并应该在临床研究报告上面署名。

二、临床试验方案设计的原则或特点

1. **概述**　临床试验方案递交医院伦理委员会进行审核批准。伦理委员会人员组成中应有临床医学专家、药学专家、医学工程专家、行政专家、法律专家、心理专家等。医疗器械临床试验的伦理审查主要考虑如下几点：试验的科学设计、试验的风险和收益、知情同意、受试人群的选择、受试者的医疗和保护。方案若有修改，必须经伦理委员会同意。此外，医疗机构与申办者签署双方同意的临床试验方案，并签订临床试验合同，临床试验方案与合同双方签字盖章。合同内容包括临床试验费用的数额和支付方式等。

每个设计良好的临床试验都有一份详尽的、设计科学的试验方案，即一份准确描述如何进行研究（研究过程）以及如何收集分析临床数据（数据收集分析）的综合计划。由于医疗器械种类繁多，使用方式千差万别，其风险程度也不一样，因此在设计医疗器械试验方案时，其运用医学统计学原理基本是相同的，但是具体方案上会有很大区别。综合现有标准和文献，在设计医疗器械临床试验方案时，我们应考虑以下原则或特点。

（1）在研制产品标准时，就应考虑制定其临床试验要求：医疗器械的使用范围很广，医疗器械种类差别很大，有光机电类医疗器械，材料类医疗器械，诊断试剂类医疗器械。就材料类医疗器械来说，有长期植入体内的器械，也有介入或短暂与人体接触的器械，因此其临床试验方案会有很大差别，需要根据情况单独设计。我们可按照 ISO 的产品标准制定原则，对于介入或植入体内或风险大的器械，应由生产企业、临床医生和统计学专家共同研究制定相应的临床试验方案，并写入标准内。

（2）医疗器械临床试验的对照：在药品临床试验中，一般采用双盲法来进行对照试验，用以确定疗效。但由于医疗器械一般是对损害的组织或器官进行修复或置换，因此无法采用双盲法，而是采用对照试验。对照试验往往是在不同患者身上进行，是与当前临床上已公认或确认的治疗方法进行对比，以确定新医疗器械的疗效。这样，在试验方案设计时，一定要考虑个体差异，结果要进行统计学处理。

（3）全新医疗器械试验方案：对于一种无同类医疗器械，设计和用途全新的医疗器械，在其临床试验方案设计时一般要求较严格，特别要分析使用该器械的利弊关系，其疗效要优于通用的治疗方法。例如研究冠脉支架时，应将冠脉支架介入治疗和冠脉搭桥手术进行对比，或者和已上市的冠脉支架进行对比。

（4）有同类产品，材质或结构发生变化的医疗器械临床试验方案：如果已有一种或一类医疗器械产品可以治疗某种疾病，并取得了较好疗效，现要对这种或这类医疗器械进行改进，并在材质或结构上发生大的变化，这时在临床研究方案设计时会要求更加严格。

（5）有同类产品，只进行形状设计或材质表面少量变化的医疗器械或仿制的医疗器械临床试验方案：对于已有的一种或一类医疗器械产品已在临床应用，并取得了较好疗效，若对材质和结构不做变化，只在形状设计和质材表面有一定变化时，其临床试验方案相对较松，其临床例数和随访时间可根据具体情况进行适当降低。例如在涤纶人工血管内表面进行涂层，其临床例数要求不变，随访时间可由一年降为半年。对于一般仿制的医疗器械，在其临床试验方案中，临床例数和随诊时间也会视具体情况而适当降低。

2. 医疗器械临床试验方案设计的内容、原则、设计方法

（1）一般信息：试验题目、方案的编号、版本号和日期、器械名称规格型号、申办者（境外机构的代理人）信息、参与临床试验机构的信息、临床试验类别。

（2）临床试验的背景资料：需要验证的产品背景。

（3）试验目的：目的陈述明确，确定任何与待研究问题相关的医学主张以及指征，任何有临床意义的效果以及相关结果变量。

（4）试验设计

1）试验目标：在保护受试者的权益并保障其安全的前提下，科学、完整、真实和可信地完成临床试验，正确评价试验设备在临床正常使用条件下是否具有预期的安全性、有效性、使用便捷性以及稳定性。

2）产品的机理、特点与试验范围：包括医疗器械的有关信息、受试者及部位等。

3）产品的适应证和功能：有明确的适应证或适用范围；不良事件的预测及应当采取的措施。

4）临床试验的风险（包括辐射、过敏、生物电离等风险）与受益分析（包括是否免费、合理的诊治与补偿）。

5）若行对照试验，则需说明对照产品。

6）试验产品试验方法选择、理由：临床验证目前主要采用目标值法。

7）试验流程。

8）选择对象范围、数量及理由：包括受试者入选标准、排除标准、剔除标准（无法顺利完成试验而被迫中途终止试验者、受试者要求退出本临床试验）等。

9）临床试验持续时间及其确定理由：一般 4 个月左右。试验方案的制订约 1 个月，初步确定临床试验持续时间为 1 个月，另需预留时间进行数据分析和总结报告的撰写。

10）制定试验相关文件：主要包括：①临床试验协议书；②试验和对照产品技术操作规程；③临床试验方案；④知情同意书；⑤病例观察表；⑥伦理委员会审批件。

11）临床试验人员姓名、职务、职称和任职部门。

12）监查计划：设立专职临床试验监察员、监查安排、计划的原始数据核查范围。

13）试验成功和失败的可能性分析：可能对试验结果或对结果解释有影响的任何已知的或可预见的因素。包括：①试验成功可能性分析；②试验失败可能性及采取的相应措施。

14）各方承担的职责：包括伦理委员会、申办者、临床试验机构和研究者职责。

（5）安全性评价

1）安全性评价标准：记录临床试验期间所发生的不良事件，并判断与试验仪器的相关性，计算不良事件发生率（电器、机械、软件）。

2）试验设备便捷性评价：满意、一般、不满意。

3）稳定性评价：稳定、较稳定、不稳定。

（6）有效性评价（影像成像级别和临床诊断级别评价）：可参考相应影像设备产品注册技术指导原则，如：《医用 X 射线诊断设备（第三类）产品注册技术审查指导原则》《X 射线计算机体层摄影设备注册技术审查指导原则》《医用磁共振成像系统注册技术审查指导原则》《影像型超声诊断设备新技术注册技术审查指导原则》《影像型超声诊断设备（第三类）产品注册技术审查指导原则》等。

（7）统计学考虑：临床试验样本量确定及其理由：样本量的确定应根据不同产品的特性以及统计学原理计算要达到试验预期目的所需的样本量。每一适用的病症、器械的每一功能，都应确定临床试验样本量，除非有理由证明能予以覆盖。样本大小的选择理由应包括使用的显著性水平、试验的把握度、预计的脱落率和临床方面的理由。统计学设计、方法选择详见第七章。

（8）对临床试验方案修正的规定：需书面说明。

（9）对不良事件和器械缺陷报告的规定：需书面说明。

（10）直接访问源数据、文件：书面说明允许与试验有关的监查、核查、伦理委员会和管理部门根据需要可直接访问源数据 / 文件。

（11）临床试验涉及的伦理问题和说明以及知情同意书文本。

（12）数据处理与记录保存

1）试验过程中源资料和源数据的记录：详细、完整、准确记录；不得伪造、销毁、任意涂改，不得缺页或挖补，如有缺、漏页，应详细说明原因并记录在案；记录数据保存在硬盘的统一目录中并备份，试验结束后将试验数据制作成光盘保存；建立试验数据传递、管理、核查与查询程序，尤其明确要求各临床试验机构试验数据有关资料应当由牵头单位集中管理与分析。

2）不良试验数据的处理：指由于操作不当、产品故障等非正常中断试验等原因记录的数据；不作为有效性评价及统计分析的试验数据；应仔细分析其原因并如实填写记录表；保存并备份。

3）诊断结论：若行对照，则任何书面和口头的诊断结论所参考的依据应为对照设备产生的数据，不受试验设备所产生数据的影响。

（13）财务和保险。

（14）试验结果发表约定。

上述部分内容可以包括在方案的其他相关文件如研究者手册中。临床试验机构的具体信息、试验结果发表约定、财务和保险可以在试验方案中表述，也可以另行制订协议加以规定。

第二节　临床试验方案样本

以上海市公共卫生临床中心已完成验证的InsitumCT 338 X射线计算机体层摄影设备临床试验方案为例，介绍医疗器械临床验证方案的制订方法。

一、申办者的信息

1. 申办者名称：×××科技（北京）有限公司

2. 申办者地址：××××××

3. 申办者联系人及电话：×××　××××××

4. 申办者相关资质文件：详见附件

二、多中心临床试验所有临床试验机构和研究者列表

临床试验机构代号	临床试验机构名称	研究者	职称	联系方式
01	上海市公共卫生临床中心	×××	主任医师	××××××
02	×××	×××	×××	××××××
03	×××	×××	×××	××××××

三、临床试验目的和内容

（一）目的

对 InsitumCT 338X 射线计算机体层摄影设备投入市场前进行临床使用的有效性、安全性、操作便捷性和稳定性的评价。目的是在保护受试者权益和确保试验科学性的前提下，通过该评价评估医疗器械在正常使用条件下是否具有预期的有效性、安全性、操作便捷性和稳定性。为行政主管部门决定该医疗器械能否进入市场提供重要的客观依据。

（二）内容

①主要评价指标：临床影像质量的临床诊断要求符合率。②次要评价指标：常用功能、机器使用便捷

性、整机功能及稳定性满意度、安全事故发生率。

四、临床试验的背景资料

X 射线计算机体层摄影设备（简称 CT）自 1972 年问世以来，在临床应用上得到了迅速发展，是发展最快的诊断技术之一。由于 CT 的复杂性、过高的配置，CT 对于大多数医疗机构仍然是非常昂贵的设备。但对于多数医疗机构，使用 CT 仍然以日常诊断为工作内容，使用基本的临床功能，对研究型功能要求不高或基本无要求。基于此现状，面向基层医院，图像质量优秀，提供基本常规 CT 应用，拥有及运营成本低的 CT 设备将会创造巨大的社会效益，为我国的新医改实施贡献一份力量。本临床试验的医疗器械是 InsitumCT 338X 射线计算机体层摄影设备。该型号的 X 射线计算机体层摄影设备遵循国内、国际有关 X 射线计算机体层摄影设备的法规设计和制造，并通过了北京市医疗器械检验所的检验，各项性能及指标符合国家相关标准，结论为合格。本次临床试验的目的是根据国家药监局颁布的 25 号令的规定，评价该产品是否具有预期的有效性、安全性、操作的便捷性和稳定性。

五、产品特点、结构组成、工作原理与试验范围

（一）产品特点

InsitumCT 338 全身用 X 射线计算机体层摄影装置是一款 32 层的螺旋高性能 CT 扫描成像系统。采用独有的模块化、亚毫米超薄探测器，Z 轴有效探测最大宽度为 19.2mm，最薄层厚为 0.6mm。配置 70cm 大孔径机架，3.5MHU 热容量的球管，在保证优异的图像质量同时，给您提供了广阔临床应用范围。

（二）产品结构组成

机架、扫描床、控制台（包含计算机图像处理系统）、电源柜四大部分组成。InsitumCT 338 全身用 X 射线计算机体层摄影设备配置部件型号如下表：

部件名称	部件型号	备注
机架	PX338	孔径：70cm
×××	×××	×××

（三）工作原理

全身用 X 射线计算机体层摄影装置是用 X 线束对人体的某一部分按一定厚度的层面进行扫描，当

X线射向人体组织时，部分射线被组织吸收，部分射线穿过人体被检测器接收，产生信号。因为人体各种组织的疏密程度不同，X线的穿透能力不同，所以检测器接收到的射线就有了差异。将所接收的这种有差异的射线信号，转变为数字信息后由计算机进行处理，输出到显示的荧光屏上显示出图像，供医生进行疾病的诊断。

（四）试验范围

本次试验属于临床验证的范围。根据临床试验方案，筛选符合本产品适应证的受试人员免费接受CT检查，包括颅脑、颈部、胸部、腹部、盆腔、骨骼等各个脏器的检查。临床医生及技术人员在完成相关的工作流程后，对试验设备的性能作出全面的评估。详情见第七部分临床试验总体设计。

六、产品的适应证与禁忌证、注意事项

适应证：CT作为影像检查常规方法，可用于颅脑、颈部、胸部、腹部、盆腔、骨骼等全身各个脏器的检查。适用于全身各部位的外伤性病变、炎性病变、肿瘤病变等诊断和鉴别，对临床疾病治疗后观察、预后评价、介入治疗等方面有重要价值。

禁忌证：CT 检查一般没有特殊的禁忌证。除非危重患者、躁动不配合患者。

注意事项：①需增强扫描的患者，在排除碘过敏及其他高危因素前提下进行；②确保每个患者扫描使用合理的辐射剂量；③检查前应告知检查流程，并尽可能去除金属物放置在扫描区域。

七、临床试验总体设计

（一）试验设计

1. **试验目的**　验证设备的有效性、安全性、操作的便捷性和稳定性。

2. **试验方法选择及其理由**　本研究是一项针对人体受试者进行的前瞻性评估。受试者将被充分告知临床评估流程，并被告知所使用的设备是处于临床研究阶段的设备。受试者按自愿原则参加本研究，每名受试者在扫描前都需要签署知情同意书。

为提高本临床试验的可靠性，本次临床试验参考《医用 X 射线诊断设备（第三类）技术审查指导原则（2016 年修订版）》的指导思想，采用目标值法、顺序随机、开放的单组试验设计方法。主要评价指标为临床影像质量的临床诊断要求符合率。根据临床要求，影像质量的临床诊断要求符合率不得低于目标值85%。次要评价指标为常用功能、机器使用便捷性、整机功能及稳定性满意度、安全事故发生率。试验所得的结果采用 U 检验，P 值小于或等于 0.05 将被认为检验的差别有统计意义。

通过临床病例报告表（case report form，CRF）详细记载临床病例数据，并对图像质量、安全事故发生率、常用功能、机器使用便捷性、整机功能及稳定性满意度进行评价，综合评估设备是否达到临床要求。

3. 减少、避免偏倚的措施

（1）严格按照受试者（受试者为有检查需求的志愿者）入选排除标准筛选符合要求的志愿者进行 CT 检查。

（2）由资深的研究者按照标准操作规程进行临床试验，且临床试验前应经过临床试验方案和试验用医疗器械使用和维护的培训。

（3）试验过程中，具备相关知识的监查员应按照有关要求定期进行现场监查访问，保证试验方案的所有内容都得到严格遵守并对有关数据进行核实。

（4）试验过程中相同检查部位尽量采用相似的扫

描协议，各相同解剖部位的图像尽量采用统一的层厚，以确保图像质量判断标准的一致性。

（5）研究者应按病例报告表填写要求，如实、详细、认真记录 CRF 中各项内容，以确保病例报告表内容完整、真实、可靠。临床试验中所有观察结果和发现都应加以核实，以保证数据的可靠性，确保临床试验中各项结论来源于原始数据。

4. 受试者选择

（1）受试者入选标准（必须同时满足）：年龄 18 ~ 75 周岁；体重 < 100kg；神志清晰，能够配合，有自主行为能力；自愿同意参加本临床试验，并签署受试者知情同意书；性别不限（若为女性，需不在妊娠期和哺乳期，未来 6 个月内无怀孕计划）。

（2）受试者排除标准（满足以下任意一条即排除）：不具有完全民事行为能力的人；妊娠期和哺乳期女性；一年以内做过 CT 扫描的健康人员；有过敏史或哮喘病史（仅增强扫描需排除）；具有严重肝、肾功能不全者（仅增强扫描需排除，根据病史证实或受试者口头表述）；具有任何（根据研究者的意见）可能妨碍对结果进行评价或构成对受试者健康风险的情况；不能配合检查的精神障碍者；甲亢等不适合做

CT 增强检查的患者；受试者必须满足所有的入选 /
排除标准。

（3）退出临床试验的标准：受试者可以在试验的
任何阶段退出试验且不需要提供理由；研究者认为应
该退出本临床试验者。

（4）终止试验 / 试验治疗的标准和程序：申办者
应当保证实施试验的所有研究者严格遵循临床试验方
案。当申办者发现临床试验机构和研究者不遵从临床
试验方案、医疗器械临床试验质量管理规范或有关法
规进行临床试验时，申办者应指出以求纠正，如情况
严重或持续不改，则应终止试验，并向所在地省级食
品药品监督管理部门和国家药品监督管理局报告。

风险超过可能的受益或已经得出足以判断试验用
医疗器械安全性和有效性的结果时可终止试验。发生
以下情况时可终止试验：严重不可恢复的设备故障，
与系统安全性有关的严重不良事件研究者负责作出与
临床试验相关的医疗决定，在发生与临床试验相关的
严重不良事件时，临床试验机构和研究者应当保证为
受试者提供足够、及时的治疗和处理。当受试者出现
并发症需要治疗和处理时，研究者应当及时告知受
试者。

研究者应当记录临床试验过程中发生的所有不良事件和发现的器械缺陷，并与申办者共同分析事件原因，形成书面分析报告，提出继续、暂停或者终止试验的意见，经临床试验机构医疗器械临床试验管理部门报伦理委员会审查。

（5）入组时间：申办方在完成伦理委员会的审核并获得伦理批件，与研究机构签订临床试验合同并在所属地的食品药品管理局备案完成后，研究者对照入选和排除标准筛选受试者，同时采集受试者的基本信息和简要病史，受试者符合入选标准并且签署知情同意后方可入组。各个临床试验机构可依据申办方是否完成入组前准备工作，分别独立入组，安排先完成入组的机构单位，先开始临床试验。

（6）临床试验的预期总体持续时间及其确定理由：基于伦理会审查周期、受试者招募周期，以及扫描评估等环节，预计临床试验持续时间为6个月（自2017年10月起至2018年3月），可根据每个机构实际完成情况及每部位病例数作适当调整，以保证足够的时间完成检查要求的病例数为前提。

（7）每位受试者的预期参与持续时间：签署知情同意书并且符合入组条件后，受试者按要求按时到指定地点进行检查，检查持续 1 ～ 2 小时（包含等待时间），检查完毕后，获得工作人员的许可后便可离开。本次检查不涉及随访。

（8）临床试验所需的受试者数量：根据样本量计算公式，本临床试验所需的受试者数量为 348 例，分别召集四个部位的受试者：头颈部、胸部（不包含心脏）、腹部（包含盆腔）、骨与关节，每部位临床试验例数为 87 例。共计三个研究单位参与此次临床试验，原则上每个研究单位平均分配每个部位扫描例数。

5. 临床评价指标   本次临床试验依据评价内容分为主要评价指标与次要评价指标：①主要评价指标：临床影像质量的临床诊断要求符合率。②次要评价指标：常用功能、机器使用便捷性、整机功能及稳定性满意度、安全事故发生率。

6. 临床评价标准（具体可参考《X 射线计算机体层摄影设备注册技术审查指导原则》）   图像质量评价标准；临床实验部位；各部位图像评估标准；常用功能评价；机器使用便捷性评价；整机功能及稳定性评价；安全性评价。

（二）试验流程

1. 试验流程（图 4-1）

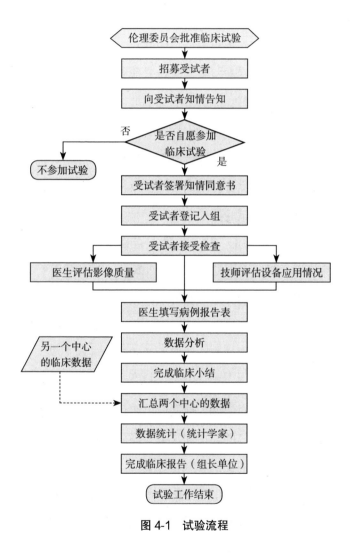

图 4-1　试验流程

2. 医疗器械使用和维护培训　申办者应制定标准操作规程，并对参加试验的所有研究者进行临床试验方案和试验用医疗器械使用和维护的培训。研究者应按照标准操作规程进行临床试验，且不断沟通，确保临床试验方案和试验用医疗器械操作的一致性。

（三）监查计划

1. 在试验前确认临床试验机构已具有适当的条件，包括人员配备与培训符合要求，实验室设备齐全，工作情况良好，预期有足够数量的受试者，参与研究人员熟悉试验要求。

2. 在试验前、中、后期监查临床试验机构和研究者是否遵循有关法规、医疗器械临床试验质量管理规范和已批准的临床试验方案。

3. 确认每位受试者在参与试验前签署知情同意书，了解受试者的入选情况以及试验的进展状况；对研究者未能做到的随访、未进行的试验、未做的检查，以及是否对错误、遗漏做出纠正等，应清楚、如实记录；对修订的知情同意书，确认未结束临床试验流程并受影响的受试者重新签署。

4. 确认所有病例报告表填写正确，并与原始资料一致；所有错误或遗漏均已改正或注明，经研究者签名并注明日期。每一试验的病种、病例总数和病例的性别、年龄、治疗效果等均应当确认并记录。

5．确认受试者退出临床试验或者不依从知情同意书规定要求的情况记录在案，并与研究者讨论此种情况。

6．确认所有不良事件、并发症和其他器械缺陷均应记录在案，严重不良事件和可能导致严重不良事件的器械缺陷在规定时间内做出报告并记录在案。

7．监查试验用医疗器械样品的供给、使用、维护以及运输、接收、储存、分发、处理与回收。

8．监查临床试验评估相关设备的定期维护和校准。

9．确保研究者收到的所有临床试验相关文件为最新版本。

10．每次监查后应当书面报告申办者，报告应当包括监查员姓名、监查日期、监查时间、监查地点、监查内容、研究者姓名、项目完成情况、存在的问题、结论以及对错误、遗漏做出的纠正等。

八、统计学考虑

统计分析应将所有试验机构同一部位的数据合并

在一起进行统计分析，并对每一部位出具总的统计分析结论。应对所有入选的受试者进行质量控制及数据管理，遇有不清楚的问题时，应与原始记录核对。

（一）登记入组

由于该类研究属于单组目标值设计，出于保证研究质量及患者安全性的考虑，应将所有入组患者的相关信息记录在中央计算机注册系统内，以备今后对患者信息进行跟踪、核查。

（二）统计分析方法

数据分析时应考虑数据的完整性，所有签署知情同意并使用了受试产品的受试者必须纳入分析。数据的剔除或偏倚数据的处理必须有科学依据和详细说明。

临床试验的数据分析应基于不同的分析集，通常包括全分析集（full analysis set，FAS）和符合方案集（per protocol set，PPS），研究方案中应明确各分析集的定义。同时，对于全分析集中脱落的病例，其主要评价指标缺失值的填补方法应在方案中予以事先说明。

参照 FDA 的案例，以及查阅有关文献，由临床试验机构的专家确定目标值。受试产品有效性的主要指标是影像质量的优良率，要求期望的优良率不低于 85%，OPC 95% 可信区间下限大于 85%（参照美国 FDA 临床试验指导原则，见 Cardiac Ablation Catheters Generic Arrhythmia Indications for Use；Guidance for Industry）。

检验假设

建立检验假设：无效假设 H_0 和备择假设 H_1。

$$H_0: P \leqslant P_0, \quad H_1: P > P_0$$

其中，P 为影像质量的优良率，P_0 为 OPC95% 可信区间下限值。

（1）样本含量估计（略）

（2）单侧可信区间下限的计算（略）

（3）样本量、每部位临床试验例数确定理由（略）

本次临床试验在三家临床机构开展，每家机构分别完成 116 例，每部位每个临床试验基地完成 29 例。具体扫描部位及分配如下表：

扫描部位	扫描部位总例数	扫描子部位	子部位细分	平扫	增强
头颈部	87	头颅	颅脑	36	15
		五官	鼻窦	5	N/A
			眼眶	5	N/A
			内耳	5	N/A
		颈部	N/A	12	9

续表

扫描部位	扫描部位总例数	扫描子部位	子部位细分	平扫	增强
胸部	87	胸部	胸部	63	24
腹部	87	上腹	上腹	27	15
		下腹	下腹	12	6
		盆腔	包含男性、女性盆腔	15	9
骨与关节	87	脊柱	腰椎	30	N/A
			胸椎	12	N/A
			颈椎	12	N/A
		关节	膝关节	9	N/A
			肩关节	12	N/A
			髋关节	12	N/A

1）头颈部分为头颅、五官及颈部，头颅不低于40例，五官及颈部不低于20例；五官的扫描中包含鼻窦、内耳及眼眶。

2）胸部的扫描中包含肺和纵隔。

3）腹部包含上腹、下腹、盆腔；上腹部不低于40例，盆腔不低于20例。其中，盆腔又分为男性盆腔和女性盆腔。全腹扫描算两例。

4）骨与关节：脊柱分为腰椎、颈椎、胸椎，且腰椎扫描不低于 30 例；关节包含膝关节、肩关节、髋关节，且每部位不低于 5 例。

（三）临床试验的显著性水平和把握度

根据《医用 X 射线诊断设备（第三类）技术审查指导原则（2016 年修订版）》，显著性水平取 0.05，把握度（即检验效能）为 80%。

（四）预期脱落率

本次临床试验考虑 8% 脱落率。

（五）临床试验结果的合格 / 不合格标准

1. **影像质量评价** 影像质量评价采用双人盲态评价的方式（即：双人背靠背评价临床影像的质量），要求受试者的影像质量达到"临床影像质量优良率"至少为 95%（即：100 个人中，至少有 95 个人的影像质量评价为符合要求）。

由于受试者的不配合造成的运动伪影、金属异物伪影但不影响临床诊断的至少评为 3 分。如出现机源性伪影影响诊断，则该图像被定义为 1 分不满意。

统计相应解剖结构是否达到优质图像的标准。如所列解剖结构因为手术、先天缺如或其他原因（如肿瘤浸润等情况）不存在、由于受试者的不配合造成的运动伪影、金属异物伪影而影响图像质量的，或扫描长度不足，导致相应解剖结构没有被扫描，如从放射诊断学角度认为解释合理，等同此项达到优质图像质量标准要求。

2. **使用性能的评价** 临床操作人员需对每一病例试验的设备运行情况（包括常用功能、机器使用便捷性、整机功能及稳定性、安全性）进行评价，评价结果分为"满意、一般、不满意"三级。评价满意度需达到85%，满意及一般达到95%，视为合格。

（六）所有数据的统计方法，连同缺失、未用或错误数据（包括中途退出和撤出）和不合理数据的处理方法

所有数据的统计方法见"八、统计学考虑"中的"（二）统计分析方法"。

缺失、未用或错误数据（包括中途退出和撤出）和不合理数据由统计分析人员做出判断并进行处理。

（七）报告偏离原定统计计划的程序

临床试验过程中，报告偏离原定统计计划，如涉及修订临床试验方案以及知情同意书等文件、应当在获得伦理委员会的书面批准后方可继续实施。如不涉及修订临床试验方案以及知情同意书等文件，由统计分析人员做出判断并进行处理。

（八）纳入分析中的受试者的选择标准及理由

纳入分析的受试者应当同时满足以下条件：按入选排除标准进行筛选并签署知情同意书；顺利完成扫描；产生完整临床试验记录。

（九）统计分析报告

统计分析报告应将所有中心的同一部位的数据合并在一起进行统计分析，并对每一部位出具总的统计分析报告。应对所有入选的受试者进行质量控制及数据管理，遇有不清楚的问题时，应与原始记录核对。统计分析应至少包括如下四部分：

①临床试验完成情况描述；②基线描述：应对所有入选受试者（ITT 分析集）的基线人口统计学指标及其他相关病史指标等进行统计描述；③疗效 / 效果评价；④安全性评价时，应对所有入选的受试者进行分析（SS 分析集），不能遗漏所有发生的任何不良事件（包括实验室指标：试验前正常、试验后异常并有临床意义的事件），对所有发生的不良事件评价其是否与所研究设备有关。

九、数据管理

临床数据，是指在有关文献或者医疗器械的临床使用中获得的安全性、性能的信息。

病例报告表（CRF）的填写和移交：研究者根据受试者的原始观察记录，将数据及时、完整、正确、清晰地载入病例报告表。每个入选病例必须完成病例报告表。监察员检查试验的进行是否遵循试验方案，确认所有病例报告表填写正确完整，并与原始资料一致。如有错误和遗漏，及时要求研究者改正。修改时需保持原有记录清晰可见，改正需经研究者签名并注明日期。完成的病例报告表由临床监查员审查后，第一联移交数据管理员，进行数据录入和管理工作。

数据的录入和修改：数据录入与管理由统计单位指定数据管理员负责。为保证数据的准确性，应由两位数据管理员独立进行双录入并校对，同时设置数据库的逻辑核查项。数据管理员对病例报告表中数据进行核查，发现疑问以疑问表现，通过临床监查员向研究者询问，数据管理员根据研究者的回答进行数据修改、确认，必要时可再次发出疑问表。在数据录入和检查结束后，进行审核，并完成分析人群的最后定义和判断。当条件均满足后，进行审核，并完成分析人群的最后定义和判断。当①全部数据均已录入数据库；②全部疑问均已解决，即可锁定数据。

十、可行性分析

（一）成功的可能性分析

1. 本产品已经通过北京市医疗器械检验所的注册检测，各项性能及指标符合国家相关标准。

2. 试验过程中相同检查部位尽量采用相似的扫描协议，各相同解剖部位的图像尽量采用统一的层厚，以确保图像质量判断标准的一致性。

3. 试验过程中应使用符合国家要求的高压注射器。

4. 试验过程中严格遵循临床试验方案以及国家药品监督管理局下达的法律法规规范。

（二）失败的可能性分析

1. 在扫描过程中，由于受试者不能耐受或不愿配合、突发的系统故障而导致系统无法继续进行检查、受试者突发临床症状需要急救导致检查中断，这些不良事件都可能导致受试者中途退出，从而加长临床试验时间。

2. 在扫描过程中，由于受试者的原因造成图像质量不能达到诊断要求，如过多的呼吸运动伪影、移动伪影、金属伪影而造成图像质量的下降，从而影响图像质量评分。

3. 由于地域、种族差异，受试者肥胖程度不同。受试者的肥胖程度（BMI）会影响图像的质量，而评价者的主观判断会进一步影响图像质量评价的结果，统计结果得出的结论应考虑肥胖指数对图像质量的影响。

十一、临床试验的质量控制

本研究过程中，将由申办方指派的临床监查员定期对研究医院进行现场监查访问，以保证研究方案的所有内容都得到严格遵守和填写研究资料的正确。参加研究的人员必须经过统一培训，统一记录方式与判断标准。整个临床试验过程均应在严格操作下进行。研究者应按病例报告表填写要求，如实、详细、认真记录 CRF 中各项内容，以确保病例报告表内容完整真实、可靠。临床试验中所有观察结果和发现都应加以核实，以保证数据的可靠性，确保临床试验中各项结论来源于原始数据。在临床试验和数据处理阶段均有相应的数据管理措施。

十二、临床试验的伦理问题及知情同意

（一）伦理方面的考虑

本临床试验严格遵循赫尔辛基宣言和中国有关临床试验研究规范、法规进行，并遵守 ICRP 推荐的医用防护原则。每一位受试者入选本研究前，研究医师有责任以书面文字形式，向其或其指定代表完整、全面地介绍本研究的目的、程序和可能的风险。受试者有权随时退出本研究。入选前必须给每位受试者一份书面受试者知情同意书，研究医师有责任在每位受试者进入研究之前获得知情同意书，并以研究档案的形式保留。临床负责人书面证明和确认所有信息真实、准确、并符合医学伦理学要求。

1. 受试风险分析和受试者利益　①风险分析；②受试者利益。

2. 替换受试者规程　受试者签署知情同意书前会得到临床试验编号，如果之后由于某些原因，导致该受试者未能按计划进行扫描，则其他受试者可代替使用此编号。另外，受试者选择一般应在非弱势群体中选取，遵守伦理委员会的其他附加要求。

3. 放射实践的正当化和辐射防护的最优化。

4. 设备安全确认。

5. 受试者辐射剂量指示。

（二）试验方案审批

本临床试验严格遵循赫尔辛基宣言和中国有关临床试验规范、法规，并遵守 ICRP 推荐的医用防护原则。临床试验开始前，试验方案须经研究单位伦理委员会批准。

（三）知情同意过程和知情同意书文本（略）

十三、对不良事件和器械缺陷报告的规定

（一）不良事件

不良事件（AE）是指在临床试验过程中出现的不利的医学事件，无论是否与试验用医疗器械相关。

（二）严重不良事件

严重不良事件（SAE）是指临床试验过程中发生的导致死亡或者健康状况严重恶化，包括致命的疾病或者伤害、身体结构或者身体功能的永久性缺陷、需住院治疗或者延长住院时间、需要进行医疗或者手术介入以避免对身体结构或者身体功能造成永久性缺陷；导致胎儿窘迫、胎儿死亡或者先天性异常、先天缺损等事件。

（三）报告程序、联络人信息

临床试验过程中出现的不良事件、并发症和器械缺陷均必须记录，严重不良事件和可能导致严重不良事件的器械缺陷在规定时间内做出报告并记录在案。

出现不良事件应停止试验，并立即联系主要研究者和相关人员。

研究者负责做出与临床试验相关的医疗决定，在发生与临床试验相关的不良事件时，临床试验机构和研究者应当保证为受试者提供足够、及时的治疗和处理。当受试者出现并发症需要治疗和处理时，研究者应当及时告知受试者。

对于严重不良事件和可能导致严重不良事件的器械缺陷，申办者应当在获知后 5 个工作日内向所备案的食品药品监督管理部门和同级卫生计生主管部门报告，同时应当向参与试验的其他临床试验机构和研究者通报，并经其医疗器械临床试验管理部门及时通知该临床试验机构的伦理委员会。

在临床试验中出现严重不良事件的，研究者应当立即对受试者采取适当的治疗措施，同时书面报告所属的临床试验机构医疗器械临床试验管理部门，并经其书面通知申办者。医疗器械临床试验管理部门应当

在 24 小时内书面报告相应的伦理委员会以及临床试
验机构所在地省、自治区、直辖市食品药品监督管理
部门和卫生计生主管部门。对于死亡事件，临床试验
机构和研究者应当向伦理委员会和申办者提供所需要
的全部资料。

研究者应当记录临床试验过程中发生的所有不良
事件和发现的器械缺陷，并与申办者共同分析事件原
因，形成书面分析报告，提出继续、暂停或者终止试
验的意见，经临床试验机构医疗器械临床试验管理部
门报伦理委员会审查。

联络人信息如下：

申办者：×××科技（北京）有限公司

××× 010-××××××××

协调研究者：上海市公共卫生临床中心

××× 021-××××××××

国家药品监督管理局　医疗器械安监司

010-××××××××

十四、临床试验方案的偏离与临床试验方案
##　　　修正的规定

临床试验过程中，如修订临床试验方案以及知情

同意书等文件、请求偏离、恢复已暂停临床试验，应当在获得伦理委员会的书面批准后方可继续实施。

十五、直接访问源数据、文件

源数据，是指临床试验中的临床发现、观察和其他活动的原始记录以及其经核准的副本中的所有信息，可以用于临床试验重建和评价。源文件，是指包含原始数据的印刷文件、可视文件或者电子文件等。

建立试验数据传递、管理、核查与查询程序，尤其明确要求各临床试验机构试验数据有关资料应当由牵头单位集中管理与分析；研究者应当保证将临床试验数据准确、完整、清晰、及时地载入病例报告表。病例报告表由研究者签署姓名，任何数据的更改均应当由研究者签名并标注日期，同时保留原始记录，原始记录应当清晰可辨识。

临床试验机构和研究者应当确保临床试验所形成数据、文件和记录的真实、准确、清晰、安全。试验结束后所有临床研究资料交院方相关机构和×××科技（北京）有限公司双方共同保存。

十六、参加临床试验人员及职责分工

上海市公共卫生临床中心

临床试验人员	职称	职务	所在科室	职责分工	签字
×××	主任医师	×××	影像科	PI	
×××	×××	×××	×××	×××	

×××02

临床试验人员	职称	职务	所在科室	职责分工	签字
×××	×××	×××	×××	PI	
×××	×××	×××	×××	×××	

×××03

临床试验人员	职称	职务	所在科室	职责分工	签字
×××	×××	×××	×××	PI	
×××	×××	×××	×××	×××	

（施裕新　宋凤祥　周粟　孟现民）

参考文献

1. 医疗器械临床试验质量管理规范. 国家食品药品监督管理总局, 中华人民共和国国家卫生和计划生育委员会令第 25 号, 2016.

2. 姚晨. 医疗器械临床试验设计统计学的基本原理. 首都医药, 2007, 14（3）: 11-13.

3. 李卫东, 陈平, 李新章. 医疗器械临床试验方案的制定原则与设计方法. 医疗卫生装备, 2010, 31（6）: 83-84.

4. 杨晓芳, 奚廷斐. 医疗器械临床试验概述. 中国医疗器械信息, 2006, 12（7）: 47-51.

5. 吕德良, 李雪迎, 朱赛楠, 等. 目标值法在医疗器械非随机对照临床试验中的应用. 中国卫生统计, 2009, 26（3）: 258-260.

6. 马艳彬, 李竹, 杨牧, 等. 浅谈我国医疗器械临床试验中的问题与对策. 中国药事, 2015, 29（3）: 229-232.

7. 朱莹. 影像医疗器械临床验证信息化研究. 复旦大学, 2013.

第五章
影像医疗器械试验中的伦理问题

第一节　伦理审查的送审要求

2015 年 5 月 4 日国务院发布的《医疗器械监督管理条例》（国务院令第 680 号）规定，第一类医疗器械是指风险程度低，通过实施常规管理可以保证其安全性和有效性的医疗器械；第二类医疗器械是指具有中度风险，需要进行严格控制管理以保证其安全性和有效性的医疗器械；第三类医疗器械是指具有较高风险，需要通过采取特别措施进行严格控制管理以保证其安全性和有效性的医疗器械。食品药品监督管理部门 2017 年 7 月颁布了《医疗器械分类规则》（国家食品药品监督管理总局令第 15 号），并于同年 8 月颁布了《医疗器械分类目录》。根据 2014 年 7 月 30 日国家食品药品监督管理总局发布的《医疗器械注册管理办法》，对于第一类医疗器械实行备案管理，第二类、第三类医疗器械实行注册管理。办理第一类医疗器械备案，不需进行临床试验，申请第二类、第三类医疗器械注册，应当进行临床试验。

原国家食品药品监督管理总局、国家卫生和计划生育委员会发布，并于 2016 年 6 月生效的《医疗器械临床试验质量管理规范》不再将医疗器械临床试验分为医疗器械临床试用和医疗器械临床验证两类，只要符合"在经资质认定的医疗器械临床试验机构中，对拟申请注册的医疗器械在正常使用条件下的安全性和有效性进行确认或者验证的过程"这一概念，都属于医疗器械临床试验。任何医疗器械临床试验都应当遵循《世界医学大会赫尔辛基宣言》确定的伦理准则，并获得医疗器械临床试验机构伦理委员会的同意，对于需进行临床试验审批的第三类医疗器械，还应当获得国家食品药品监督管理总局的批准。医疗器械临床试验需要在两个或者两个以上医疗器械临床试验机构中进行。

在《中共中央办公厅、国务院办公厅印发〈关于深化审评审批制度改革鼓励药品医疗器械创新的意见〉的通知》(厅字〔2017〕42号)和《国务院关于修改〈医疗器械监督管理条例〉的决定》(中华人民共和国国务院令第680号)规定,医疗器械临床试验机构由资质认定改为备案管理。2017年,原国家食品药品监督管理总局和原国家卫生和计划生育委员会发布了《医疗器械临床试验机构条件和备案管理办法》,并于2018年1月1日起实施启用了医疗器械临床试验机构备案管理信息系统。在进行临床试验前,申办者应确认临床机构已经在药监部门完成了备案工作。

申办者准备伦理审查资料,并通过研究者和临床试验机构的医疗器械临床试验管理部门向伦理委员会提交审查资料,包括以下文件:

(1)临床试验方案;

(2)研究者手册;

(3)知情同意书文本和其他任何提供给受试者的书面材料;

(4)招募受试者和向其宣传的程序性文件;

(5)病例报告表文本;

(6)自检报告和产品注册检验报告;

(7)研究者简历、专业特长、能力、接受培训和其他能够证明其资格的文件；

（8）临床试验机构的设施和条件能够满足试验的综述；

（9）试验用医疗器械的研制符合适用的医疗器械质量管理体系相关要求的声明；

（10）与伦理审查相关的其他文件。资料送审前应与伦理委员会进行充分沟通，了解送审文件的形式及份数、装订等相关要求。

伦理委员受理了送审资料后，包括送审申请和送审文件等，应进行形式审查。伦理委员会秘书或者工作人员根据《医疗器械临床试验质量管理规范》按送审资料的规定核对送审文件，确保所需文件均没有遗漏，如文件有遗漏，须立即通知申请人，明确指出遗漏的文件，并要求申请人补齐相关遗漏文件后再次送审；检查伦理审查申请表是否填写完整，是否经主要研究者或项目负责人签名。形式审核还包括检查研究方案及知情同意书的结构是否完整。

应检查医疗器械临床试验方案是否包括：

（1）一般信息；

（2）临床试验的背景资料；

（3）试验目的；

（4）试验设计；

（5）安全性评价方法；

（6）有效性评价方法；

（7）统计学考虑；

（8）对临床试验方案修正的规定；

（9）对不良事件和器械缺陷报告的规定；

（10）直接访问源数据、文件；

（11）临床试验涉及的伦理问题和说明以及知情同意书文本；

（12）数据处理与记录保存；

（13）财务和保险；

（14）试验结果发表约定。

知情同意书是否包括：

（1）研究者姓名及相关信息；

（2）临床试验机构名称；

（3）试验名称、目的、方法和内容；

（4）试验过程、期限；

（5）试验的资金来源、可能的利益冲突；

（6）受试者可能的受益和已知的、可以预见的风险以及可能发生的不良事件；

（7）受试者可以获得的替代诊疗方法以及其潜在

受益和风险的信息；

（8）需要时说明受试者可能被分配到试验的不同组别；

（9）受试者自愿参与，且在任何阶段有权退出而不会受到歧视或报复，其医疗待遇与权益不受影响；

（10）受试者隐私保护，及哪些机构或个人拥有查阅受试者个人资料的权限；

（11）如发生与试验相关的伤害，受试者可以获得治疗、经济赔偿和补偿；

（12）受试者在试验期间可以随时了解与其有关的信息资料；

（13）受试者在试验期间可能获得的免费诊疗项目和其他相关补助。

完成形式审查后，伦理委员会根据标准操作规程对送审的临床试验方案进行编号，并签收存档。

第二节　伦理审查要点

伦理委员会完成临床试验方案的受理和形式审查后，安排伦理审查。目前伦理审查的形式主要有三种：会议审查、快速审查和紧急会议审查。会议审查指伦理委员会通过审查会议的形式，对临床试验方案和知情同意书等文件进行充分讨论并表决形成决定，审查会议必须符合会议规则。快速审查即简易程序审查，由伦理委员会指定的委员进行审查，产生审查结果后报告伦理委员会形成决定。如果遇到直接或间接影响公众利益、造成国家经济损失、危及研究安全性或受试者生命等紧急情况，则召开紧急会议进行审查。采用哪种审查形式主要依据研究风险，根据《涉及人的生物医学研究伦理审查办法》，一般情况下临床试验项目都通过会议审查的方式进行审查，只有当研究风险不大于最小风险时可以采用快速审查。最小风险是指试验中预期风险的可能性和程度不大于日常生活、或进行常规体格检查、心理测试的风险。

伦理委员会对医疗器械临床试验的科学性和伦理性进行审查。生物医学领域的委员重点审查研究方案的科学性，伦理学、法学、社会学等领域的委员重点审查研究方案和知情同意的伦理性。对研究方案的科学性审查，主要包括审查试验设计、潜在风险、预期获益、风险的预防和应对、受试者的选择等；伦理性审查，主要包括审查知情同意书的要素、知情同意书的语言、获取知情同意的过程，以及招募广告等。此外，伦理委员会还应审查研究者的资质、能力和利益冲突，涉及生物样本出口等问题的，还应审查遗传资源的保护。下面对这些要点的关注重点做简要的描述。

试验设计：对医疗器械临床试验科学设计进行审查时，主要考虑前期研究结果是否支持试验假说，试验设计是否能回答所提出的科学问题，受试者样本量大小是否合适，选择和分配受试者入组的方法是否存在偏倚，试验终点和统计方法是否合适。值得注意的是，影像医疗器械由于存在器械特征明显、评价主观性大等特点，在平行对照设计的科学性和可行性方面往往受到巨大挑战。

潜在风险和预期获益：绝大多数影像医疗器械的干预措施均存在研究风险，并可能对受试者造成负担，因此必须评估临床试验可能对受试者个人或群体造成的潜在的风险，考虑这些风险是否已经最小化，并将潜在风险和预期获益进行比较。只有当一项临床试验的预期获益大于潜在风险，并已形成对潜在风险进行合理、有效管控的措施时，这项试验才符合伦理要求。

风险的预防和应对：必须评估研究者是否已对临

床试验的相关风险进行了充分考量，并已建立风险预防的具体方案，对研究风险进行了最小化处理，尽可能避免或降低受试者受到伤害的可能性。同时，评估研究者是否对潜在风险提出了足够的应对措施，使受试者一旦受到伤害后能得到及时而有效的医疗处置，尽量减小受伤害的程度。

受试者的选择：评价选择的受试者是否公平公正，包括所选择人群的公正性，即考虑哪些种类的人群可以参加一项特定的临床试验，尤其是这类人群是否具有负担这项试验的能力，以及所选择个体的公正性，即每个潜在的受试者是否有同样的机会在承担试验风险的同时通过试验获益。

知情同意书的内容：研究者必须将必要的试验信息告知受试者，因此须对知情同意书中所包含试验信息的完整性进行审查。我国《医疗器械临床试验质量管理规范》对知情同意书的内容有明确的要求（参考本章第一节）。在 ICH-GCPE6（R2）版中，要求提供给受试者的书面的知情同意书及其他文字材料应当包括以下内容：

（1）参与的是一项研究 / 试验；

（2）试验目的；

（3）试验中的治疗及随机分配到各种治疗的可能性；

（4）试验过程，包括所有的有创操作步骤；

（5）受试者的责任；

（6）试验中的实验性内容；

（7）对受试者的合理、可预见性的风险或不便（包括对胚胎、胎儿、哺乳的婴儿）；

（8）对受试者的合理、可预期的获益，如果没有直接临床获益必须明示；

（9）受试者可获得的可替代治疗，及其风险和获益；

（10）发生试验相关的伤害后，受试者可获得的治疗及补偿；

（11）给受试者（因参与试验）的预计的费用；

（12）需受试者（因参与试验）支付的预计的费用；

（13）受试者自愿参与试验，可以拒绝或中途退出而不会受到利益上的损害；

（14）在受试者的许可下，监查、稽查等人员可直接访问受试者信息；

（15）法律允许范围内，受试者的身份识别信息将保密，包括试验结果发表时；

（16）如果获得与受试者继续参加试验的愿望相关的信息，将及时向受试者通报；

（17）提供联系人（如需进一步了解试验信息和受试者权利，或受到试验相关伤害时）；

（18）受试者可能被终止参与试验的可能情况或原因；

（19）受试者参与试验的预计期限；

（20）参加试验受试者的预计人数。

知情同意书的语言：研究者应确保受试者理解试验信息，因此须评价知情同意书等文字材料的语言是否通俗易懂，能够为不具备医学知识的人群所理解。知情同意书的语言应注意不能包含过于技术性的词汇，全球多中心的临床试验还应注意文字及语句的本地化。

获取知情同意的过程：伦理委员会通过评估获取知情同意的过程确保受试者的同意决定真实有效，主要考虑获取知情同意的人是否合适，时间和场所是否合适，获取的方式是否合适。

伦理委员会对审查的医疗器械临床试验作出决定。决定的形式可以是：

（1）同意，即批准该项试验开展，伦理委员会直接出具批准文件。

（2）修改后同意（作必要修正后同意），即研究方案等需要较小修改，伦理委员会提出详细的修改意见，申办者按照意见完成修改后，伦理委员会出具批准文件。

（3）修改后重审，即研究方案等需要较大修改，或涉及试验设计等关键性问题的修改，伦理委员会提出详细的修改建议，申办者参照建议完成修改后，伦理委员会再次会议审查并做出决定。

（4）不同意，即不批准该项试验开展，伦理委员会需给出不同意的详细理由。需要说明的是，在《涉及人的生物医学研究伦理审查办法》中伦理委员会的审查决定包含了以上四项，而《医疗器械临床试验质量管理规范》和《药物临床试验质量管理规范》中伦理委员会的审查决定则不包含修改后重审，因此不同伦理委员会的审查决定类别存在差异。

第三节　伦理跟踪审查

器械临床试验通过伦理审查后，伦理委员会仍须对试验进行跟踪审查。跟踪审查包括修正案审查、持续审查、暂停或终止研究审查、结题审查，以及严重不良事件审查和方案违背审查。和初始审查一样，跟踪审查的形式包括会议审查、快速审查和紧急会议审查。

修正案是指对试验方案的修改变更或正式澄清的书面说明。这里的试验方案是广义的试验方案，包括方案、知情同意书、病例报告表、研究者手册和招募广告等所有临床试验文件。修正案包括了对临床试验文件所做的任何修改、变更、澄清或注释，但不包括文字勘误。在试验进行期间，试验方案的任何修改均应经伦理委员会批准，伦理委员会应从保障受试者权益的角度评估是否接受对试验方案提出的修正意见。伦理委员会对修正案的审查主要关注：研究设计的改变，比如纳入或排除标准的改变、治疗方式的改变（新增/剔除治疗、给药途径改变、用药剂量改变）和受试者数量的改变；研究管理的改变，比如变更主要研究者、变更研究中心；受试者权益的改变，比如修改知情同意书、增加招募广告。审查结果包括同意、修改后同意、修改后重审和不同意。

持续审查是指年度或定期跟踪审查，伦理委员会初审时根据试验的风险程度决定持续审查频率（至少每 12 个月一次）。持续审查的目的是为了在临床试验进行的过程中定期评估受试者的风险程度。研究者应按照伦理委员会的要求按时提交试验进展报告。伦理委员会在持续审查时主要关注：试验的进展情况，试验过程中发生的严重不良事件和方案违背情况，受试者安全情况（是否有受试者伤害，是否有受试者退出），研究者情况（是否有研究者变更，是否有新的利益冲突），以及是否有改变试验的风险或者获益的信息。审查结果包括继续开展研究、补充资料后重审、暂停研究和终止研究。

终止研究审查是指对申办者或研究者提前终止试验进行审查，目的是审查研究终止后受试者的安全和权益是否能得到保证。申办者或研究者应向伦理委员会报告提前终止试验的原因，以及对受试者的后续处理。伦理委员会在终止研究审查时主要关注：试验的开展情况，试验中发生的严重不良事件和方案违背情况，受试者安全情况，终止的具体原因，试验后续计划（数据及样本的处理，知情同意计划，受试者善后计划）。审查结果包括同意终止、补充资料后重审、暂缓 / 不同意终止。

结题审查是指对临床试验结题报告进行审查，目的是为了审查整个临床试验过程中受试者安全和权益是否得到保护。申办者或研究者应向伦理委员会报告试验的完成情况。伦理委员会在结题审查时主要关注：试验的完成情况，试验中发生的严重不良事件和方案违背情况，受试者安全情况，试验后续计划（是否有后续信息，是否有后续的治疗性干预）。审查结果包括同意结题、补充资料后重审、暂缓结题。

严重不良事件审查是指对申办者或研究者报告的严重不良事件进行审查，包括审查严重不良事件的程度与范围，对试验风险和获益的影响，以及受试者的医疗保护措施。伦理委员会应确保主要研究者掌握严重不良事件上报的政策和程序，并在获知严重不良事件发生后及时进行审查与讨论。对严重不良事件的审查要点主要为：

（1）判断与试验干预措施的因果关系，是肯定有关，可能有关，可能无关，肯定无关，还是无法判定？

（2）分析对试验产生的影响，主要评估是否会产生新的试验风险，风险可能影响的范围，风险是否可控或者可避免，以及是否改变了试验的风险/获益比。

（3）采取必要的措施和行动，对于个体的受试者，评估是否应继续参加试验，对于试验方案，评估是否需要对方案或知情同意书进行修正，甚至是否需要暂停或终止试验。

方案违背审查是指对临床试验进行中发生的不依从或违背方案事件进行审查，以评估该事件是否影响受试者的安全和权益，以及是否影响试验的风险和获益。伦理委员会应要求申办者或研究者就事件的原因、影响及处理措施予以说明。对方案违背的审查要点主要为：

（1）判断事件的严重性，尤其是对受试者的影响。

（2）分析事件发生的原因，是研究者的责任，还是受试者的问题，或者是由试验方案设计不合理所导致。

（3）采取必要的措施和行动，包括是否需要进一步提供相关信息，是否需要对研究者或受试者进行额外的培训或教育，是否需要对试验方案进行修正，甚至是否有暂停或终止试验的必要。

伦理跟踪审查是保护参与临床试验的受试者的安全和权益的重要手段，申办者和研究者必须熟悉相关法规，根据伦理委员会要求及时递交文件资料，并遵从伦理委员会的审查意见，执行伦理委员会的审查结果。

第四节　伦理委员会及其管理

医院伦理委员会是独立于临床研究机构之外的医院常设机构，其重要职能之一，是保护参与临床试验的人类受试者的权利与福祉。有些医疗机构单独设置了审查申办者和研究者发起的临床试验项目的伦理委员会，制定了临床试验伦理审查的章程、制度和标准操作规程，为涉及人体的试验性临床研究项目（包括药物、器械等临床试验项目）和涉及人体的科学研究项目提供独立的伦理审查和监督。伦理委员会对临床试验的审查具有独立性，其他个人或部门不可以更改伦理委员会的审查结果。

伦理委员会必须遵循国际伦理指南和国内相关法规、规章。前者包括了《纽伦堡法典》《赫尔辛基宣言》、CIOMS《涉及人的生物医学研究国际伦理准则》和 WHO《生物医学研究审查伦理委员会操作指南》。后者包括了《涉及人的生物医学研究伦理审查办法》《药物临床试验质量管理规范》《医疗器械临床试验质量管理规范》《人类遗传资源管理条例》等一系列文件。

伦理委员会的组成一般包括主任委员、副主任委员、委员、秘书和工作人员。委员负责对临床试验方案进行审阅、讨论及评估，必要时可聘请独立顾问提供咨询意见。秘书和工作人员负责伦理委员会的日常运行。伦理委员会的委员包括生物医学领域和伦理学、法学、社会学等不同领域的专家，在人员隶属关系上必须包括本机构和非本机构的人员，在性别上必须包括不同性别的人员。此外，伦理委员会出席会议人员和取得有效审查结果的人数均有法定人数要求。

伦理委员会除了对临床试验开展伦理审查，提供审查意见，并进行跟踪审查之外，还会对开展试验的机构和人员进行实地访查，受理受试者的申诉并协调处理，接受其他管理部门的稽查与检查。当遇到初次执行临床试验研究方案的主要研究者、新的研究机构、发生严重不良事件或者严重方案违背、经常性不递交伦理审查文件等情况时，伦理委员会可指派委员开展实地访查，以监督研究者及研究机构规范开展临床试验，保障受试者的安全和权益。当受试者对其自身权益或福利有疑虑时，伦理委员会有责任受理受试者的咨询或申诉，与受试者就权益问题进行沟通，并采取必要的行动。当其他管理部门有合法合规的稽查或检查要求时，伦理委员会应进行充分准备来回答相关部门及访视人员在评估、稽查或检查中所提出的问题。

伦理委员会对临床试验的档案负有管理和保护的责任，应保证所有试验文档在准备、维护、递送、归档过程中的完整性和保密性，并且在任何时候都能方便地被调阅。根据《医疗器械临床试验质量管理规范》的要求，医疗器械临床试验的伦理记录文档应保留至试验完成后至少 10 年。

第五节　影像医疗器械临床试验的常见伦理问题

一、弱势群体

弱势群体包括生理性和社会性的弱势人群，前者指那些因为年龄、疾病等原因缺乏或者丧失自主能力的人，后者指那些在政治、经济、文化等方面处于弱者地位，因而在社会活动中缺乏竞争力的人群。生理性的弱势人群往往因为无法自主参与知情同意的过程，不能充分表达自己的真实意愿，因而在临床试验中处于更易被摆布的地位，比如儿童、孕妇、精神疾病者和认知障碍者等。而社会性的弱势人群由于缺乏社会竞争力或者话语权，在临床试验中更容易受到外部压力或诱惑的影响，从而承受更大的研究风险，比如因犯、终末期患者、雇员和学生等。保护临床试验中的弱势群体首先要从选择弱势群体作为受试者的合理性和必要性方面进行考虑，弱势群体不应该被刻意选择参与那些可以由非弱势群体承担的，或者无法从中获得直接或间接受益的临床试验；其次要从弱势群体的知情同意权方面进行考虑，根据其自主能力的不同而采取不同的知情同意方式，比如口头知情同意、法定监护人代理知情同意权等，以最大限度保障弱势群体的自主选择权。值得注意的是，弱势群体并非临床试验的禁区，为了避免伦理问题而拒绝接纳弱势群体参与可能使其获益的临床试验，恰恰是对弱势群体最大的不公正。

二、利益冲突

在临床试验中，研究者（医师）原本应该以受试者（患者）的健康、安全和福祉为首要考量对象。但是当研究者陷入一种多重的情境：为了追求自身利益（次要利益），有意或无意地忽视、牺牲受试者的利益（主要利益），这时就产生了利益冲突。研究者的利益冲突主要有经济利益和非经济利益两类。经济利益包括酬劳，即薪水、顾问费、车马费、稿费等；股权，即股票、优先认股权、所有权权益等；知识产权收益，即专利权、版权、商标、授权协议等。非经济利益的范围更广，目前主要关注的是研究者的学术利益。尽管目前我国法规尚未对研究者的利益冲突问题提出明确要求，但研究者仍应依照伦理委员会的要求主动揭露与研究相关的经济利益状况，以确保在临床试验方案设计、执行与结果报告中，研究者所获得的经济利益不会造成主观上的偏差，进而影响研究对象的安全与权利。伦理委员会通过评估研究结果是否对研究者的经济利益产生重大影响，以及经济利益的程度是否对研究的执行与结果产生重大影响等问题，以对研究者的利益冲突作出决定，如持续跟踪其经济利益情况，要求向受试者揭露，部分不参与特定试验步骤甚至退出研究。

三、招募广告

招募广告是临床试验中用以招募受试者的一种方法。发布招募广告的目的是为了披露临床试验的相关信息，使潜在的受试者在获取必要的信息后考虑是否符合参与条件以进一步与研究者进行沟通，因此招募广告属于临床试验知情同意的一部分，必须符合知情同意信息准确且理解无误的要求。招募广告的内容应该包括以下信息：研究名称、研究目的和研究基本内容；研究者的姓名和研究机构的名称及地址；受试者的招募范围；参加研究的时间；研究相关联系人和联系方法。伦理委员会对于招募广告的审查包括其要素、语言，以及发布的过程，因此招募广告的伦理审查材料除了其文本内容外，还必须包括招募广告的形式（纸媒、视频、音频……）和发布的时间、地点、频率等信息。临床试验的知情同意要求不能包含诱导性和压力性的信息，这一点在招募广告中显得尤为重要，因此以下三种信息须避免在招募广告中出现：误导性信息，比如描述试验是"安全的""有效的""优于其他试验的"等；鼓动性信息，比如"报名从速""额满即止"等；诱导性信息，比如过分强调免费。

（江一峰）

参考文献

1. 国家食品药品监督管理总局令. 医疗器械注册管

理办法.［2014-07-30］. http://www.nmpa.gov.
cn/WS04/CL2077/300660.html.

2. 中华人民共和国国务院令. 医疗器械监督管理条
   例.［2015-05-04］. http://www.nmpa.gov.cn/
   WS04/CL2076/331389.html

3. 国家食品药品监督管理总局、中华人民共和国
   国家卫生和计划生育委员会令. 医疗器械临床试
   验质量管理规范.［2016-03-01］. http://www.
   nmpa.gov.cn/WS04/CL2077/300685.html.

4. 国家食品药品监督管理局令. 药物临床试验质量
   管理规范.［2003-08-06］. http://samr.cfda.gov.
   cn/WS01/CL0053/24473.html.

5. World Medical Association. World Medical
   Association Declaration of Helsinki, Ethical Principles
   for Medical Research Involving Human Subjects. The
   Journal of the American Medical Association, 2013,
   310(20): 2191-2194.

6. 中华人民共和国国家卫生和计划生育委员会
   令. 涉及人的生物医学研究伦理审查办法.
   ［2016-09-30］. http://www.gov.cn/gongbao/
   content/2017/content_5227817.htm.

7. ICH. ICH-GCP E6(R2). [2016-11-09]. http://
   www.ich.org/products/guidelines/efficacy/efficacy-
   single/article/integrated-addendum-good-clinical-

practice.html.

8. 国家食品药品监督管理总局. 药物临床试验伦理审查工作指导原则. ［2010−11−02］. http://samr.cfda.gov.cn/WS01/CL0058/55613.html.

9. 江一峰, 耿雯倩, 祝延红, 等. 临床试验中的弱势群体及其伦理保护. 医学与哲学（A）, 2017, 38（06）: 25−27.

10. 耿雯倩, 任静, 祝延红, 等. 临床试验中招募广告的伦理审查与规范管理. 中国医学伦理学, 2018, 31（03）: 332−334.

第六章
影像医疗器械临床试验实施方法与过程管理

    临床试验实施方法与过程管理的正确与否直接影响着试验成功的可能性、试验操作的可行性、合法性，为更有效地做好临床试验奠定基础。实施方法得当，试验实施过程管理的严谨和科学更是医疗器械临床试验顺利完成的可靠保证。

    原国家食品药品监督管理总局和原国家卫生和计划生育委员会颁布的《医疗器械临床试验质量管理规范》，于 2016 年 6 月 1 日起施行。该《规范》在临床试验工作中，也常被简称为 25 号令或者《器械GCP》。在试验实施的过程中，应严格遵照规范进行管理。

第一节　研究者的要求和职责

研究者是指负责在一个临床试验机构中实施临床试验的人员，如果在一个临床试验机构中是由一组人员实施试验的，那么研究者指的是试验组的负责人，也称主要研究者。协调研究者是指在多中心临床试验中负责协调各中心研究者工作的人员，一般为牵头单位的主要研究者。研究者一方面要完成临床试验的任务，另一方面又要负责受试者的医疗和安全，在很大程度上决定了临床试验是否能够很好地完成。

根据《医疗器械临床试验质量管理规范》的规定，研究者可以根据临床试验的需要，授权相应人员进行受试者招募、与受试者持续沟通、临床试验数据记录、试验用医疗器械管理等。研究者应当对其授权的人员进行相关的培训并形成相应的文件。

一、对研究者的要求

临床试验不同于在动物身上进行的临床前研究，必须保证受试者的安全和获益。由于研究者责任重大，必须具有专业特长、资格、资质和能力，有着丰富的临床经验。根据《医疗器械临床试验质量管理规范》的规定，研究者必须在开展临床试验的机构中具有副主任医师、副教授、副研究员等副高级以上相关专业技术职称和资质。

除职称和资质以外，研究者必须具有使用试验医疗器械所要求的专业知识和临床经验。对于影像设备试验而言，对研究者以及参加试验的人员的具体要求，可以参考相应的技术审查指导原则。如在《医用磁共振成像系统临床评价技术审查指导原则》里要求参与图像评价的专家应具有磁共振诊断经验。

研究者需要熟悉申办者要求和其所提供的与临床试验有关的资料、文献。同时熟悉国家有关法律、法规以及《医疗器械临床试验质量管理规范》，以保证临床试验在法律、法规的框架下，符合质量管理和伦理道德的要求，顺利有序地完成。在开展临床试验前，研究者应具有《医疗器械临床试验质量管理规范》培训证书。

研究者需要协调、支配和使用进行该项试验的人员和设备，且有能力处理试验用医疗器械发生的不良事件和其他关联事件。这是保证临床试验顺利开展的必要条件。

二、研究者的职责

研究者和临床试验机构是临床试验的主要执行者，在临床过程中要完成从准备试验、实施试验和总结试验等多个阶段的任务，以及相应的职责。

临床试验前，临床试验机构的医疗器械临床试验管理部门应当配合申办者向伦理委员会提出开展临床试验的申请，并按照规定递交相关申请文件。

研究者要确保参与试验的有关工作人员熟悉试验用医疗器械的原理、适用范围、产品性能、操作方法、安装要求以及技术指标，了解该试验用医疗器械的临床前研究资料和安全性资料，掌握临床试验可能产生风险的防范以及紧急处理方法。

研究者要确保所有临床试验参与人员充分了解临床试验方案、试验用医疗器械特性以及与临床试验相关的职责，确保参与人员接受申办者所组织开展临床试验的培训。

研究者要保证将试验用医疗器械只用于该临床试验的受试者，不做其他临床用途，并且不向受试者收取任何费用。

研究者要严格遵循临床试验方案开展临床试验，

未经申办者和伦理委员会的同意，不得偏离方案或者实质性改变方案。在受试者面临直接危险等需要立即消除的紧急情况下，可以偏离方案，但必须事后以书面形式报告。

研究者要确保有足够数量并符合临床试验方案入选标准的受试者进入临床试验，并确保自己和所有临床试验参与人员有足够的时间合规地、安全地实施试验，在协议约定的试验期内完成临床试验。

研究者负责招募受试者、与受试者或者其监护人谈话。研究者有责任向受试者说明试验用医疗器械以及临床试验有关的详细情况，告知受试者可能的受益和已知的、可以预见的风险，并取得受试者或者其监护人签字和注明日期的知情同意书。研究者或者参与试验的其他人员，不应当强迫或者以其他不正当方式诱使受试者参加试验。

研究者在临床试验中发现试验用医疗器械预期以外的不良事件时，应当和申办者共同对知情同意书相关内容进行修改，按照相关工作程序报伦理委员会审查同意后，由受影响的受试者或者其监护人对修改后的知情同意书进行重新签名确认。

研究者负责做出与临床试验相关的医疗决定，临床试验机构和研究者应当保证为受试者与试验相关的不良事件提供足够、及时的治疗和处理。当受试者出现并发疾病需要治疗和处理时，研究者应当及时告知受试者。

在临床试验中出现严重不良事件的，研究者应当立即对受试者采取适当的治疗措施，同时书面报告所属的临床试验机构的医疗器械临床试验管理部门，并经其书面通知申办者。医疗器械临床试验管理部门应当在 24 小时内书面报告相应的伦理委员会以及临床试验机构所在地省、自治区、直辖市食品药品监督管理部门和卫生计生主管部门。对于死亡事件，临床试验机构和研究者应当向伦理委员会和申办者提供所需要的全部资料。

研究者要记录临床试验过程中发生的所有不良事件和发现的器械缺陷，并与申办者共同分析事件原因，形成书面分析报告，提出继续、暂停或者终止试验的意见，经临床试验机构医疗器械临床试验管理部门报伦理委员会审查。

研究者要保证将临床试验数据准确、完整、清晰、及时地载入病例报告表。病例报告表由研究者签署姓名，任何数据的更改均应当由研究者签名并标注日期，同时保留原始记录，原始记录应当清晰可辨识。临床试验机构和研究者应当确保临床试验所形成数据、文件和记录的真实、准确、清晰、安全。

临床试验机构和研究者发现风险超过可能的受益，或者已经得出足以判断试验用医疗器械安全性和有效性的结果等，需要暂停或者终止临床试验时，应当通知受试者，并保证受试者得到适当治疗和随访，同时按照规定报告，提供详细书面解释。必要时，报告所在地省、自治区、直辖市食品药品监督管理部门。

研究者接到申办者或者伦理委员会需要暂停或者终止临床试验的通知时，应当及时通知受试者，并保证受试者得到适当治疗和随访。

临床试验机构和研究者对申办者违反有关规定或者要求改变试验数据、结论的，应当向申办者所在地省、自治区、直辖市食品药品监督管理部门或者国家药品监督管理局报告。

临床试验结束时，研究者应当确保完成各项记录、报告。同时，研究者还应当确保收到的试验用医疗器械与所使用的、废弃的或者返还的数量相符合，确保剩余的试验用医疗器械妥善处理并记录存档。

第二节　申办者职责

根据《医疗器械临床试验质量管理规范》的定义，申办者是指临床试验的发起、管理和提供财务支持的机构或者组织，通常为医疗器械生产企业。如果申办者为境外机构，应当在中国境内指定代理人。

医疗器械试验的申办者，负责发起、申请、组织、监查临床试验，并需要对临床试验的真实性、可靠性负责。根据试验用医疗器械的特点，申办者按照药监部门的相关规定和要求，选择合适的临床试验机构和研究者。对临床试验的整个过程和结果，申办者负有最终的责任，因此有必要深刻理解和全面履行自己的职责。

药监部门的法规不是一成不变的，如原国家食品药品监督管理总局、国家卫生和计划生育委员会发布，并于2016年6月生效的《医疗器械临床试验质量管理规范》中规定，器械临床试验是在经资质认定的医疗器械临床试验机构中，对拟申请注册的医疗器械在正常使用条件下的安全性和有效性进行确认或者验证的过程。随后，在《中共中央办公厅　国务院办公厅印发〈关于深化审评审批制度改革鼓励药品医疗器械创新的意见〉的通知》（厅字〔2017〕42号）和《国务院关于修改〈医疗器械监督管理条例〉的决定》（中华人民共和国国务院令第680号）规定，医疗器械临床试验机构由资质认定改为备案管理。2017年，原国家食品药品监督管理总局和原国家卫生和计划生育委员会发布了《医疗器械临床试验机构条件和备案管理办法》，并于2018年1月1日起实施启用了医疗器械临床试验机构备案管理信息系统。因此，随时了解和掌握法规的变化，对顺利开展临床试验是非常重要的。

一、组织制定临床试验文件

申办者要负责组织制定和修改研究者手册、临床试验方案、知情同意书、病例报告表、有关标准操作规程以及其他相关临床试验相关文件。

开展医疗器械临床试验前，申办者需要按照试验用医疗器械的类别、风险、预期用途等组织制订科学、合理的临床试验方案。未在境内外批准上市的新产品，安全性以及性能尚未经医学证实的，临床试验方案设计时应当先进行小样本可行性试验，待初步确认其安全性后，再根据统计学要求确定样本量开展后续临床试验。对于常见的影像设备来说，新产品多为在原有产品基础上的改进，原理技术成熟、临床风险不大，多不需要动物试验和小样本的安全性研究。但在确定样本量时，需要提供有效性和安全性的先验数据，才能按照统计学要求进行后续计算，此时小样本的可行性试验数据就必不可少了。需要特别指出的是，申办者在组织制订临床试验方案时，应如实描述试验用医疗器械的机理和疗效，不要进行夸大宣传。

研究者手册是申办者需要准备的另一份重要文件，应当包括申办者、研究器材基本信息，对试验用医疗器械的简要说明，试验用医疗器械预期用途的支持材料的概述，以及临床试验设计参考资料的概要，包括评论性的文献综述、预试验的总结报告、类似医疗器械的临床报告等，试验用医疗器械的制造符合适用的医疗器械质量管理体系要求的声明。对于影像设备临床试验而言，申办者可以在研究者手册中详细说明试验设备的组成、结构、用械规范和注意事项。如果临床试验的时候，产品的用户手册尚未完成，研究者手册还应包含产品使用的相关内容。按照规定，申办者在与临床试验机构签署临床试验协议前，应向临床试验机构和研究者提供研究者手册以及相关文件，为其决定是否承担该项临床试验提供充足的信息。一般来说，在准备伦理材料时，申办者就应该完成研究者手册的撰写。

在临床试验过程中，申办者得到影响临床试验的重要信息时，需要及时修改研究者手册以及相关文件。修改后的文件，需要通过临床试验机构的医疗器械临床试验管理部门提交给伦理委员会审查，获得批准后提供给所有参加试验的研究者，并确保他们的临床试验文件均为最新版本。

二、试验过程中的职责

申办者在试验过程中担负有组织和监查的责任。

（一）临床试验的书面协议

申办者需要与临床试验机构和研究者就试验过程中的重要事项进行商议，并达成书面协议。这些事项包括：

临床试验机构和研究者按照相关法律法规和临床试验方案实施临床试验，并接受申办者、伦理委员会、相关监管机构的监查、核查和检查；临床试验机构、研究者需要遵循数据记录和报告程序；临床试验机构和研究者保留与试验有关的基本文件不少于法定时间，直至申办者通知临床试验机构和研究者不再需要该文件为止，在《医疗器械临床试验质量管理规范》中规定临床试验机构应当保存临床试验资料至临床试验结束后 10 年，申办者应当保存临床试验资料至无该医疗器械使用；临床试验质量控制相关的标准操作规程由申办者负责制定，如试验用医疗器械的运输、接收、储存、分发、处理、回收等，供临床试验机构和研究者遵循。

在临床试验被伦理委员会批准后，由申办者负责向临床试验机构和研究者提供试验用医疗器械，并负责确定其运输条件、储存条件、储存时间、有效期等与临床试验相关的信息，对于影像设备，还需要确定安装条件和使用条件；申办者需要确保试验用医疗器械的质量合格，并制作易于识别的"试验用"且正确编码的特殊标识，医疗器械需要按照临床试验方案要求进行适当包装和保存。以上有关试验用医疗器械的事项，也应该包含在申办者与临床试验机构和研究者达成的书面协议中。

（二）试验过程中的管理

在获得伦理委员会的同意，并与临床试验机构签署临床试验合同之后，申办者必须前往所在地药品监督管理部门对临床试验进行备案。备案之后，才可以开始入组受试者，正式开始临床试验。

申办者担负有确保实施临床试验的所有研究者严格遵循临床试验方案的责任。当发现临床试验机构和研究者不遵从有关法律法规、临床试验管理规范和临床试验方案的，应当及时指出并予以纠正；如遇情况严重或者持续不改，可以终止临床试验，并及时向临床试验机构所在地省、自治区、直辖市药监部门和国家药监部门报告。

申办者对试验用医疗器械在临床试验中的安全性负责。当发现可能影响受试者安全的情况，或者随着试验的实施，其试验初步结果可能会导致伦理委员会需要重新考虑试验的安全性或有效性，以至于影响伦理委员会批准继续进行试验，申办者应当立即通知所有临床试验机构和研究者，并根据情况和分析的结论，作出继续试验、暂停试验或者中止试验的决定。

申办者作为临床试验的发起者，可以决定暂停或者终止临床试验。做出决定后，需要在五日以内通知所有与试验有关的临床试验机构的医疗器械临床试验管理部门，并以书面的形式说明理由。临床试验管理部门需要及时通知本临床机构的研究者、伦理委员会。临床试验暂停之后，必须经过伦理委员会同意，才能恢复临床试验。

临床试验结束后，申办者除了完成临床试验报告以外，还需要按照与临床试验机构所达成的协议，回收试验器械，审核临床试验的执行情况，完成相应的过程管理文件。与此同时，申办者还需要将临床试验结束的情况，书面告知其所在地省、自治区、直辖市食品药品监督管理部门。

诊疗活动中由医疗机构及其医务人员过错造成的受试者损害，申办者不需要承担治疗和经济补偿费用。如果发生了与临床试验相关的受试者伤害或者死亡的事件，申办者需要承担治疗的费用以及相应的经济补偿。影像器械试验过程中，因器械的原因导致受试者损伤事件的发生可能性非常小，但是为了充分保障受试者的权益，降低申办者、研究者的风险，申办者可以考虑购买覆盖了临床试验的保险。

（三）临床试验的监查

申办者承担对临床试验的监查责任。申办者根据临床试验的复杂程度和参与试验的临床试验机构数目，确定监查员的人数和监查的次数，并且制定监查的标准操作规程、监查计划等监查文件。

监查员对于临床试验质量保证有着重要的作用。可以担任监查员的人员，应当具有临床医学、药学、生物医学工程或者统计学等专业背景，并经过专业知识、临床试验、项目管理和法律法规的必要培训，熟悉医疗器械相关法规和临床试验管理规范，熟悉试验用医疗器械的非临床和同类产品临床方面的信息，特别要理解和熟悉临床试验方案、知情同意书、病例报告表、监查标准操作规范和监查计划等相应临床试验文件。

监查员要按照申办者制定的监查标准操作规程，督促研究者按照方案实施临床试验，并及时向申办者报告临床试验的进展。具体职责包括：

1. 在试验前，监查员要确认临床试验机构已具有适当的临床试验条件，包括临床机构人员配备与专业培训符合相关要求，临床试验所需设备齐全、工作情况良好，参与研究的人员均熟悉试验要求。监查员还应根据临床试验的要求，对受试者数量和入组速度进行合理估计，预计临床试验的完成时间。

2. 在试验前、中、后期，监查员要对临床试验的进展情况进行仔细的检查，以确认机构和研究者在试验过程中确实遵循了有关法规、临床试验管理规范和临床试验方案。

3．监查员要确认每位受试者在参与临床试验前签署知情同意书，还应了解受试者的入组情况以及试验的进展状况。大多数影像器械的临床试验不需要对受试者进行随访，但对未进行的试验、未做的检查，以及研究者对错误、遗漏做出纠正等，监查员仍应当清楚、如实记录。如果存在修订知情同意书的情况，应确保未完成试验的受试者签署最新的知情同意书。

4．监查员需要确认所有病例报告表填写正确，并与原始资料一致。所有错误或者遗漏均已改正或者注明，经研究者签名并注明日期。人口学信息、影像器械的重要成像参数等均应当反复核对，并确保记录无误。

5．监查员需要确认受试者退出临床试验或者不依从知情同意书规定要求的情况均有书面记录，并与研究者就该情况进行分析和讨论，也应有书面记录。

6．确认所有不良事件和器械缺陷均有书面记录，严重不良事件和可能导致严重不良事件的器械缺陷均在规定时间内，按照相关的规定完成了报告并记录在案。

7．监查试验用影像器械的运输、接收、安装、使用、维护以及拆卸，包括临床试验过程中相关设备的定期校准的检查。

8. 确保研究者收到的所有临床试验相关文件为最新版本。

9. 每次完成监查后，监查员应当以书面的形式向申办者报告临床试验的监查结果。报告里至少要包括监查员姓名、监查日期、监查时间、监查地点、监查内容、研究者姓名、项目完成情况、存在的问题、结论以及对错误、遗漏做出的纠正等。

三、试验稽查、不良事件报告和多中心试验的职责

申办者为保证临床试验的质量，可以组织独立于临床试验、并具有相应培训和经验的稽查员对临床试验开展情况进行稽查，评估临床试验是否符合试验方案的要求。申办者根据临床试验的重要性、受试者数量、临床试验的类型以及复杂性、受试者风险水平等制订稽查方案和稽查程序。稽查可以作为申办者临床试验质量管理常规工作的一部分，也可以用于评估监查活动的有效性，或者针对严重的或者反复的临床试验方案偏离、涉嫌造假等情况开展稽查。

如果发生了严重不良事件，发现可能导致严重不良事件的器械缺陷，申办者在获知该情况后，需要在5个工作日内向所备案的药品监督管理部门和同级卫生主管部门报告，同时向参与临床试验的其他临床试验机构和研究者通报，并经其医疗器械临床试验管理部门通知该临床试验机构的伦理委员会。

申办者若采用电子临床数据库或者远程电子临床数据系统，应当确保临床数据的受控、真实，并形成完整的验证文件。

《医疗器械临床试验质量管理规范》对于多中心临床试验中申办者的职责做了相应的规定。影像器械临床试验一般可以参考多中心试验的要求，在双中心开展，因此对多中心试验的要求，也基本适用于双中心的临床试验。

对于多中心临床试验应当保证在临床试验前已制定文件，明确协调研究者和其他研究者的职责分工。开展双中心试验时，由于需要协调的工作较少，有时不设置协调研究者，而是采用双主要研究者的形式。此时，申办者在制订方案时，要协调主要研究者的意见，最后形成统一的临床试验方案，在两家中心分别执行。

对于多中心临床试验，申办者应当按照临床试验方案组织制定标准操作规程（standard operating procedure，SOP），并组织对参与试验的所有研究者进行临床试验方案和试验用医疗器械使用和维护的培训，确保在临床试验方案执行、试验用医疗器械使用方面的一致性。

多中心临床试验中，申办者应当保证病例报告表的设计严谨合理，使协调研究者能够准确地获得各分中心临床试验机构的所有数据。如果开展双中心或多中心试验，申办者应保证两家中心使用同样的病例报告表记录试验数据。

第三节　临床试验实施前准备

根据《医疗器械临床试验质量管理规范》的规定，开展临床试验前，必须进行充分的准备和论证。

一、准备工作的概述

进行医疗器械临床试验要有充分的科学依据和明确的试验目的，并权衡对受试者和公众健康预期的受益以及风险，预期的受益应当超过可能出现的损害。

临床试验前，申办者应当完成试验用医疗器械的临床前研究，包括产品设计（结构组成、工作原理和作用机理、预期用途以及适用范围、适用的技术要求）和质量检验、动物试验以及风险分析等，且结果应当能够支持该项临床试验。质量检验结果包括自检报告和具有资质的检验机构出具的一年内的产品注册检验合格报告。

临床试验前，申办者要准备充足的试验用医疗器械。试验用医疗器械的研制应当符合适用的医疗器械质量管理体系相关要求。

医疗器械临床试验需要在两个或者两个以上医疗器械临床试验机构中进行。所选择的试验机构应当是在药监部门完成备案的医疗器械临床试验机构，且设施和条件应当满足安全有效地进行临床试验的需要。

临床试验前，申办者与临床试验机构和研究者应当就试验设计、试验质量控制、试验中的职责分工、申办者承担的临床试验相关费用以及试验中可能发生的伤害处理原则等达成书面协议。

临床试验应当获得医疗器械临床试验机构伦理委员会的同意。影像医疗器械没有列入需进行临床试验审批的第三类医疗器械目录，开展临床试验前不需要获得国家药监部门的批准。临床试验前，申办者应当向所在地省、自治区、直辖市药品监督管理部门备案。

二、临床试验机构所需的常见材料

申办者向临床试验机构申请开展临床试验前，需要准备相应的申请材料供其审核，满足要求的临床试验申请，会由临床试验机构的器械临床试验管理部门提交给伦理委员会，进行伦理审核。临床试验机构一般会根据《医疗器械临床试验质量管理规范》的规定，制定适用于本机构的申请材料清单，常见材料总结如下。

（一）申办者致临床试验机构进行相关试验的委托函

申办者给临床试验机构进行试验的委托函是具有法律效用的书面委托材料。委托函的内容包括委托人、被委托人、委托时间和委托事项等。委托事项应简单明了，即申办者委托临床试验机构的相关科室进行临床试验。该委托函在建立委托关系的同时，也为双方提供了法律保障。

（二）医疗器械临床试验医学伦理申请书

医疗器械临床试验医学伦理申请书是研究者向伦

理委员会申请开展临床试验的书面材料。应在对试验医疗器械的相关资料进行详细了解后，在充分考虑受试者的权益保障的前提下，完成伦理申请书，一般应包括如下内容：

1. 试验用医疗器械的概要介绍，包括器械的分类、器械的原理和结构、临床预期用途等。

2. 医疗器械临床试验方案的内容摘要。

3. 对受试者的权益保障的考虑、试验的风险和收益分析等。

（三）申办者的资质证明文件

由于医疗器械直接或间接应用于人体，因此，世界各国对医疗器械的生产、流通、应用等各个环节的管理都非常严格，我国也不例外。涉及医疗器械管理的行政部门有药品监督管理局、卫生行政部门等。各部门均从各自行使职权的角度，对医疗器械实施监督管理，实行证照许可管理。

1. 企业法人营业执照。

2. 医疗器械生产 / 经营企业许可证。

3. 医疗器械质量管理体系认证证书。

4. 对于进口医疗器械，还需要提供原产国上市证明材料。

（四）医疗器械临床试验方案

医疗器械临床试验方案是阐明试验目的、风险分析、总体设计、试验方法和步骤等内容的文件。它描述了试验目的、试验的内容、试验的总体设计、试验确定的时间、试验的病种确定的例数、入选者的标准、何时进行何种统计分析以及试验的副作用及预防办法、当发生不良事件时如何处理等内容。试验方案为一份应为所有研究者掌握的试验文件，并应定期与监查员进行讨论以保证严格执行，临床试验方案指导着整个临床试验有条不紊地进行，对试验方案顺利开展起到了决定性的作用（临床试验方案制订的详细内容在有关章节阐述）。

影像器械的临床试验方案内容主要由以下几部分构成，在各部分标题之后，也给出了一些说明和建议，供读者参考。

1. 临床的试验背景

2. 产品的机理、特点与试验范围　阐述影像设备的基本原理，如X射线摄影系统、计算机断层成像系统、磁共振成像系统等的工作原理，并根据其组成确定其作用与特点。临床的试验范围一般描述为：胸部、腹部、骨骼与软组织、头颅等部位的临床检查。

3．产品的适应证或功能　根据临床试验的医疗器械器械的结构，确定产品的适应证，如头颅、胸部、腹部脏器等病变的检查和诊断等。

4．临床试验项目的目的和内容　①目的：通过临床试验，检验产品的安全性、系统稳定性和对人体结构及病变结构显示的有效性。②内容：根据临床试验的产品的应用范围、功能和适应证，对如头颅、腹部、脊柱和脊髓、关节等部位的影像学检查有效性进行验证和确认。

5．总体的设计（包括成功和失败的可能性分析）临床试验的总体的设计包括以下几部分：①临床试验采取的研究方式、设计原则、研究中心、对照选择、样本估计量等。②根据方案设计的入选标准和排除标准，选择合格的病例，签订知情同意书之后，进行影像学试验。③根据临床试验的要求，进行试验，分别进行图像质量临床诊断要求符合率、系统稳定性和安全性的验证评价。④由2位中级以上职称的影像专业医师按照方案设计的观察项目和评价标准，背靠背对图像的解剖结构和病理结构的显示结果做出客观、真实的评价。当两个人意见不一致时，以评价较低的结果为准。⑤根据验证过程具体应用情况，按照本方案设计的评价标准评价验证机的操作安全性和稳定性。⑥研究者完成原始研究记录，负责其完整性和真实性。⑦根据原始研究记录完成病例报告表，经核对无误后，进行数据锁定，提交数据统计人员进行统计分析。统计人员对数据有疑问时研究者应及时答疑。⑧主要研究者根据统计分析结果，撰写临床试验报告。

成功的可能性：①申办者经验丰富，产品质量过关，满足临床试验要求；②产品通过了相应检测中心的检测，各项技术指标符合国家相关标准和产品技术要求；③初步的整机水模调试和人体扫描调试表明，产品能够获得较好的信噪比和图像质量，具有良好的稳定性，图像清晰，能够充分满足临床的诊断要求；④在试验调试过程中，该产品能够清晰准确地显示试验的要求的部位的解剖结构，对各病变部位结构的显示清楚。

失败的可能性：①一旦在临床试验过程中出现不符合预期的功能或结果等异常情况，则由申办者和临床机构的有关人员共同分析研究，以确定导致异常情况的原因。判定是产品技术故障引起，还是临床使用不当引起。具体分析后，实施解决方案，以保证临床试验的继续进行。②如果因受试产品本身缺陷引起的临床失效则立即停止临床试验，并由申办者对产品进一步改进。若改进后发生与产品技术要求不符合的情况，则修订产品技术要求，并重新进行产品注册检验，合格后再重新实施临床试验。

6. 临床评价的标准

（1）临床试验评价方法：对于 DR、乳腺机、CT、DSA、磁共振等设备，采用目标值法的单组试验；对于超声设备，采用对照试验设计。

（2）主要临床试验评价指标：影像质量的临床诊断要求符合率。

（3）次要临床试验评价指标：机器使用便捷性、整机功能及稳定性满意度。

（4）临床试验部位至少包含胸部、腹部、骨与软组织、脊柱等。

（5）各部位影像具体评估标准，可参考相应的审评指导原则。

（6）机器使用便捷性评估。

（7）整机功能及稳定性评估。

7. 临床试验持续的时间及其确定理由　对临床试验持续的时间没有明确的规定，但临床试验时间过

短，会造成设备安装和调试、招募受试者、完成数据
采集、图像评价和统计分析的时间过于仓促，影像器
械临床试验的持续时间在 3 个月以上为宜。确定时间
可以从设备安装调试、受试者招募速度和数据处理分
析等几方面着手。

8. 每种临床试验例数及其确定理由，可参考相
应的审评指导原则。

9. 选择符合标准的实验对象的范围　入选标准
是选取受试者的标准。入选标准过于笼统，研究者对
入选条件有各自的认识，产生歧义，从而使得本不应
该入选的患者进入临床试验，并导致各试验中心的基
线不一致。而入选标准过于严格，会造成受试者入组
困难或脱落率增加，不能按时完成临床试验。一般来
说，需要考虑以下几点：

（1）临床要求影像诊断检查的就诊者；

（2）非病情危重、影像诊断检查过程可能出现生
命危险的受试者；

（3）受试者同意参加本试验，并签署"受试者知
情同意书"；

（4）年满 18 岁以上至 75 岁以下。

10. 预测试验的副作用及应当及时采取的措

施　X射线类的影像医疗器械临床试验的过程中，由于X射线有穿透人体组织的作用，从而抑制和损害人体的组织细胞，如果人体长时间接受X射线的照射，可能会导致不同程度的伤害。一般情况下进行X射线照片和/或CT的试验受试者所接触的X线剂量都比较小，均在国家规定的范围之内。

磁共振类的设备对人体的影响主要来自磁场、射频电波照射对人体产生的影响。因为组织对射频电波吸收而产生温度效应，在用磁共振扫描装置对人体某一部分进行检查时，组织的最大能量吸收率可达到4W/kg左右。如果检查时间为10分钟，理论上体温将上升0.7℃，实际上人体组织不断向周围散热，而不会对人体健康产生危害。

在受试者实验过程中出现反应时，临床试验研究人员应当及时作出临床判断，采取措施，保护受试者的利益。研究者和申办者分别按照各方职责采取后续措施。

11. 临床性能的评价方法

（1）图像清晰度评价：采用双人盲态评价的方式（即：双人背靠背评价临床影像的质量）；①受试者的影像质量达到"清晰可见"的比例至少为95%

（即：100 个人中，至少有 95 个人的影像质量评估为"清晰可见"）；②受试者影像质量为"不可见"的比例不得超过 2%（即：100 个人中，最多有 2 个人的影像质量评估为"不可见"）；③每一部位（胸部、腹部等）的影像质量以该部位所有位置评价中最差者为准（必要时需提供影像原始资料）。

（2）机器使用便捷性、整机功能及稳定性评价：满意度达到 85%，满意及一般达到 95%。

12. 数据统计学处理方法

（1）统计分析人群：①意向试验人群：指所有表达接受试验意向并签署知情同意书的病例；②符合方案人群：指符合纳入标准、不符合排除标准、完成试验方案的病例，即符合试验方案、依从性好、完成 CRF 规定填写内容的病例；③安全评价人群：接受影像学试验，且有安全性指标记录的病例。

（2）统计分析计划：①统计软件：采用 SPSS 或 SAS 统计软件进行统计分析。②基本原则：所有统计推断均采用双侧试验，具有统计意义的检验水平定为 0.05，参数的可信区间估计采用 95% 可信区间。③缺失数据：研究对确实数据不做估计。④脱落分析：描述性统计。⑤描述统计量：计量资料给出均数、标准差和可信区间，必要时给出最小值、最大值、P25 和 P75 等；配对计算资料还要给出差值的均数和标准差；用非参数方法时，给出平均数和平均秩次。计数资料给出频数分布及相应的百分数。等级资料给出频数分布及相应的百分数，以及中位数和平均秩次。定性资料给出阳性率、阳性数和分母的例数。⑥基线数据的分析：对基线数据（包括人口学指标等）进行描述性分析。⑦影像评价的一致性分析：基于二项分布的 McNemar 检验分析两位评价者的一致性。⑧有效性分析：主要有效指标：用基于二项分布的单样本率精确概率检验分析影像质量符合率是否高于目标值85%；次要有效指标：采用基于二项分布的单样本率精确概率检验和基于二项分布的 McNemar 检验。⑨中心效应分析：用 Pearson χ^2 检验中心效应。⑩列表描述试验发生的不良事件。

13. 受试者知情同意书，详见受试者知情同意书章节。

14. 各方承担的责任，详见本章相关章节。

（五）受试者知情同意书

知情同意书是患者表示自愿进行医疗治疗的文件证明，为确保临床试验的顺利进行并充分保证受试者的权益的一份材料。知情同意书必须符合"完全告知"的原则。采用受试者能够理解的文字和语言，使受试者能够"充分理解"，"自主选择"。知情同意书不应包含要求或暗示受试者放弃他们获得赔偿权利的文字，或必须举证研究者的疏忽或技术缺陷才能索取免费医疗或赔偿的说明。

1. 受试者知情的内容

（1）试验的研究目的：为了评估某医疗器械在临床应用中的安全性和有效性。

（2）产品概述：阐述医疗器械基本原理和结构等，让试验者充分地相信试验的可靠性、安全性，以便达到预期的效果。

（3）参加人员：说明试验的参加人数。

（4）临床试验的研究方法：受试者将要完成何种检查，需要强调检查结果不作为临床诊断依据。

（5）受试者的权利：受试者参加此项临床试验是自愿的；受试者因为病情需要来进行检查，符合临床试验标准，才被纳入试验范围。但受试者有权利选择不参加临床试验，并且可以随时要求退出试验；受试者可以和医生、家属、朋友一起讨论决定是否参加试验；可以对试验过程进行任何的提问，包括对受试者权益等；可以随时直接与研究者联系，研究者有责任如实回答受试者的咨询。

（6）可能的风险：长期的临床试验证明，常规的医学影像检查不会对人体造成任何伤害，没有任何不适感，不会有任何的创伤。但是参加试验也有一些研究人员目前未知的风险。临床试验前研究者会对受试者的病情做充分的评估，密切观察受试者的反应，积极采取相应的措施，保护受试者的权益和安全。万一出现风险时研究者会采取积极的措施给予处理。

（7）费用与补偿：参加临床试验是免费的，可以获得免费的影像学的相关检查。若发生因为验证仪器所导致的不良事件，申办者将按照国家的有关规定承担所有的费用和责任。

（8）保密工作：所有在试验过程中收集到的有关受试者的所有信息都将根据相关的规定进行保密。受试者的个人信息在没有受试者的书面许可的情况下是不公开的。但受试者的检查记录可能被研究的申办者、伦理委员会以及有关行政管理机构查阅、审查。必要时药品监督管理部门有权查阅这些记录。试验的结果有可能被发表，不过受试者的个人信息在任何刊物上都将是保密的。

2. 受试者同意的内容　表明读了知情内容后，愿意配合完成临床试验。包括：①研究者的签名；②受试者的签名有效联系电话；③签署日期等。

当医疗机构在医疗器械临床试验中发现受试产品预期以外的临床影响，必须对《知情同意书》相关内容进行修改，受影响的受试者或其法定代理人应重新签名确认。

（六）病例报告表

即对受试者的具体临床资料进行记录的表格，主要由以下几部分组成：

1. 受试者入选的标准。

2. 受试者排除的标准。

3. 人口学资料　①患者的基本信息，如姓名、性别、出生年月及患者的来源（门诊、住院、或体检，住院时需注明住院号）；②病史摘要；③临床诊断。

4. 试验的记录表　对检查的内容进行详细真实的记录，主要包括：①检查的日期；②影像学检查的部位和成像参数；③检查医师。

5. 图像质量的评价　对试验的医疗器械所得的图像从影像学各个方面进行客观的评价。

6. 系统操作性能、操作稳定性和安全性的评价

根据临床试验完成的情况，研究者对医疗器械的系统操作性能、操作稳定性和安全性警醒系统客观的评价。

7. 研究者的真实性声明。

（七）研究者手册

制定研究者手册是申办者的重要职责。与临床方案不同，研究者手册的内容更侧重于临床试验的科学性，以及研究者应如何操作试验器械。

研究者手册应提供临床试验的基本信息，如试验用医疗器械的名称、申办者的名称或地址、研究者手册的版本或日期，若有修订，应当提供适当的修订历史概述。

研究者手册还应包括对试验用医疗器械的概要说明，内容包括：

1. 试验用医疗器械的特点、结构组成、工作原理、作用机理、规格型号的有关信息，以便能够全面识别和追溯。

2. 试验用医疗器械的适用范围，即申办者声明的试验用医疗器械预期用途，包括所建议的临床适应证和禁忌证、预定的使用人群。

3．试验用医疗器械中所用材料的介绍。

4．试验用医疗器械安装和使用说明，包括必要的储存和处理要求，使用前安全性和性能检查以及使用后要采取的有关措施等；使用说明的内容可以参考用户手册撰写，包含使用试验用医疗器械的培训材料，以确保研究者能在临床试验过程中正确地使用试验设备。

5．在使用试验用医疗器械的过程中可能涉及的必要医疗措施说明。

支持试验用医疗器械预期用途和临床试验设计理由的概要和评价也是研究者手册的重要内容，一般包括以下部分：

1．文献综述，以证明开展该临床试验的合理性，对试验人群的要求和试验用医疗器械存在人种差异的可能性进行描述。

2．对有类似特性的医疗器械的过往临床试验结果、临床应用经验的总结。

3．该试验用医疗器械临床前生物学研究、非临床实验室研究和动物试验的数据摘要和评价，以证明该试验用医疗器械的安全性。

4．该试验用医疗器械适用的技术指标，相关工艺和相关确认过程的总结，以证明能保证产品质量的稳定性，实现预期用途。

5. 该试验用医疗器械风险分析和风险评估报告，也就是已知的和潜在的临床试验风险和受益分析简述。

（八）产品注册检测报告

为产品注册而开展的型式检验是证明医疗器械的安全性和有效性的重要非临床证据。在临床试验前，申办者获取满足相关法规要求的检测报告，作为临床试验申请材料的一部分。

检测报告主要包括以下内容：

1. 医疗器械样品的名称、型号、商标。

2. 委托方、委托方地址、检验类别、产品编号、生产单位、受试单位、检验台数、检验的地点。

3. 检验依据、检验内容及检验结论等。其中检验内容为对医疗器械的所有相关指标和性能进行硬性的检测，以满足临床试验的要求，保证医疗器械的可靠性与安全性。

医疗机构在验收检测报告时应注意以下几部分：

1. 报告无检测机构检验报告专用章或检验单位公章是无效的。

2. 未重新加盖检验机构检验报告专用章或检验

单位公章的报告复印件是无效的。

3．无批准人签字，有涂改痕迹的检测报告是无效的。

4．检测报告仅针对送检产品。

（九）医疗器械说明书

说明书是指导用户正常使用医疗器械的重要文件。由于开展临床试验时，产品尚未取得产品注册证，不具备完全满足《医疗器械说明书、标签和包装标识管理规定》要求的条件，但申办方应参考该规定编写说明书，并确保与研究者手册相关内容的一致性。

医疗器械说明书的内容包括：

1．产品名称（通用名称），并在说明书、标签和包装标识显著位置标注。

2．产品型号、规格。

3．产品性能　依照产品技术要求及检测报告中的实测结果编写。

4．主要结构和适用范围。

5．禁忌证　指因为医疗器械的使用对人体造成直接影响或者伤害，须禁止使用的病症和症状，包括绝对禁忌和相对禁忌。

6. 注意事项、警示以及提示性内容。如产品使用可能带来的副作用；产品在正确使用过程中出现意外时，对操作者、使用者的保护措施以及应当采取的应急和纠正措施；产品需要同其他产品一起安装或者协同操作时，注明配合使用的要求；在使用过程中，与其他产品可能产生的相互干扰及其可能出现的危险性。

7. 标签所用的图形、符号、缩写等内容的解释，应符合《医疗器械说明书、标签和包装标识》中的相应要求及国家有关标准。

8. 使用说明或图示　①产品正确使用说明或图示；②产品正确使用所必需的环境条件及鉴别是否正确使用的信息；③其他特殊使用要求。

9. 产品维护和保养方法，特殊储存条件和方法。

第四节　临床试验实施过程的一致性

在影像设备的临床试验中，研究者小组的成员中包含有医师和技师，除了在前文所论述的临床试验一般职责以外，医师还要负责评价试验中所采集的图像的质量，技师负责评价试验设备的易用性、稳定性。

由于评价的内容不同，采用的评价标准也各有侧重，但均应使用一致、客观的评价标准，获得可靠的试验结果。

一、医师应遵守的试验规则

医师在试验过程中应严格遵守试验规则，与技师进行较好的配合，根据影像学的试验结果和诊断学标准，认真进行临床诊断，最终顺利完成试验。医师应考虑如下的要点，对临床试验设备的安全性和有效性进行评价。

（一）临床试验效果预期指标

以图像质量的临床诊断要求符合率为主要评价指标，每一个观察部位的检查技术和图像质量均应达到评价标准的要求，即认为该部位的图像质量符合临床诊断要求。

（二）图像质量评价标准

国家颁布了常见影像器械的审评指南。在这些指南中，对临床试验中如何评价图像质量进行了详细的规定，为临床试验的开展，确保试验结果的一致性提供了坚实的基础。当然，随着新技术的出现，指南有可能并未涉及对这些技术的评价标准，但是仍然可以参考现行指南规定的评价思路，结合技术自身的特点，制定相应的评价标准。

（三）确保图像的采集质量

在试验过程中医师应严格遵循严谨性、真实性及准确性原则，使试验结果真实可靠。此外，医生应督促技师严格按照临床试验方案进行相关试验工作，如在试验过程中出现方案设计中未涵盖的内容，医师应及时处理并报告给主要研究者。

协助技师理解和把握临床试验对图像质量的要求，使技师与医师对其认识和理解一致，有利于试验的顺利完成。在保证试验过程中图像质量能满足评价要求的前提下，充分认同技师对投照位置或检查部位及投照条件的合理把握。

二、技师应遵守的试验规则

临床试验过程中，技师应该严格遵守技师的操作规则，进行临床试验，以期达到试验标准，顺利完成试验。具体步骤可遵循：

（一）阅读会诊单

仔细阅读会诊单内容，认真核对患者姓名、年龄、性别，了解患者病史，明确检查部位和检查目的。

（二）确定摄影位置

一般根据医嘱用常规位置投照，如遇特殊病例可根据患者的具体情况加照其他位置，如切线位、轴位等。

（三）摄影前的准备

去掉一切影响医学影像试验的物质，如发夹、金属饰物、膏药。有条件者换上专为患者准备的衣服。如投照腹部、下部脊柱、骨盆和尿路等平片时，应事先做好肠道准备。

（四）摆好体位，严格操作

依照部位及检查目的，按标准位置摆好体位，尽量减少患者痛苦，进行检查。

（五）了解试验方案中图像质量的评判标准

试验过程中尽最大可能满足或达到这一要求而科学地进行试验每一步骤。

第五节　填写病例报告表

病例报告表是一种印刷的、可视的或者是电子版的文件，用于记录每个受试者的所有试验方案要求的信息，向申办者报告。

首先，研究者应保证在病例报告表和所有其他报告中，其数据准确、完整、可读和及时。在完成病例报告表时往往比较注意准确性、完整性和可读性，而及时性常常是容易被忽略的但又是同样重要的。如果拖了试验较长时间后才完成病例报告表，也会影响其准确性、完整性和可读性。

病例报告表的数据来源于原始临床资料，这些数据应该与原始文件一致，如有任何不同，应做出解释。

病例报告表中的任何修改必须标明日期、姓名缩写以及相应的解释，并且不能使原有的记录不能辨认。在填写病例报告表出现错误时，研究者应在错误的地方划上一条线，然后填写正确的数据，最后标明日期和姓名缩写。如果是一组数据出现了错误，可以在整个错误处划线，并进行更改，然后签名以及日期，而不需要分别划许多线和改许多错。研究者应保存更改和更正的记录。

填写病例报告时应注意以下几点：

1. 鉴认单　鉴认单记录了所有授权填写和改正病例报告表人员的姓名和首字母缩写，也记录了他们的真实签名。这是一份非常重要的文件，应该保存在临床试验机构的文件夹中。

2. 原始文件　病例报告表中填入的内容以原始资料为依据，影像临床试验对受试者的病史、检查报告等临床文件相对简单，但仍应收集人口学资料，还要收集成像参数等特有信息。

3. 填写病例报告表时必须使用通用的标准医学术语。

4. 当涉及身体的某一部分时，应该特别指明。

5. 填写病例报告表时，每个空格都要填入，如有数据缺失，应填写"无相关数据"或者"不适用"。否则将需要进行数据澄清。

6. 总结页上要求有研究者的签名，这表明研究者认为数据是清晰和可接受的。

病例报告表中的数据要确保准确性、完整性和一致性，数据应该是可核实的，信息与原始文件中的应完全一致，如果不一致要做说明。

病例报告表中数据应当与源文件一致，如有不一致应作出解释。对病例报告表中数据进行的任何更改或更正都应该注明日期、签署姓名并解释原因（如需要），并应使原来的记录依然可见。临床试验数据的稽查轨迹，从第一次的数据录入以致每一次的更改、删除或增加，都必须保留在临床试验数据库系统中以保证从原始资料到申报数据全过程的透明度。稽查轨迹应包括更改的日期、时间、更改人、更改原因、更改前数据值、更改后数据值。此稽查轨迹为系统保护，不允许任何人为的修改和编辑。稽查轨迹记录应存档并可查询。

试验方案决定了病例报告表需要记录什么数据。所有在试验方案中特指的数据都应该记录在病例报告表中。这意味着研究者不要将未在试验方案中设定的信息写入病例报告表，否则会带来一些困难。在病例报告表上的任何"自由文字"都应该只是为了澄清数据。

病例报告表的填写过程中的失误或者疏漏，会导致在后续数据审核时，产生数据澄清的要求。研究者需要重新核对原始文件和病例报告表，并完成正式数据澄清表，包括在病例报告表上做出修正。会额外花费许多时间和费用。因此，准确地完成病例报告表，可以大大节省时间和资源。

第六节　临床试验实施过程中的监查

申办者委派合格的监查员对临床试验项目进行监查。监查员在项目启动前负责对研究者进行培训，项目进行中负责现场指导和协调，确保按照操作规程进行操作，保证受试对象的安全和权益。受试者在试验过程中出现如发生不良事件及严重副作用时，研究者应立即停止扫描，采取一切有利于受试者恢复的急救措施，保护受试者利益，以消除不良事件及影响，将事件情况、处理措施及受试者转归情况等如实记录在案，并析原因；及时、如实向申办者、伦理委员会和药品监督管理部门报告。

监查的目的是为了保证临床试验中受试者的权益受到保障，试验记录与报告的数据准确、完整无误，保证试验遵循已批准的方案和有关法规。监查员是申办者与研究者之间的主要联系人。其人数及访视的次数取决于临床试验的复杂程度和参与实验的医疗机构的数目。监督员应有适当的医学、药学或相关专业的学历，并经过必要的训练，熟悉药品管理的有关规定，熟悉有关临床前和临床方面的信息以及临床试验方案及相关的文件。

监查员应遵循标准操作规程，督促临床试验的进行，以保证临床试验按试验方案执行，其具体的内容包括：

1. 在试验前确认试验承担单位已具有适当的条

件　包括人员配备与培训情况，实验室设备齐全、运转良好，具备各种与试验有关的检查条件，估计有足够数量的受试者，参与研究人员熟悉试验方案的要求。

2. 在试验过程中监查研究者对试验方案的执行情况　确认在试验前取得所有受试者的知情同意书，了解受试者的入选率及试验的进展情况，确认入选的受试者合格；确认所有数据的记录与报告的正确完整，所有病例报告表填写正确，并与原始资料一致，所有错误或遗漏均应改正或注明，经研究者签名并注明日期。每一个受试者的影像学的检查都应确认并记录。核实入选者的退出与失访已在病例报告表中予以说明。

3. 确认所有不良事件均记录在案，严重不良事件在规定的时间内作出报告，并记录在案。

4. 核实试验用药品如造影剂按照有关法规进行供应、储藏、分发，并作出相应的记录。

5. 协助研究者进行必要的通知及申请事宜，向申办者报告试验数据和结果。

6. 清楚如实记录研究者未能做到的随访、未进行的试验、未做的检查，以及是否对错误、遗漏作出纠正。

7. 每次访视后作一书面报告递送申办者，报告应述明监查日期、时间、监查员姓名、监查的内容等。

第七节　实施记录的实时性、真实性与信息化管理

实时、真实、科学、规范和完整地记录临床试验所产生的数据，是高质量地完成临床试验的基本要求。

一、实施记录的实时性

实施记录的实时性是将得自受试者的临床试验数据迅速、及时、完整、无误地进行记录。

二、实施记录的真实性

研究者应根据受试者的原始观察记录，保证将数据正确、完整、清晰、及时地载入病例报告表。

监查员须监查试验的进行是否遵循试验方案（如检查有无不符合入选/排除标准的病例等），确认所有病例报告表填写正确完整，与原始资料一致，如有

错误和遗漏，及时要求研究者改正。修改时需保持原有记录清晰可见，改正处需经研究者签名并注明日期。

经过监查员监查后的病例报告表，需及时送交临床试验的数据管理员。对于完成的病例报告表在研究者、监查员、数据管理员之间的传送应有专门的记录，收到时应有相应的签名，记录需妥善保存。

数据管理员还需再次检查病例报告表，当发现任何问题时，及时通知监查员，要求研究者作出回答。他们之间的各种疑问及解答的交换应当应用疑问表，疑问表应保存备查。

数据管理员应根据病例报告表和统计分析计划书要求，在第一份病例报告表送到以前建立数据库，并保证其完整、正确和安全。

对每一份病例报告表应由两个操作人员独立地输入数据库中，再用软件对两份输入结果进行比较，并输出比较结果。如果有不一致，需查出原因，加以更正，数据管理员按病例报告表中各指标数值的范围和相互关系拟定的数据核查，如范围核查和逻辑核查等。可编写计算机程序进行核查，在输入前控制错误数据输入，找出错误的原因加以改正。所有错误内容及修改结果应有详细记录并妥善保存。

如试验计划中有规定，可再次对数据库中的变量（主要是对主要变量）进行全部或抽样的人工检查并与病例报告表进行核对。

在最后一份病例报告表输入数据库后，第一次揭盲之前对数据保持盲态的预分析审核，以便对统计分析计划作出最后的决定。盲态审核应考虑：①是否需剔除某些受试者或某些数据；②变量是否需作变量变换；③是否需定义离群值；④是否需在统计模型中加入某些影响因素作为协变量；⑤使用参数统计方法还是非参数统计方法。以上任何决定都需用文件形式记录下来。盲态审核下所作的决定不应该在揭盲后被修改。

认为所建立的数据库正确后，将由主要研究者、申办者、生物统计学专业人员对数据库进行锁定，锁定后的数据文件不允许再作变动。

三、记录的信息化管理

数据可以通过多种方式进行接收，如传真、邮寄、可追踪有保密措施的快递、监查员亲手传递、网络录入或其他电子方式。数据接收过程应有相应文件记录，以确认数据来源和是否接收。提交数据中心时应有程序保证受试者识别信息的盲态。数据录入流程必须明确该试验的数据录入要求。一般使用的数据录入流程包括：双人双份录入，带手工复查的单人录入，和直接采用电子数据采集方式。

数据录入方式和采用时间的选择取决于资源技术水平，数据的信息化管理为数据的安全、数据查询的方便性和保密工作的开展提供了保障。

第八节　影像资料的显示、贮存与溯源管理

随着医院各类型医学影像设备的增加，医学影像资料也相应增加，院内外查阅医学影像资料的需求随之迅速增长，以传统手工方式查阅医学影像资料的模式已不能满足临床基本需求。而影像资料的显示、存档、管理是临床医学、医学影像学、数字化图像技术与计算机技术、网络通讯技术结合的产物，使医学影像信息资源共享，就会得到充分的发挥空间，同时也为临床试验的开展和进行提供必要的条件。

一、影像资料的显示

1. 根据影像质量符合的标准，应使用分辨率大于 2M 的专用显示器进行图像显示。

2. 临床试验的影像学资料显示的清晰度亦与影像学设备的医学图像后处理软件有相当大的关系，即在完成医学影像学检查之后，对所获得的图像进行再加工的过程。由于医学影像数字化，目前几乎所有医学影像学手段（包括 CT、MRI、DSA、CR、DR、超声、SPECT 和 PET 等）都可以对图像进行后处理。医学图像后处理已经成为临床实用技术，也是计算机在影像学科应用的主要内容之一。而临床上医学图像后处理主要以应用随机软件进行直接处理为主，由于计算机技术的进步，各种影像学设备随机安装大量后处理软件，使图像后处理的临床应用越来越广泛。这使图像显示在清晰度、完整性等各方面均显著提高，使临床医生对临床疾病的诊断和鉴别诊断的能力不断地提高。

二、影像资料的贮存

（一）患者基本情况包括的数据项

存档日期、存档编号、住院号、姓名、性别、首拼、影像部位、年龄、联系电话、工作单位、住址。存档日期一般默认为当天系统日期，但允许根据实际存档日期进行修改。在设定存档编号字段位数时，充分考虑一般三级医院年平均各类医学影像的总数，并保证每个患者的影像资料保存 100 年。首拼要求依据姓名通过调用用户自定义函数自动产生，并允许进行修改。影像部位是医学规范用词，必须在影像部位表中提取。其他字段根据实际数据自由输入。

（二）患者影像资料数据包括的数据项

数据项包括医技诊断内容、临床诊断内容、影像。医技诊断和临床诊断内容多少不确定，所以字段类型采用长二进制类型。影像数据容量大，也采用长二进制类型。并将影像数据以非文件方式保存于数据库，因为以文件方式保存时要遵循文件命名规则，且数据的完整性和安全性遭到破坏。尽管这样会造成数据库容量庞大，但通过定期卸载记录到光盘的方式可减少数据库容量。

（三）辅助数据

主要是影像部位数据，包括的数据项主要有：影像部位、部位名称、名称首拼。

（四）非试验性质临床医疗器械试验图像的存储

临床医疗器械试验过程中，为了对比说明试验医疗器械性能之优良，将已运用于临床的医疗器械的检查结果也进行存储。

三、影像资料的溯源管理

临床试验数据管理系统必须具备可以为临床试验数据提供可溯源性的性能，对于影像器械临床试验而言，影像资料的溯源管理也是需要考虑的问题，往往可以与影像资料储存管理的要求一并满足。

第九节　试验用医疗器械管理与临床试验基本文件管理

一、试验用医疗器械管理

临床试验用医疗器械不得销售。

申办者应当参照《医疗器械说明书、标签和包装标识管理规定》的有关要求对试验用医疗器械作适当的包装与标识，并标明为临床试验专用。

试验用医疗器械的记录应包括生产日期、产品批号、序列号等与生产有关的记录及产品稳定性和质量有关的试验的记录以及装运、维护、交付各临床试验机构使用、试验后回收与处置日期等方面的信息。

临床试验用医疗器械的使用由研究者负责，研究者必须保证所有试验用医疗器械仅用于该临床试验的受试者，其用法应遵照试验方案。研究者在试验期间应按照要求储存和保管试验用医疗器械。试验后对试验用医疗器械的处理，研究者应当按照与申办者的协议规定进行，但应符合国家有关规定。上述过程需由专人负责并记录在案。研究者不得把试验用医疗器械转交任何非临床试验参加者。

二、临床试验基本文件管理

临床试验基本文件的管理可用于评价申办者和临床试验机构和研究者对临床试验质量管理规范和政府监管部门要求的执行情况。基本文件应当接受政府监管部门的检查。

临床试验可以分为临床试验准备阶段、临床试验进行阶段和临床试验终止或完成后三个不同阶段，临床试验机构及研究者和申办者应当根据试验阶段，建立相应的基本文件保存制度。

临床试验机构应保存临床试验资料至临床试验终止后十年。申办者应保存临床试验资料至无该医疗器械使用时。

第十节　医疗器械临床试验标准操作规程的制定和意义

《医疗器械临床试验质量管理规范》给出标准操作规程（SOP）的定义，是指为有效地实施和完成临床试验中每项工作所拟定的标准和详细的书面规程。申办者应当制定临床试验质量控制相关的标准操作规程，如试验用医疗器械的运输、接收、储存、分发、处理、回收等，供临床试验机构和研究者遵循，临床试验机构和研究者应严格执行有关标准操作规范，同时，监查员应当遵循由申办者制定的试验用医疗器械临床试验监查标准操作规程，督促临床试验按照方案实施。

一、标准操作规程的制定

标准操作规程分为设计规范类、规章制度类、工作程序类和仪器操作类。制定标准操作规程的目的不仅仅是为了满足机构资格认定或者检查、稽查的需要，更重要的是为了回答与常规试验有关的各种工作程序、技术方法、仪器操作及业务管理"怎么做"的问题，以便于规范操作程序，明确责任，利于对试验人员进行培训。

医疗器械临床试验机构应根据本机构的实际情况，制订具有可行性的临床试验通用 SOP，保证临床试验的数据可靠性、安全性和有效性。临床试验标准操作规程作为指导和规范临床试验操作的指令性文件，是临床试验机构进行日常管理的重要手段。

医疗器械临床试验机构制定标准操作规程时，首先要遵循医学伦理原则、医疗器械临床试验质量管理规范以及现行法律法规等，标准操作程序必须不断根据医疗器械临床试验质量管理规范和其他法律法规要求及时更新。

申办者应当制定临床试验质量控制相关的标准操作规程，如试验用医疗器械的运输、接收、储存、分发、处理、回收等，供临床试验机构和研究者遵循。对于多中心临床试验，申办者应当按照临床试验方案组织制定标准操作规程，并组织对参与试验的所有研究者进行临床试验方案和试验用医疗器械使用和维护的培训，确保在临床试验方案执行、试验用医疗器械使用方面的一致性。

制定医学影像器械临床试验的标准操作规范时，还应考虑临床机构日常的用械规范，避免影响正常的临床影像诊断工作，同时确保试验设备能够在正常临床使用环境下得到验证。

标准操作规程的制定、实行和修订是一个动态的过程。当法律法规、技术标准、指导原则发生变化，现行的标准操作规程经评估与其不符时；在标准操作规程的执行过程中发现问题时；在现场检查或稽查过程中专家提出修订建议时，均应对现行标准操作规程进行修订。每次修订后，需要根据本机构标准操作规程编号的规则对其编号，同时在修订记录上注明本次修订的原因及修订的内容，修订后的新的标准操作规程需经临床试验质控负责人进行审核，并批准方可生效，同时旧的标准操作规程作废归档。需及时对相关人员进行新标准操作规程的培训，保证其能够得到有效执行。

二、标准操作规程的意义

标准操作规程作为标准化操作规程文件，是医疗器械临床试验发展的必然，有利于提高医疗器械试验的质量，使操作标准化，减少主观和偶然的误差。从而保证医疗器械临床试验过程规范，结果科学可靠，保护受试者的权益并保障其安全的目的。

三、标准操作规程的模板

××××标准操作规程

SOP 编号：×××××　　　　　版本号：××

题目：××××标准操作规程（SOP）

制定人：

签名：＿＿＿＿＿＿＿　报送日期：＿＿＿＿＿＿＿

审核人：

签名：＿＿＿＿＿＿＿　审核日期：＿＿＿＿＿＿＿

批准人：

签名：＿＿＿＿＿＿＿　批准日期：＿＿＿＿＿＿＿

版本生效日期：

修订记录：

版本号	修订日期 （年/月/日）	修订内容	修订原因、依据	修订人签名/日期	批准人签名/日期

审查记录：

审查日期	版本号	审查结果（在选择结果的方框中打'√'，有修改写明具体内容）
		□未修改　□修改（　　　　　　）
		□未修改　□修改（　　　　　　）
		□未修改　□修改（　　　　　　）
		□未修改　□修改（　　　　　　）

1. 目的

××××

2. 适用范围

××××

3. 工作程序

××××

4. 制定依据

××××

人员培训记录

日期	主讲人签字	受训人员签字

（陆普选　孙晓炜　张剑戈　胡亚男　彭颖　余准）

参考文献

1. 医疗器械临床试验质量管理规范. 国家食品药品监督管理总局和国家卫生和计划生育委员会〔2016〕25 号令.

2. 施裕新，陆普选，张志勇. 影像医疗器械临床试验手册. 北京：人民卫生出版社，2013.

3. 李睿，唐旭东，陆芳，等. 药物临床试验机构制定标准操作规程的一些要点. 中国临床药理学杂志，2013，29（8）：633-634.

第七章
医疗器械试验的统计学分析

　　《医疗器械临床试验质量管理规范》（2016 年 6 月 1 日起执行）中明确规定临床试验方案中包括安全性评价方法、有效性评价方法和统计学考虑。

　　医疗器械临床试验中的统计学方法必须是国内外认可的统计学方法，使用的统计软件必须是国内外权威通用的统计分析软件。在进行统计分析之前应当按照临床试验方案中统计分析框架制定详细的统计分析计划书，统计分析计划书中包括各种分析集的定义和统计分析方法。

第一节　统计分析的基本概念

一、统计分析计划书

统计分析计划书是生物统计学家和主要研究者按照设计方案中规定的统计分析计划。在统计分析书上应列出本研究的目的、研究设计的类型、主要疗效指标、次要疗效指标，数据集的选择，基线数据、疗效数据和安全性数据的统计分析方法。预期的统计结果以图表的形式列出。统计分析计划书的初稿在临床试验设计方案和病例报告表出来之后，在临床试验过程中可以修改、补充和完善，直至第一次揭盲之后不能再做变动。

二、统计分析集

意向性分析（intention-to-treat principle，ITT）原则：这个原则主张治疗效应的评估是要建立在意向治疗的人群中，也即原计划好处理（治疗）的全部受试者都需进入分析，而不是根据实际上完成的受试者，其结果是每一个随机分到试验组或对照组的受试者都应完整地随访，记录研究结果如疗效，安全性评价，而不管他们的依从性如何，在实际的临床研究中，受试者可以因各种原因随时退出临床研究，如撤回知情同意书，失访，因此很难获得所有随机化后受试者的所有完整数据。全分析集（full analysis set，FAS）是尽可能接近此原则的分析集。

依据 ITT 原则，统计分析中可采纳的数据集有下列三种。

1. FAS　是指尽可能接近符合 ITT 原则的理想受试者人群。它应包括几乎所有随机化后的受试者且使用过一次器械/接受过一次治疗的受试者。只有在导入期中被排除而未入组或者入组后没有任何的随访数据才能从 FAS 人群中排除。

2. 符合方案集（per protocol set，PPS）　符合方案集是全分析集的子集，在这个数据集中的受试者是依从性好，不违背方案。一般是指全分析集中符合下列三个条件的受试者。①主要指标的基线值完备。②不违背方案，符合入选排除标准，未合并使用违用药物。③依从性好。

3. 安全性数据（safety set，SS）　通常包括所有入组且使用过一次器械/接受过一次治疗并进行过安全性评价的受试者。

　　符合方案集是全分析集的子集，包括已接受方案中规定的治疗、可获得主要评价指标的观察数据、对试验方案没有重大违背的受试者。从 FAS，PPS 和 SS 集中剔除受试者，需在盲态审核时阐明充分的剔除理由。全分析集在很多临床试验中所得的结果是保守的，这种估计更能反映医疗产品正式上市后的实际疗效。符合方案集，必须强调符合方案，这样做的结果使得所得的数据更能符合事先指定的统计模型，但是由于符合方案集是全分析集的一个子集，剔除了一些受试者，例如违背方案，依从性差的受试者需从符合方案中排除，这样做的结果易导致偏倚，这种偏倚过高估计药物的疗效，造成比正式上市后的疗效偏大。当两者结论一致时，可以增强试验结果的可信度。当两者结论不一致时，应对差异进行充分的讨论和解释。如果符合方案集中排除的受试者比例过大，或者因排除受试者导致试验结论的根本性变化（由全分析集中的试验失败变为符合方案集中的试验成功），将影响临床试验的可信度。一般来说，在优效性试验中，应采用全分析集作为主要分析集，因为它包含了依从性差的受试者而可能低估了疗效，基于全分析集的分析结果是保守的。符合方案集显示试验器械按规定方案使用的效果，与上市后的疗效比较，可能高估疗效。在等效性或非劣效性试验中，基于符合方案集的分析结果是保守的，而基于全分析集的结果并不一定保守。

三、统计分析的主要指标

临床试验中的统计分析主要包括：

1. **人口统计学和基线**　人口统计学资料包括年龄、性别、种族等。疾病有关的基线值包括病情的严重程度，重要指标的基线值，可能影响结果的相关指标，如吸烟等。可采用全分析集对人口学和基线数据进行统计学描述和推断，当使用符合方案集作为主要分析时，还需采用符合方案集进行描述。

2. **有效性分析**　主要疗效指标、次要疗效指标需作处理间的比较。列出不同治疗组间差值估计（点估计，区间估计）和假设检验。多中心试验需考虑中心效应。

3. **器械的功能性分析**　包括使用便捷性和器械功能及稳定性评估。

4. **安全性分析**

（1）不良事件，不良反应的描述，包括实验室数据的改变，计算不良反应的发生率，对发生率较高的进行组间比较。

（2）严重不良事件的描述。

5. 合并用药分析（有合并用药的情况） 医疗器械的临床试验不同于药物的临床试验，不是所有的医疗器械试验都有合并用药，在有合并用药的情况，需要对合并用药进行统计分析。列表描述本次试验所使用的合并用药。使用率较高（> 10%）的合并用药的组间比较采用 χ^2 检验或 Fish 确切概率，使用率较低的伴随用药仅用描述性统计。

第二节　常用的统计分析方法

临床试验目的、研究设计和指标的性质决定了临床试验数据分析的统计分析方法。在进行统计分析之前应制定详细的统计分析计划书，依据统计分析计划书的内容，两个程序员独立地编制统计分析程序，并且获得同样的计算结果。对于有效率/均数其取值越高表明疗效越好，这样的指标称为高优指标，反之，对于有效率取值越低的疗效越好的，称为低优指标。本章节中的检验假设中的率/均数均为高优指标。不同的研究设计所使用的统计分析方法不同，平行组设计和配对设计是医疗器械设计中常用的设计，本章节主要介绍此两种设计中常用的统计分析方法。

一、平行组设计中常用的统计检验

1. 差异性检验

（1）率的差异性检验：常用的统计检验的假设是两个总体率之间是否相等，其无效假设和备择假设如下：

$$H_0: \pi_T = \pi_C$$

$$H_1: \pi_T \neq \pi_C$$

π_T 为试验器械有效率，π_C 为对照的有效率。不拒绝 H_0，表明尚不能认为 π_T 不等于 π_C，差异无统计学意义。拒绝 H_0，表明 π_T 与 π_C 不相等，然而并不能回答差异是否有临床意义。常用的统计分析方法为 pearson χ^2。

（2）均数的差异性检验：检验两个总体均数之间是否相等。其无效假设和备择假设如下。

$$H_0: \mu_T = \mu_C$$

$$H_0: \mu_T \neq \mu_C$$

μ_T 和 μ_C 分别为试验和对照器械主要效应指标的

总体均数。不拒绝 H_0，表明尚不能认为 μ_T 不等于 μ_C，差异无统计学意义。拒绝 H_0，表明 μ_T 与 μ_C 不相等，同率的差异性检验相同，亦不能回答差异是否有临床意义。常用的统计分析方法为成组 t 检验或 t' 检验。

2. 优效性检验（superiority test） 试验的医疗器械优于对照产品，试验器械比对照品高于具有临床意义的一定数值才认为优效，称为优效性检验。优效性检验为单侧假设，α 一般设定为 0.025，以减少非优效的医疗器械判断为优效器械的错误。

（1）率的优效性检验：其无效假设和备择假设如下。

$$H_0: \pi_t - \pi_c \leqslant \Delta$$

$$H_1: \pi_t - \pi_c > \Delta$$

$\Delta > 0$，为优效性界值。当 $\Delta = 0$，为统计优效性检验，非专业意义的优效检验。

优效性检验的公式如下：

$$u = \frac{p_t - p_c - \Delta}{s(p_t - p_c)}$$

p_t 和 p_c 分别为试验和对照器械样本的发生率，由 u 分布可获得相应的 P 值，根据 P 值是否小于设定的 α 水平进行判断优效性检验是否成立。当 $\Delta = 0$，此公式就是 u 检验的公式，称为统计优效性检验。

（2）均数的优效性检验：其无效假设和备择假设如下。

$$H_0: \mu_t - \mu_c \leqslant \Delta$$

$$H_1: \mu_t - \mu_c > \Delta$$

Δ 的意义同上。

优效性检验的公式如下：

$$t = \frac{\bar{x}_T - \bar{x}_C - \Delta}{S_{(\bar{x}_T - \bar{x}_C)}}$$

$$v = n_T + n_C - 2$$

$\bar{x}_T$ 和 $\bar{x}_C$ 分别为试验和对照器械样本均数，由 t 分布可获得相应的 P 值，根据 P 值是否小于设定的 α 水平进行判断优效性检验是否成立。当 $\Delta = 0$，此公式就是 t 检验的公式，称为统计优效性检验。

假设检验也可以采用可信区间进行统计学推断，按单侧 $100(1-\alpha)\%$ 的可信度，计算 $\pi_t - \pi_c$ 或 $\mu_t - \mu_c$ 的单侧可信区间下限 C_L。

率的可信区间：$C_L = (p_t - p_c) - u_\alpha s_{(p_t - p_c)}$

均数的可信区间：$C_L = (\bar{x}_T - \bar{x}_C) - t_{a,v} S_{(\bar{x}_T - \bar{x}_C)}$

如果 (C_L, ∞) 不包含 0，当 $C_L > 0$，可认为试验器械比对照器械具有统计优效的结论；当 $C_L > \Delta$，可获得试验器械比对照器械具有临床优效的结论。

图 7-1 中研究 1 为统计优效性，研究 2 为临床优效性。

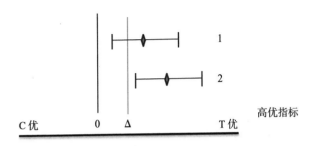

图 7-1　优效性检验区间示意图　疗效差 T-C

3. 等效性检验（equivalence test）　等效性检验所要说明的是试验器械和对照器械的效应"相当"。"相当"不等于"相等"，其是对效应差别的一种临床可接受的允许范围的概念，试验器械可以比对照器械好，但是不能好得太多，也可以比对照器械差，但是不能差得太多，这种好或差都是可以在临床上可以接受的。因此等效性的界值有两个，一个是好的上界值，一个是差得下界值。差异落在这个界值内，被认为是等效。

（1）率的等效性检验：其无效假设和备择假设有两对，第一对假设如下：

$$H_{01}: \pi_t - \pi_c \geqslant \Delta$$

$$H_{11}: \pi_t - \pi_c < \Delta$$

第二对假设如下：

$$H_{01}: \pi_t - \pi_c \leqslant \Delta$$

$$H_{11}: \pi_t - \pi_c > \Delta$$

当这两对假设检验同时成立的情况下，等效性检验才能成立。

对此两对假设检验可采两个单侧 U 检验，即

$$u = \frac{p_t - p_c - \Delta}{s(p_t - p_c)} < -u_\alpha$$

$$u = \frac{p_t - p_c - \Delta}{s(p_t - p_c)} < -u_\alpha$$

当同时拒绝这两个检验，等效性的结论方可成立。

（2）均数的等效性检验：其无效假设和备择假设有两对，第一对假设如下：

$$H_{01}: \mu_t - \mu_c \geqslant \Delta$$

$$H_{11}: \mu_t - \mu_c < \Delta$$

第二对假设如下：

$$H_{01}: \mu_t - \mu_c \leqslant -\Delta$$

$$H_{11}: \mu_t - \mu_c > -\Delta$$

当这两对假设检验同时成立的情况下，等效性检验才能成立。对此两对假设检验可采两个单侧 t 检验，即

$$t = \frac{\overline{x}_t - \overline{x}_c - \Delta}{S_{(\overline{x}_t - \overline{x}_c)}} < -t_\alpha$$

$$t = \frac{\overline{x}_t - \overline{x}_c - \Delta}{S_{(\overline{x}_t - \overline{x}_c)}} > -t_\alpha$$

$$v = n_T + n_C - 2$$

当同时拒绝这两个检验，等效性的结论方可成立。

等效性检验中每次检验的水准都是 α，在申报的注册临床研究中，通常 α 设定为 0.025，尽可能降低获得伪等效产品的概率。

按 $100(1-\alpha)\%$ 的可信度，计算 $\pi_t - \pi_c$ 或 $\mu_t - \mu_c$ 的可信区间。

率的可信区间的下限和上限：

$$C_L = (p_t - p_c) - u_\alpha s_{(p_t - p_c)} \qquad C_U = (p_t - p_c) + s_{(p_t - p_c)}$$

均数的可信区间下限和上限：

$$C_L = (\overline{x}_T - \overline{x}_C) - t_{\alpha,v} S_{(\overline{x}_T - \overline{x}_C)} \qquad C_u = (\overline{x}_T - \overline{x}_C) - t_{\alpha,v} S_{(\overline{x}_T - \overline{x}_C)}$$

如果 (C_L, C_U) 完全落在 $(-\Delta, \Delta)$ 之内，可认为试验器械比对照器械具有等效性的结论。

图 7-2 研究 1 可以得到等效性结论，其他的研究都不能获得等效性结论。

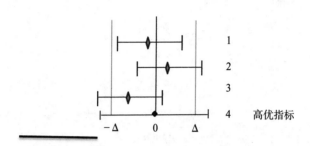

图 7-2　等效性检验区间示意图　疗效差 T-C

4. 非劣效性检验（non inferiority test） 非劣效性检验所要说明的是试验器械不差于或非劣于对照器械，不考虑试验器械是否好于对照器械，非劣效意味着比对照器械差，差在一个在医疗应用上可接受的范围内，这个可接受的最大范围便是界值。差异大于这个界值，被认为是非劣效。通常 α 设定为 0.025。

（1）率的非劣效性检验：其无效假设和备择假设如下：

$$H_0: \pi_t - \pi_c \geq -\Delta$$

$$H_1: \pi_t - \pi_c < -\Delta$$

非劣效性检验的公式如下：

$$u = \frac{p_t - p_c - (-\Delta)}{s(p_t - p_c)} > u_\alpha$$

当这个检验被拒绝，非劣效性的结论方可成立。

（2）均数的非劣效性检验：其无效假设和备择假设如下：

$$H_0 : \mu_t - \mu_c \geqslant -\Delta$$

$$H_1 : \mu_t - \mu_c < -\Delta$$

非劣效性检验的公式如下：

$$t = \frac{\overline{x}_t - \overline{x}_c - (-\Delta)}{s_{(\overline{x}_t - \overline{x}_c)}} > t_\alpha$$

$$v = n_T + n_C - 2$$

当 p < α，接受 H_1，非劣效性的结论成立。

按单侧 100（1 - α）% 的可信度，计算 $\pi_t - \pi_c$ 或 $\mu_t - \mu_c$ 的单侧可信区间下限。

率的可信区间的下限：$C_L = (p_t - p_c) - u_\alpha s_{(p_t - p_c)}$

均数的可信区间下限：$C_L = (\overline{x}_T - \overline{x}_C) - t_{\alpha,v} S_{(\overline{x}_T - \overline{x}_C)}$

当 $C_L > -\Delta$，可认为试验器械非劣于对照器械的结论。图 7-3 中只有研究 1 可以获得非劣效的结论，研究 2 不能得出非劣效的结论，研究 3 至少可以获得统计优效性结论。

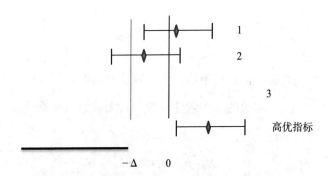

图 7-3　非劣效性检验区间示意图　疗效差 T-C

　　优效性检验，等效性检验和非劣效性检验的界值都要在试验设计阶段确定，而不是在数据统计分析阶段临时确定，否则会有为了结论而结论之嫌。

　　5. 单组目标值法　在某些医疗器械的临床试验中，随机对照试验不能开展，只能开展试验器械的临床试验，由于是单组试验，因此可采用目标值法进行评价器械的有效性 / 安全性。目标值的确定是从已有的大量的临床数据获得的。如果评价指标的结果在指定的目标值范围内，可获得试验器械有效性 / 安全性结论。

　　（1）目标值为率：其无效假设和备择假设如下：

$$H_0: \pi_t \leqslant \pi_c$$

$$H_1: \pi_t > \pi_c$$

π_0 为目标值。

其假设检验实质是样本率和总体率的比较。当样本量 n 较大，样本率 $nP(1-P)>5$，率的抽样分布近似于正态分布，因此公式如下：

$$u = \frac{P-\pi_0}{\sqrt{\pi_0\left(1-\pi_0\right)/n}}$$

当 $p<\alpha$，接受 H_1，表明目标值在指定的范围内成立。

当不满足正态分布时，可根据二项分布的原理采用确切概率的方法进行检验。

可信区间的方法是按单侧 $100(1-\alpha)\%$ 的可信度，计算单侧可信区间下限，如果下限值大于目标值，表明目标值在指定的范围内成立。可信区间的计算可采用二项分布的方法，当满足近似正态分布 [n 较大，样本率 $nP(1-P)>5$]，可采用正态近似的方法；当目标值接近 0 或 100%，则用 Miettinen 确切估计法（1970）或 Wilson 计分区间法。

Miettinen 确切估计法计算可信区间的公式如下：

$$p_L = \frac{r}{r+\left(n-r+1\right)F_{\frac{\alpha}{2};2(n-r+1),2r}}$$

$$p_U = \frac{r+1}{r+1+(n-r)F_{\frac{\alpha}{2};2(r+1),2(n-r)}}}$$

P_L – 可信区间下限　P_U – 可信区间上限　n – 样本量　r – 发生目标事件数

当 $r=0$ 时，$p_L = 0$，$P_U = \dfrac{r}{1+n/F_{1-\alpha/2;2,2n}}$

当 $r=n$ 时，$p_L = \dfrac{n}{n+F_{1-\alpha/2;2,2n}}$，$P_U = 1$

Wilson 计分区间法的可信区间计算如下：

$$CL = \frac{2np + z_{1-\alpha/2} = \sqrt{z_{1-\frac{\alpha}{2}+4np(1-P)}^2}}{2(n+z_{1-\alpha/2}^2)}$$

（2）目标值为均数：其无效假设和备择假设如下：

$$H_0 : \mu_t \leqslant \mu_0$$

$$H_1 : \mu_t > \mu_0$$

μ_0 为目标值。

其假设检验实质是样本均数和总体均数的比较，因此采用 t 检验，公式如下：

$$t = \frac{\overline{x}_t - u_0}{s/\sqrt{n}} \qquad v = n-1$$

s – 评价指标的标准差，n – 样本含量

当 $P < \alpha$，接受 H_1，表明医疗产品达到目标值要求。

采用以下公式进行可信区间下限计算，可信度为单侧 $100(1-\alpha)\%$

$$C_L = \bar{x}_T - t_{\alpha,v} S / \sqrt{n}$$

当此可信区间的下限大于目标值 μ_0，可接受备择假设，表明医疗产品达到目标值要求。

二、配对设计中常用的统计检验

常见的配对设计为同一受试对象的两个对应部位同时接受试验器械和对照器械测量，评估不同的医疗器械对同一指标的测量一致性，如试验和对照心电图机对心电图特征质量评价的一致性分析，心电图特征质量分为优、良和差，此时可采用 Kappa 系数评估其一致性，采用 McNemar test 评估其不一致性。

1. Kappa 检验　Kappa 系数用于评价两种方法评估结果一致度时扣除由于"机会"或"碰巧"判定结果相同部分的信息，从而提高了判断的有效性。评估指标为三分类的时候，数据格式见表 7-1：

表 7-1　方表数据格式

		对照组			
		优	良	差	合计
试验组	优	a	b	c	r1
	一般	d	e	f	r2
	差	g	h	i	r3
	合计	c1	c2	c3	N

无效假设和备择假设如下：

$$H_0: \text{Kappa} = 0$$

$$H_1: \text{Kappa} > 0$$

$$\text{Kappa} = (P_o - P_e) / (1 - P_e)$$

P_o – 评估一致的比例。

P_e – 评估一致的观察计数值.

$$p_e = \frac{c1}{N} \times \frac{r1}{N} + \frac{c2}{N} \times \frac{r2}{N} + \frac{c3}{N} \times \frac{r3}{N}$$

Kappa 的方差为

$$\mathrm{V(Kappa)} = 1 / \left[n \left(1 - p_e \right)^2 \right]$$

$$\left[p_e + p_e^2 - \sum c_i r_i \left(c_i + r_i \right) / n^3 \right]$$

检验统计量为：$\mathrm{U} = Kappa / \sqrt{\mathrm{V(Kappa)}}$

由 U 分布计算 P 值，$P > \alpha$，接受无效假设时认为评估结果不一致，$P \leqslant \alpha$，接受备择假设时认为评估结果一致。

2. McNemar 检验　Kappa 检验是判断方表主对角线上一致部分是由于偶然机会造成的一致还是确实是存在一致性。McNemar 检验是判断方表中不一致部分的存在怎样的变化倾向，不一致的部分是相同还是不同趋势。其假设为：

$$H_0: x_{ij} = x_{ji}$$

$$H_1: 至少存在一对 i < j, \; x_{ij} = x_{ji}$$

$$\chi^z = \sum_{i<j} (x_{ji} - x_{ij})^2 / \left(x_{ji} + x_{ij} \right)$$

$$v = c\,(c-1)\,/\,2$$

v - 自由度，c - 分类数。

由卡方分布计算 P 值，$P > \alpha$，接受无效假设时认为评估结果不一致的部分变化倾向相同，$P \leqslant \alpha$，接受备择假设时认为评估结果不一致的部分变化倾向不相同。

第三节　样本量的计算

《医疗器械临床试验质量管理规范》（2016 年

6 月 1 日起施行）中明确规定：未在境内外批准上市的新产品，安全性以及性能尚未经医学证实的，应当先进行小样本可行性试验，待初步确认其安全性后，再根据统计学要求确定样本量开展后续临床试验。

样本含量的确定与以下因素有关，主要指标的性质（数值变量还是分类变量）、临床上认为有意义的差值，检验统计量，检验假设，Ⅰ和Ⅱ型错误等。样本含量的具体计算方法以及计算过程中所用到的统计量的估计值应根据预试验或文献资料的结果估算。Ⅰ型错误常用 5%，Ⅱ型错误应不大于 20%。确定样本含量的依据应在试验方案中阐明。

1. 优效性试验

（1）两样本率的比较：对照组的样本含量计算公式如下：

$$n_c = \frac{\left(z_{1-\alpha} + z_{1-\beta}\right)^2}{\left(p_T - p_C - \Delta\right)^2} \left[\frac{p_T\left(1-p_T\right)}{K} + p_C\left(1-p_C\right)\right]$$

n_c – 对照组样本含量

p_T – 试验组率

p_C – 对照组率

Δ – 优效性界值，大于 0

α – 第Ⅰ类错误（常取单侧 0.025）

β - 第 II 类错误（常取单侧 0.20）

K - 试验组与对照组例数的比值

试验组样本含量：$n_T = Kn_c$

当 $\Delta = 0$，即为差异性检验样本含量公式。

（2）两样本均数的比较：对照组样本含量计算公式如下：

$$n_c = \frac{\left(z_{1-\alpha} + z_{1-\beta}\right)^2 \sigma^2 \left(1 + \dfrac{1}{K}\right)}{\left(\bar{x}_T - \bar{x}_C - \Delta\right)^2}$$

σ - 标准差（假设两组标准差相同）

$\bar{x}_T$ - 试验组均数

$\bar{x}_C$ - 对照组均数

Δ - 优效性界值，大于 0

试验组样本含量：$n_T = Kn_c$

2. 等效性试验

（1）两样本率的比较

$$n_c = \frac{\left(z_{1-\alpha} + z_{1-\beta}\right)^2}{\left(\Delta - \left|p_T - p_C\right|\right)^2} \left[\frac{p_T\left(1 - p_T\right)}{k} + p_C\left(1 - p_C\right)\right]$$

Δ - 等效性界值

α - 第 I 类错误（常取单侧 0.025）

β - 第 II 类错误（常取单侧 0.10）

其他符号的意义同率的优效性检验

试验组样本含量为：试验组样本含量：$n_T = Kn_c$

当 $\Delta = 0$，即为差异性检验样本含量公式。

（2）两样本均数的比较

$$n_c = \frac{\left(z_{1-\alpha/2} + z_{1-\beta/2}\right)^2 \sigma^2 \left(1 + \dfrac{1}{K}\right)}{\left(\Delta - \left|\bar{x}_T - \bar{x}_C\right|\right)^2}$$

Δ - 等效性界值

α - 第 I 类错误（常取单侧 0.025）

β - 第 II 类错误（常取单侧 0.10）

其他符号的意义同均数的优效性检验

试验组样本含量为：试验组样本含量：$n_T = Kn_c$

3. 非劣效性试验

（1）两样本率的比较：对照组的样本含量计算公式如下：

$$n_c = \frac{\left(z_{1-\alpha} + z_{1-\beta}\right)^2}{\left(p_T - p_C - (-\Delta)\right)^2}\left[\frac{p_T\left(1-p_T\right)}{K} + p_C\left(1-p_C\right)\right]$$

n_c - 对照组样本含量

p_T - 试验组率

p_C - 对照组率

$-\Delta$ - 非劣效界值

α - 第 I 类错误（常取单侧 0.025）

β - 第 II 类错误（常取单侧 0.20）

试验组样本含量：$n_T = Kn_c$

（2）两样本均数的比较：对照组样本含量计算公式如下：

$$n_c = \frac{\left(z_{1-\alpha} + z_{1-\beta}\right)^2 \sigma^2 \left(1 + \dfrac{1}{K}\right)}{\left[\bar{x}_T - \bar{x}_C - \left(-\Delta\right)\right]^2}$$

σ - 标准差（假设两组标准差相同）

$\bar{x}_T$ - 试验组均数

$\bar{x}_C$ - 对照组均数

$-\Delta$ - 非劣效性界值

α - 第 I 类错误（常取单侧 0.025）

β - 第 II 类错误（常取单侧 0.20）

试验组样本含量：$n_T = Kn_c$

4. 单组目标值样本量

（1）率的样本量计算公式如下：

$$n = \left(\frac{z_{1-\alpha}\sqrt{p_0\left(1-p_0\right)} + z_\beta\sqrt{p_1\left(1-p_1\right)}}{\left(p_1 - p_0\right)}\right)^2$$

α - 第 I 类错误（常取单侧 0.025）

β - 第 II 类错误（常取单侧 0.20）

p_0 – 目标值

p_1 – 试验产品主要评价指标有效率

当率接近于 0% 或 100% 时，需要用确切概率。按二项分布的原理进行计算样本量，发生事件数为 m，当 m ≥ r，则拒绝无效假设，在备择假设 $\pi_1 > \pi_0$ 的条件下，检验的把握度为：

$$P\left(\mathrm{m} \geq r \mid H_1\right) = \sum_{i=r}^{n} \frac{n!}{i!(n-i)!} p_1^i \left(1-p_1\right)^{n-i}$$

同时满足：

$$\sum_{i=r}^{n} \frac{n!}{i!(n-i)!} p_a^i \left(1-p_0\right)^{n-i} \leq \alpha$$

$$\sum_{i=r-1}^{n} \frac{n!}{i!(n-i)!} p_0^i \left(1-p_0\right)^{n-i} > \alpha$$

通过迭代求解。

（2）均数的样本量计算公式如下：

$$n = \frac{\left(z_{1-\alpha} + z_{1-\beta}\right)\sigma^2}{\left(\bar{x}_1 - \bar{x}_2\right)^2}$$

σ – 标准差（假设两组标准差相同）

α – 第 I 类错误（常取单侧 0.025）

β – 第 II 类错误（常取单侧 0.20）

样本量计算出来后，通常还要考虑脱落率的问题，因此需要按脱落率增加一定的样本量，以防止脱落而造成有效分析例数不够。

（宋艳艳）

参考文献

1. 国家食品药品监督管理总局. 医疗器械临床试验质量管理规范. https://www.cmde.org.cn/CL0020/5511.html.
2. 国家食品药品监督管理总局. 医疗器械临床试验设计指导原则. https://www.cmde.org.cn/CL0112/6937.html.
3. 国家食品药品监督管理总局. 医疗器械注册管理办法. http://samr.cfda.gov.cn/WS01/CL0053/103756.html.
4. 邓伟，贺佳. 临床试验设计与统计分析. 北京：人民卫生出版社，2012.

第八章
影像医疗器械临床试验报告撰写

医疗器械临床试验，是指在经资质认定的医疗器械临床试验机构中，对拟申请注册的医疗器械在正常使用条件下的安全性和有效性进行确认或者验证的过程。2016年3月，国家药品监督管理局［原国家食品药品监督管理总局（CFDA）］出台了《医疗器械临床试验质量管理规范》（以下称规范）。规范第八章第八十三条和八十四条中指出，研究者应当按照临床试验方案的设计要求，验证或者确认试验用医疗器械的安全性和有效性，并完成临床试验报告。多中心临床试验的临床试验报告应当包含各分中心的临床试验小结。对于多中心临床试验，协调研究者应起草完成《临床试验报告》，分中心研究者应完成临床试验小结，而临床试验小结应当至少包括临床试验概况、临床一般资料、试验用医疗器械以及对照用医疗器械的信息描述、安全性和有效性数据集、不良事件的发生率以及处理情况、方案偏离情况说明等，并附病例报告表。例如，承担临床试验的多家临床机构（如两家医院）的试验科室应当按照医疗器械临床试验方案的设计要求与规定的格式，根据临床试验的结果及统计分析分别撰写一篇临床试验小结，再由组长单位（协调研究者）根据上述承担临床试验的两家临床机构的临床试验小结，汇总两家临床机构临床试验的结果，并将同一适应证（部位）的数据合并在一起进行统计分析，申办者、临床试验机构和研究者应保证临床数据的真实性和保密性，最后由研究者出具一份临床试验报告。本章节主要讲述影像医疗器械临床试验报告的撰写。

第一节　影像医疗器械临床试验报告的主要内容

根据规范第八章第八十五条规定，临床试验报告应与临床试验方案一致，主要包括以下方面：一般信息；摘要；简介；临床试验目的；临床试验方法；临床试验内容；临床一般资料；试验用医疗器械和对照用医疗器械或者对照诊疗方法；所采用的统计分析方法以及评价方法；临床评价标准；临床试验的组织结构；伦理情况说明；临床试验结果；临床试验中发现的不良事件以及其处理情况；临床试验结果分析、讨论，尤其是适应证、适用范围、禁忌证和注意事项；临床试验结论；存在问题以及改进建议；试验人员名单；其他需要说明的情况；研究者签名及临床试验机构的试验管理部门意见。为了保持影像医疗器械临床试验研究报告的规范性，符合临床试验的设计和要求，便于受试产品的申报审查，临床试验报告应认真按规范的内容和要求撰写；但需要说明的是，在有关内容保持一致的前提下可不拘于形式。现将临床试验报告的一般内容介绍如下：

一、一般信息

（一）封面页

包括以下 6 项内容：

1. 报告编号；

2. 题目；

3. 受试产品的相关信息，包括临床试验用医疗器械的名称、具体型号及规格、试验用影像医疗器械的管理类别等；

4.临床试验机构的相关信息，包括：①承担临床试验的医疗机构的名称（盖章）及通讯地址；②承担临床试验管理部门负责人的姓名（签名）及通讯方式（联系电话）等。

5.本次临床试验的相关信息，包括：①临床试验开始时间和结束时间；②临床试验方案（修改）编号、版本号和日期；③研究者、申办者、代理人和监查员的名称（盖章）；

6.影像医疗器械临床试验报告的形成时间。

（二）临床试验报告目录

应包含全部内容的目录及所对应的页码，以便申报审查时查阅。

二、摘要

应包括对本次临床研究报告的摘要性介绍，包括文字叙述、重要数据及 P 值等，要求简明扼要、逻辑清晰；并附总结报告中所应用到的所有缩略语的全称。

三、简介

简单介绍本次临床试验用影像医疗器械的相关研发背景和一般资料，如研发的原因、依据以及合理性，研发的目的、目标人群、治疗、时间和主要终点等，以及受试产品的工作机理或原理，产品的特点与试验应用范围，产品的具体功能等。

四、临床试验目标

影像医疗器械临床试验的目标是评价受试产品能否满足医疗临床的诊断或治疗要求，验证该受试产品的有效性和安全性。例如，在受试产品为某医用诊断 X 射线摄影系统时，可采用标准对照，以目标值为标准，根据主要有效性评价指标"影像质量符合率"定义目标值为 85%，即影像质量符合标准率高于 85%。通过标准对照，分析该受试产品在临床 X 射线摄影检查过程中获得的影像质量，评价其能否满足临床诊断要求及验证其有效性和安全性。

五、临床试验方法

1. 根据受试产品（如影像医疗器械）的临床试

验方案的设计和要求，可采用多中心、随机抽样、标准对照、单臂临床试验等方法，完成对受试产品的临床安全性和有效性的评价。必要时，可用图标等直观方式进行标明。

2．根据受试产品临床试验方案的病例入选标准和排除标准选择合格受试者，并对合格受试者使用受试产品进行试验（检查）。

3．受试者的医学影像资料由具有相应资质的研究者（诊断医师），按照受试产品临床试验方案设计的观察项目和评价标准，分别独立对其解剖结构和病理结构的显示效果作出客观、真实的评价。当研究者之间意见不一致时，可通过进一步讨论和请上级医师会诊后给出评价意见。

4．研究者（诊断医师或操作技师）根据临床试验过程中的具体应用情况，按照临床试验方案设计的评价标准评价受试产品操作的安全性和稳定性；同时在《临床试验记录表》作各项评价结果原始记录，并负责其完整性和真实性。

5．项目主要研究者根据统计专业人员的统计分析结果撰写临床试验报告。报告由机构负责人审核并签署意见，盖机构公章后提送申办者。

六、临床试验内容

根据受试产品临床试验方案的设计和要求，通过对影像数据的收集和临床使用效果的反馈，应验证受试产品的整体稳定性、图像质量、临床功能、产品使用方便性等方面的内容。

七、临床一般资料

（一）临床试验范围

包括临床试验方案规定的性别、年龄、体重、病种及检查部位等内容。如受试产品为医用 X 射线检查设备时，可选择胸部、腹部及骨骼与软组织等为检查部位；受试产品为磁共振成像系统时，可选择头部、体部、脊柱与脊髓部及关节部等为检查部位。

（二）病例的选择

应根据影像医疗器械设备具体属性及注意事项，同时应结合伦理要求考虑来制定合理可行的病例入选标准（诊断标准须公认）、排除标准和剔除标准、退出标准。

以受试产品为医用 X 射线摄影系统为例，病例的选择一般如下：

1. 入选标准

（1）临床要求进行 X 线诊断检查的就诊者；

（2）非病情危重、非 X 线诊断检查过程可能出现生命危险的受试者；

（3）受试者自愿参加本试验，并签署"受试者知情同意书"；

（4）年满 18 周岁以上至 65 周岁以下，性别不限。

2. 排除标准

（1）计划妊娠、意外妊娠以及妊娠者；

（2）未签署"受试者知情同意书"者；

（3）有精神障碍无法配合检查者；

（4）病情危重、X 线诊断检查过程可能出现生命危险的受试者。

3. 病例脱落标准

（1）检查过程病情突发非预见变化，不能完成临床试验者；

（2）受试者主动退出临床试验。

4. 剔除标准

（1）凡不符合入选标准而被误纳入的病例，以及虽符合入选标准而入选后退出的，需予以剔除；

（2）受试者依从性差，未按规定方案进行检查的，需予以剔除；

（3）其他不能完成临床试验的原因。

（三）样本量的计算

根据临床试验设计的具体要求指标计算样本量，应符合相关统计学要求，符合最低样本量的要求。例如，参照原 CFDA 发布的《医用 X 射线诊断设备（第三类）产品注册技术审核指导原则》，按照目标值法进行临床试验设计，以图像质量的临床诊断要求符合率为主要有效性评价指标，以图像质量的临床诊断要求符合率不得低于 85% 设定为临床验证的目标值 p_0，以受试者的图像质量达到临床诊断要求符合率至少 95% 为临床验证的预期值 p_1，则当显著性水平为 5%（双侧）、检验效能为 80% 时，$u_a = 1.960$；$u_\beta = 0.842$，代入样本量（n）计算公式：

$$n = \frac{\left[u_a \sqrt{p_0 (1 - p_0)} + u_\beta \sqrt{p_1 (1 - p_1)} \right]^2}{(p_1 - p_0)^2}$$

可得到样本量 $n = 80$。

（四）病例数

由每组样本量（n）及组数计算出总样本量（N），根据临床试验方案的设计要求将病例进行分组和入组。例如，受试产品为磁共振成像系统时，可根据临床试验方案的设计要求将检查部位分为头部、体部、脊柱与脊髓部及关节部共计 4 个组，如按照（三）中的标准，总样本量 $n = 4 \times 80 = 320$。每位受试者可以进行 $\leqslant 3$ 个部位的 MRI 检查，每个检查部位计为 1 例，包括体部的肝胆、肾脏和盆腔 MRI 检查等均分别各计为 1 例。若每组的验证样本量由两个试验机构各承担 1/2，则每机构各组样本量分配如下：①头部组 40 例；②体部组 40 例；③脊柱与脊髓部组 40 例；④关节部组 40 例。

八、试验用影像医疗器械和对照用医疗器械 / 对照诊疗方法

（一）试验用医疗器械

包括试验用影像医疗器械即受试产品的机理、特点、试验范围、功能和注意事项等内容。以受试产品为某医用 X 射线摄影系统为例，其机理是医用诊断 X 射线摄影系统经高频高压发生器产生高频脉冲电压经整流后加于 X 射线管上产生 X 射线，穿过被检查患者的病灶部位，投照于 X 射线 CCD 探测器上，获得数字化的影像信息，在影像工作站上产生患者的病灶部位 X 射线图像；特点是该系统与传统的常规

X射线机比较，可获得数字化影像信息，以数字化格式获取、处理图像，大大提高了临床诊断的准确性，并且可以实现高效的检查、处理、存储、查询及图像的传递；适用范围是人体多部位临床X射线摄像的需要，如胸部，腹部，骨骼与软组织等，但不适用于乳腺摄影和口腔科摄影；功能是该医用数字X射线机，可以满足需要进行普通X射线摄影检查的患者和医疗单位做X射线摄影诊断用，能够为影像科医师提供清晰的X射线影像。注意事项是严禁同一患者长时间频繁多次使用该设备、严禁孕妇使用该设备，同时使用本产品进行检查时，应注意对患者、家属及医务人员的放射防护。

（二）对照产品

在药品临床试验中，一般采用双盲法来进行对照试验，用以确定疗效。但由于医疗器械一般是对损害的组织或器官进行修复或置换，因此无法采用双盲法，而是采用对照试验。对照试验往往是在不同患者身上进行，是与当前临床上已公认或确认的治疗方法进行对比，以确定新影像医疗器械的疗效。这样，在试验方案设计时，一定要考虑个体差异，结果要进行统计学处理。对于进行临床试验验证的影像医疗器械临床试验产品，应在临床试验报告中对已经上市的同类对照产品进行介绍，包括对照产品的机理、特点、试验范围、功能和注意事项等内容。

九、所采用的统计分析方法及评价方法

近年来，随着影像医疗器械研发日新月异的发展，医学统计学对提高影像医疗器械临床试验研究水平的重要性尤为显著，影像医疗器械临床试验工作者已经越来越重视医学统计在影像医疗器械临床试验中的作用。医学统计学原则贯穿于影像医疗器械临床试验的全过程（包括研究方案设计、试验实施、数据管理及数据统计分析等），是影像医疗器械临床试验研究工作中的重要组成部分。对影像医疗器械临床试验报告中的数据不能简单地比较数字大小就得出结论，在统计处理范围内所有临床试验项目，均应列入统计处理范围，最大限度地控制试验误差，提高试验质量，并对临床试验结果进行科学合理的分析。

（一）统计分析人群和方法

1. **统计分析人群**　分析人群包括临床试验方案中的 FAS（全分析集）、PPS（符合方案集）和 SS（安全性分析集）等内容，三者不一致时需进一步定义。

例如，在受试产品为某医用 X 射线摄影系统时，临床试验方案中的 FAS、PPS 和 SS 一致，故无需对分析人群进一步定义。

2. 统计分析方法　医学统计学分析应由具有生物统计学资质的、专业的生物统计学人员，采用国内外公认的标准统计检验分析方法和统计分析软件与版本对影像医疗器械临床试验中的数据进行统计分析。统计分析方法中应明确列出统计分析集及其定义，试验比较类型，主要指标及次要指标的定义，各种指标的统计分析方法（国内外公认方法和软件）等。影像医疗器械临床试验一般是对检查部位或器官进行检查或修复，因此无法采用双盲法，而是采用对照试验。对照试验往往是在不同患者身上进行，通过与当前临床上已经公认或确认的治疗方法进行对比，以确定新影像医疗器械（受试产品）的效果。这样就要求在临床试验方案设计时，一定要考虑个体差异，结果要进行统计学处理。例如，受试产品为某医用 X 射线摄影系统时，统计处理范围内所有临床试验项目，均应列入统计处理范围，由于临床试验报告基于 Excel 数据文件，统计分析可采用 SPSS20.0 统计软件对各部位的数据分别进行统计分析，常规统计检验方法是采用双侧检验，取 $\alpha = 0.05$ 为具有统计学意义的检验水准，参数的可信区间估计采用 95% 可信区间范围，单因素类间（中心、性别、年龄、部位、体型等）比较，定性数据采用 Pearson χ^2 检验，多因素对诊断结果的影响采用 logistic 回归模型，定量数据参数方法采用两样本 t 检验（两组）或 one-way ANOVA（多组），非参数方法对应采用 Wilcoxon two-sample test 或 Kruskal-Wallis test。

（二）统计评价指标

1. **有效性指标**　对于受试产品为影像医疗器械的临床试验报告中，对所有入选者和最终完成者分别进行统计分析，计算图像质量临床诊断要求符合率，这是其有效性指标；在点估计的基础上，计算点估计的 95% 可信区间，并与预先设定的目标值进行比较。

2. **安全性指标**　包括受试产品的计算系统操作性能、操作稳定性和安全性满意度等指标。一旦发现个别受试者在临床试验过程中发生不良事件，应立即对试验结果进行统计学相关性分析，以判断该结果是否确属受试产品医疗器械所引起。

（三）缺失值和异常值的处理

一般临床试验报告中对缺失数据（如果有的话）

不做估计，对异常（离群）数据的判定一般是观察值大于 P_{75} 或小于 P_{25} 超过 3 倍的四分位间距（$= P_{75} - P_{25}$）被判为离群数据。分析过程中，对离群数据采用敏感性分析，即将离群数据保留和剔除均做分析，若结果不矛盾，则保留该数据；若矛盾，则视具体情况而定。

几乎所有的影像医疗器械临床试验都是有风险的，但风险的发生率各不相同。通过医学统计分析，可以客观准确评价和确定风险发生率的不确定性有多大，同时，也可以解决影像医疗器械临床试验中遇到的实际问题。但需要强调的是，尽管医学统计在影像医疗器械临床试验过程中非常重要，但医学统计并不能解决所有问题，例如：①医学统计不能使影像医疗器械临床试验结果的不确定性消失；②准确的影像医疗器械临床试验数据是给出有意义的医学统计结果的前提和基础；③如果没有影像医疗器械临床试验工作者对影像医疗器械拟解决临床问题的探索和努力，医学统计对解决实际问题也无能为力。

十、临床评价标准

（一）有效性评价标准

1. **主要指标** 在这部分内容中，应说明判断效果的主要终点指标和提供标准依据（如出版物及指导原则等）。包括：

（1）确定影像质量符合标准。根据影像科质量管理与控制诊断学，要求影像显示标准在照片上或PACS上能够显示特别重要的解剖结构和细节，并用可见程度来表征其性质，可见程度按清晰度可分为3级，包括甲级（细节清晰）、乙级（细节显示）及丙级（可见）。例如，在受试产品为"医用诊断X射线摄影系统"的临床试验过程中，可以《医用X射线诊断设备注册申报资料指导原则》为参考标准，在X射线胶片上能够看到每一部位的主要解剖结构和细节，并且用可见程度（例如完全清晰、部分清晰但不影响诊断、部分清晰影响诊断及严重影响诊断）来表征其性质。

（2）确定报废影像符合标准。受试产品所采集的影像资料不能用于临床影像诊断，属于报废影像，需要重新采集图像进行评价。

2. 次要指标

（1）确定受试产品整机功能及稳定性评估标准。评价指标一般包括整机的稳定性、功能等，评价标准可分为满意、一般及不满意，并需要给出每一项评价标准的具体解释。例如，"稳定"是指临床试验期间受试产品系统设备工作正常，没有发生故障；"较稳定"是指临床试验期间受试产品系统设备工作正常，发生故障但不影响使用；而"不稳定"是指临床试验期间受试产品系统设备不能正常工作，影响使用。

（2）确定受试产品使用便捷性评估标准。评价指标一般包括受试者的体位摆放难易度和后处理软件使用界面友好性、测量准确性及操作便捷性等，评价标准可按满意度标准分为满意、一般及不满意，并需要给出每一项评价标准具体解释。

（二）安全性评价标准

用系统安全不良事件发生率来评价系统安全性，记录列出包括与安全有关的所有不良事件的具体内容、评价分析每种不良事件发生的程度以及对每种程度做出具体解释，判断与受试产品的相关性和计算不良事件发生率。例如，在受试产品为"医用诊断X射线摄影系统"的临床试验过程中，评估是否有危及受检者和医务人员的安全隐患的指标，以下事件可定义为与安全有关的不良事件：①整机系统漏电现象；②运行过程中过热部件接触患者；③部件松动脱落影响正常工作；④整机系统尖边锐角；⑤设备液体泄漏；⑥移动式患者台在正常承重范围内工作异常；⑦急停开关异常或不工作；⑧曝光控制失效，患者辐射剂量超过 1Gy［参考标准：IEC60601-1-3（2008）］。

医疗器械产品应首先通过国家药品监督管理局所属具有资质的医疗器械质量监督检验中心的相关性能测试，但需要着重指出，通过相关性能测试不代表临床试验过程中不会发生风险，医疗机构和申办单位仍要重视和评估产品在临床试验使用过程中有可能发生的风险（例如电气安全风险、机械装置运行安全风险、电离辐射防护安全风险以及人为因素所致安全风险等），并提前针对性做好具体的预防措施。

十一、临床试验的组织结构

临床试验的组织结构包括临床机构、申办者、临床试验的实施和报告撰写的研究者、受试者及伦理委员会等。临床试验机构是由国家药品监督管理局核准，具备实施和管理临床试验职能的单位，承担着本单位临床试验工作运行的监督管理工作，执行国家相关法律法规。申办者是提出临床试验的单位，负责临床方案、监督等职责。具体职责参见相关内容。

十二、伦理情况说明

伦理委员会工作相对独立，不接受任何参与临床试验者的影响，在接到申办者的医疗器械临床试验书面申请报告后，应尽快开会，从保障受试者权益的角度严格审查试验方案，审查影像医疗器械临床试验是否严格遵守《赫尔辛基宣言》人体医学研究的伦理准则，审阅讨论、签发书面意见、盖章，并附上出席会议委员名单、其专业及本人签名。伦理委员会的意见有：①同意；②不同意；③作出必要的修改后同意；④暂停或者终止已批准的试验。

十三、临床试验结果

临床试验结果应当全面、准确、客观地描述，并且符合统计分析的要求，一般采用文字及图表的方式来表达，按照临床试验的部位、影响因素（即年龄、性别、患病和体型等）等进行分层统计分析，对受试者的人口学资料、主要有效性评价指标（影像质量符合标准率）、次要有效性评价指标（废片率、整机功能及稳定性评价、机器使用便捷性评价）、安全性评价以及评价者之间的一致性等进行统计分析评价。

十四、临床试验中发现的不良事件及其处理情况

（一）不良事件定义

医疗器械临床试验中发生的不良事件，是指在临床试验过程中出现的不利的医学事件，无论是否与试验用医疗器械相关。

（二）不良事件严重程度判定

不同医疗器械临床试验受试产品的特点不一样，其可能发生的不良事件也各不相同。一般来说，不良事件严重程度分为：1级：轻度；无症状或轻微；仅为临床或诊断所见；无需治疗；2级：中度；需要较小、局部或非侵入性治疗；与年龄相当的工具性日常生活活动受限；3级：严重或者具重要医学意义但不会立即危及生命；导致住院或者延长住院时间；致残；自理性日常生活活动受限；4级：危及生命；需要紧急治疗；5级：与AE相关的死亡。

（三）不良事件与试验用医疗器械及操作关系的判定

在报告回顾的基础上，通过文献资料回顾分析、试验用医疗器械临床试验数据的比较研究、与企业合作研究、回顾相应的临床规范和技术标准、与监测机构内部和外部的专家进行专题讨论等方法，对不良事

件发生的原因及事件与医疗器械的关系进行分析。

一旦发现个别受试者在临床试验过程中发生不良事件,应立即对试验结果进行统计学相关性分析,以判断该结果是否确属试验用医疗器械所引起。每一位受试者都要求记录一系列时间上的观测数据,应重视不良事件发生的时间是逐渐加重还是自行缓解,并需要进行前后对比分析。若不良事件的发生与使用试验用医疗器械的时间相关,且这种不良事件不能用其他原因解释,受试者停止试验后不良事件减轻或消失,则可以肯定不良事件的发生与试验用医疗器械的相关性;反之,不良事件的发生与使用试验用医疗器械的时间无关,受试者的临床状态或其他原因可以解释该不良事件,临床状态改善或其他原因去除后不良事件消失,则可以肯定不良事件的发生与试验用医疗器械无关。

(四)严重不良事件定义

严重不良事件,是指临床试验过程中发生的导致死亡或者健康状况严重恶化,包括致命的疾病或者伤害、身体结构或者身体功能的永久性缺陷、需住院治疗或者延长住院时间、需要进行医疗或者手术介入以避免对身体结构或者身体功能造成永久性缺陷;导致胎儿窘迫、胎儿死亡或者先天性异常、先天缺损等事件。

（五）本项临床试验过程中发现的不良事件、可能导致严重不良事件的器械缺陷及其处理情况

需要明确说明本项医疗器械临床试验过程中有无发生不良事件、是何种不良事件、不良事件的严重程度，以及发生不良事件后有无及时采取有效措施、采取何种措施、效果如何。对于医疗器械临床试验中已经发生的不良事件应及时报告，应当遵循可疑即报的原则，尤其对严重不良事件必须在 24 小时内报告申办单位（监察员和 / 或申办者代表）及组长单位负责人（PI），并立即报告伦理委员会、监督管理部门及卫生行政管理部门，这样有利于监督管理部门迅速掌握产品的安全性信息，根据事件严重程度采取合理和必要的应对措施，防止、避免或减少类似不良事件的重复发生，从而更有效地保障公众的身体健康和生命安全。

十五、临床试验结果分析、讨论

影像医疗器械临床试验要结合临床实际应用和试验用医疗器械的特点来确定其临床性能评价指标，尤其是适应证、适用范围、禁忌证和注意事项。例如，在医用 X 射线设备试验过程中可以确定影像质量符

合标准率、废片率、整机功能及稳定性、机器使用便捷性和不良事件等作为评价指标。在临床试验效果分析中，应对各检查部位（例如胸部、腹部或骨骼与软组织等）的评价指标进行以下三个方面的效果分析：

1. **影像质量评价分析**　应包含试验用医疗器械（受试产品）试验过程中某部位的影像质量符合标准率内容，能否满足医疗机构对该部位的诊断要求和临床应用，能否保证该部位的解剖结构和病变细节的充分显示；根据该部位影像质量符合标准率是否高于目标值、是否具有统计学意义来分析受试产品对该部位的影像质量能否完全满足临床对不同性别、不同体型、不同年龄组患者的影像诊断要求，能否保证受试产品在临床应用中保证患者的影像诊断信息细节不因患者疾病状态而丢失。医疗机构通过对影响影像质量的因素及受试者年龄、性别、体型及患病等若干因素进行具体分层分析后，评价受试产品影像质量能否在这些因素下均能保证满足该部位临床应用的影像诊断要求。

2. **整机功能及稳定性评价分析和机器使用便捷性评价分析**　在医疗器械临床试验中应用受试产品检

查某部位时，整机功能及稳定性应包含整机的性能、功能、有无安全隐患三个单项指标，依据这三项指标的满意率是否高于目标值来评价产品能否达到医疗机构和临床应用的要求、能否保证产品 24 小时无故障开机和运行、能否安全实现临床影像检查常规体位的设计摆放等。受试产品使用的便捷性主要表现在受试产品能否充分体现其性能的优化和使用人性化，可以通过常规检查体位摆放难易程度、后处理软件使用界面是否友好、测量是否准确、操作是否便捷四个单项指标的满意率是否高于目标值来评价，具体内容包括产品图像采集是否顺畅、器械摆放是否灵活、按键反应是否灵敏可靠、软件界面是否友好、图像成像是否快而优、图像传输储存是否顺畅可靠等内容。

　　3. 安全性评价分析　通过记录和分析受试产品在整个试验过程中有无发生过任何与安全有关的不良事件及其发生率，充分评价受试产品在安全风险控制上能否得到有效控制，能否完全保证受试产品在医疗机构临床应用过程中的安全性。

　　医疗机构试验科室（研究者）应针对具体的试验用医疗器械（受试产品）提出临床试验的适应证、适应范围、禁忌证和主要事项。例如，受试产品为医用

X射线诊断系统时，受试者一般经临床医生决定即可进行受试检查，但孕妇和婴幼儿应尽量避免检查，对确有正当理由需要进行检查的孕妇和婴幼儿，在检查时应尽可能地予以放射学防护保护；该受试产品适用范围主要是应用于人体胸部、腹部和骨骼与软组织等部位的X射线摄影检查；在检查时，应注意对儿童或精神异常等不宜自控制动的特殊检查者应采取相应固定的体位措施；对检查时必须陪护的人员亦应采取相应的放射保护措施；X射线曝光时应对患者检查部位以外区域进行放射防护，尤其要对对X射线敏感的部位（如生殖系统等）进行特别重点放射防护。又例如，受试产品为磁共振成像系统时，受试者的适应证一般是头颅、腹部、脊柱、骨关节等全身的磁共振诊断，禁忌证主要有：①病情危重、磁共振检查过程可能出现生命危险的患者；②带心电起搏器者和带胰岛泵者；③脑内或体内大血管周围有弹片等铁磁性异物者等。

十六、临床试验结论

影像医疗器械临床试验结论是医疗机构依据临床试验过程中对临床试验结果中的主要有效性评价指标（影像质量符合标准率、废片率、整机功能及稳定性评价、机器使用便捷性评价）和安全性评价指标进行统计分析评价以及临床试验效果分析，最后得出受试产品是否安全和有效的结论，为最终受试产品上市确定合适的适应证、临床使用方法等内容提供科学依据。

试验用医疗器械即受试产品经医疗机构试验科室临床验证后，应对各检查部位（如胸部、腹部及骨骼与软组织等）分别对受试产品做出结论。结论应简明扼要、清晰明确，综合评价受试产品的利益与风险，对其意义和可能的问题应加以评述，阐明受试产品对个体患者或针对人群检查时所获得的利益和需要注意的问题以及今后进一步研究的意义和方向。

结论应对受试产品的有效性和安全性作出客观评价，主要内容包括：①本次临床试验的有效性，即该部位的影像质量符合标准率是否符合要求或高于目标值；②本次临床试验的整机功能及稳定性满意率和受试产品使用便捷性满意率是否分别符合要求或高于目标值；③本次临床试验的安全性是否符合要求，试验中是否发生不良事件及发生率是多少，如有不良事件发生，应描述其性质、危害程度、发生时间、持续时间等。最终得出受试产品对该部位的检查是否是安全的和有效的结论，权衡有效性与发生不良事件的利弊，影像质量是否能够满足临床应用的要求，并对受试产品可否用于生产及受试产品临床应用的适应证、使用方法、禁忌证以及注意事项等内容提出建议。

十七、存在问题及改进建议

医疗机构试验科室（研究者）应在医疗器械临床试验报告中针对试验过程中可能存在的各种问题进行客观描述，并分析其产生的原因，同时进一步提出改进意见，供申请单位或申办者参考和采纳。

十八、试验人员名单

按照规定要求，医疗机构确定的临床试验的专业技术人员作为参与受试产品的临床试验负责人，必须具有相应要求的资质。例如，必须具备承担该项医疗器械临床试验的专业特长、资格和能力，熟悉申办者所提供的与临床试验有关的资料和文献，应当具备主治医师以上的职称。医疗器械临床试验报告应当由医疗机构临床试验人员在试验报告中进行登记，并附上每一临床试验人员的姓名、单位及所在部门、研究中的职位、职称（资格）、联系方式（电话等）以及必要时附上其简历。上述内容可以以表格的形式进行统计。

十九、其他需要说明的情况

研究者在医疗器械临床试验报告书写中，对其他需要说明的情况可进行补充说明，供审核参考用。

二十、研究者签名及临床试验结构的试验管理部门的意见

规范第八章第八十六条指出，临床试验报告应当由研究者签名、注明日期，经临床试验机构医疗器械临床试验管理部门审核出具意见、注明日期并加盖临床试验机构印章后交申办者。多中心临床试验中，各分中心临床试验小结应当由该中心的研究者签名并注明日期，经该中心的医疗器械临床试验管理部门审核、注明日期并加盖临床试验机构印章后交牵头单位。另外，医疗器械临床试验科室（研究者）应根据医疗器械的特性，设计符合医疗器械临床试验规定要求的病例（受试者）信息报告表。受试者信息报告表应在试验报告后附录，内容包括本次试验中所有临床试验受试者的信息，如受试者姓名、性别、年龄、检查部位、影像医疗器械检查条件及诊断报告记录等。受试者信息可以列表的方式统计。

第二节　临床试验报告书写与送审前的注意事项

一、报告书写前的注意事项

1. 审核受试者是否符合入选标准以及是否符合统计学随机原则。

2. 审核受试者入选例数是否满足临床试验要求及统计学原则。

3. 审核试验分组是否合理，重点关注对影响图像质量的相关影响因素（如年龄、性别、患病和体型等）的分组以及分析与评价。

4. 了解试验过程是否符合要求，如设备操作、投照摆位、曝光剂量以及图像采集、传输、存储、打印等是否符合规范要求。

5. 审核临床试验数据的采集及结果是否符合临床试验方案的要求以及是否客观、全面、准确。

6. 审核受试者知情同意书是否知情签字。

7. 审核临床试验人员是否符合资质要求。

8. 审核临床试验人员是否客观独立分析评价试验结果。

9. 审核临床试验记录，重点在病例报告表（CRF）填写是否完整、准确。

10. 审核试验结果及分析评价是否符合统计学要求。

二、报告送审前的注意事项

1. 参考文献以 Vancouver style 要求和形式列出。

2. 附件中应附有医疗机构伦理委员会批准文件。

3. 附件中应附有向受试者介绍的研究信息及知情同意书的样本。

4. 附件中应附有临床试验研究方案及方案的修改、伦理委员会对修改方案的批准。

5. 临床试验中若受试者发生严重不良事件或重要不良事件时，应附有该受试者不良事件发生报告（过程、原因及解决方案等内容）。

6. 临床试验人员应采用标准统计学方法统计分析临床试验结果，为得出严谨的临床试验结论提供可靠的科学依据。

7. 附件中应附有病例报告表一览表。

8. 审核临床试验报告的内容是否完整、格式是否规范、是否签字盖章等。

第三节　临床试验报告范例

报告编号：

×××临床试验报告

试验用医疗器械名称：××磁共振成像系统

型号规格：

试验用医疗器械的管理类别：

　　需进行临床试验审批的第三类医疗器械　是□　否□

　　中国境内同类产品　有□　无□

临床试验机构：

临床试验开始时间：

临床试验结束时间：

方案编号：

方案版本号和日期：

研究者：

申办者：

代理人：

监查员：

年　月　日

说　　明

1. 临床试验机构和研究者应当本着认真负责的态度，严格按照临床试验方案实施临床试验，公正、客观地编制临床试验报告。

2. 临床试验机构和研究者应当对试验报告的真实性和科学性负责。

3. 本报告应当由研究者签名和注明日期，临床试验机构临床试验管理部门出具意见、签章和注明日期。

目　　录

临床试验背景

临床试验背景

20 世纪 80 年代初磁共振（magnetic resonance）应用于临床以来，随着机器性能的不断提高和脉冲序列的优化与丰富以及临床对磁共振图像的认同度的增加，磁共振已经被广泛应用在临床诊断工作中。由于增加场强仍然是增加信噪比的最有效手段，所以无论是永磁型还是超导型机器，场强的增加都是一个发展方向，对提高影像质量和诊断水平起到了重要作用。

××公司经过多年的技术攻关和不断实践，先后开发出多种机型，今年精心打造了××新机型。该机型的磁场强度明显增加，梯度场和射频放大器的功率也有增大，线圈数目更多，序列更优化和丰富，功能更强大，图像质量明显提高。

××磁共振成像系统已顺利通过了国家药品监督管理局××医疗器械质量监督检验中心的型式检测，仪器的各项性能指标均已符合要求（详见原国家食品药品监督管理总局××医疗器械质量监督检验中心出具的《检验报告》，报告编号：××）。按《医疗器械临床试验质量管理规范》（原国家食品药品监督管理总局、原国家卫生和计划生育委员会第 25 号令）的法规要求对该仪器的临床有效性和安全性进行进一步临床试验。由于市场上有同类产品，因此本产品属临床验证。本部分为此次临床验证试验的试验报告。

一、临床一般资料（病种、病例总数和病例的选择）

（一）病种、病例总数

在 2011 年 6 月间，因身体健康或体检需要进行磁共振影像检查的门诊患者，并且符合本临床试验方案入选标准且不符合排除标准的 160 例次受试者纳入本次临床验证试验。受试部位为颅脑（40 例）、颈椎（18 例）、腰椎（22 例）、关节（40 例）、腹部（23 例）、盆腔（17 例），参见表 8-1。其中男性 84 例，女性 76 例，年龄 22 ~ 65 岁，平均年龄为 39.08 岁。160 例次均完成试验及对照两次 MRI 检查，无脱落病例。

表 8-1　参加 MRI 试验病例检查的部位分布情况

部位	入选人数	比例 / %
头颅	40	25.0
颈椎	18	11.25

续表

部位	入选人数	比例 / %
腰椎	22	13.75
关节	40	25.0
腹部	23	14.375
盆腔	17	10.625
合计	160	100

（二）病例的选择

1. 入选标准（同时满足以下两条方可参加试验）

（1）住院或门诊患者，需要进行磁共振诊断，且无 MRI 检查禁忌证者；

（2）受试者自愿参加试验，受试者或其法定代理人签署知情同意书。

2. 排除标准（满足以下任何一条即不能参加试验）

（1）MRI 禁忌证者，如：癫痫患者、危重患者需要使用生命支持系统者；

（2）体内有生命支持器者（如心脏起搏器、呼吸器、人工心脏瓣膜、人工角膜、神经刺激器者、胰岛素泵等）；

（3）有心脏及血管手术后带有金属夹者（如动脉

瘤夹或止血夹等），骨科手术后带有不锈钢钢板/钉者，或身体任何部位装有金属植入物者（如带有金属避孕环者、内耳植入金属假体者，有活动性金属假牙且可取出者除外）；

（4）成像部位有金属物者；

（5）危重患者，心肺功能不全者，不能平卧、不能耐受较长时间检查者；

（6）其他原因不能配合检查者（精神病患者、幽闭恐怖症等）。

3. 剔除标准（满足以下任何一条即不纳入有效性分析，但纳入安全性分析）

（1）受试者要求终止试验者；

（2）没有严格按试验标准操作方案要求完成操作规定者；

（3）试验过程中因试验产品非机械因素未能完成试验者；

（4）试验期间发生意外事件或严重不良事件者。

4. 中止试验标准

（1）发生严重不良事件；

（2）申办者要求中止；

（3）主管部门要求中止。

二、临床试验方法

（一）临床试验设计

临床试验的设计：随机抽样、自身配对法临床试验。

按照《医疗器械临床试验质量管理规范》的要求，根据公认有效、上市产品、同类可比的原则，采用院方已有的 Philips Achieva XR 医用磁共振成像系统为对照器械产品。

（二）受试者入选

受试者首先签署知情同意书。然后严格按照入选、排除标准认真进行受试者筛选，选择合格的受试者进入本次临床试验，并进行详细记录。入选后，受试者先后给予试验组与对照组两次磁共振检查，同时密切观察受试者的症状、体征、不良事件，并将检查结果及观察结果及时记录于病例报告表。

三、所采用的统计方法及评价方法

（一）统计处理方法

对本试验的数据运用 SPSS 13.0 统计学软件进行配对卡方检验和 Kappa 一致性检验，评价试验组及对照组的图像质量及安全性，以便对两组间各项总体评判指标有无差别做出统计推断。

（二）评价方法

根据试验方案所制定的影像质量有效性和安全性评价标准，对试验组及对照组的图像质量和设备安全性进行对比评价。

四、临床评价标准

（一）影像质量有效性评价

主要对病变组织或正常组织解剖结构的显示效果进行评价，从清晰度、对比度、均匀性、伪影等四个方面，按照三级评分进行评价。具体评价标准如下：

1. 清晰度

组织分辨好，边缘清晰 　　　　——3分　优

组织分辨较好，边缘比较清晰，不影响诊断

　　　　　　　　　　　　　　　——2分　良

组织分辨不好、边缘模糊，影响诊断 ——1分　差

2. 对比度

典型组织对比度强 　　　　　　——3分　优

典型组织对比度一般，不影响诊断 ——2分　良

典型组织对比度差，影响诊断 　——1分　差

3. 均匀性

成像组织均匀性一致	——3分 优
成像组织均匀性一般，不影响诊断	——2分 良
成像组织均匀性差，影响诊断	——1分 差

4. 伪影

无明显伪影	——3分 优
有轻微伪影，不影响诊断	——2分 良
有明显伪影，影响诊断	——1分 差

有效性评价采用 *Kappa* 一致性检验。检验试验设备影像质量是否与对照设备有统计学差异，即以对照设备为标准的目标值来检验试验设备的影像质量，以影像质量符合标准一致率来表示，本试验设备影像质量与对照设备影像质量的一致率目标值定为 85%。

（二）安全性评价

1. 不良反应事件发生率

用不良反应事件发生率来评价系统安全性。在试验中评估是否有危及受检者和医务人员的安全隐患。

$$不良反应事件发生率 = \frac{发生不良反应事件的病例数}{总例数} \times 100\%$$

不良反应事件严重度分级：

1级：轻度；无症状或轻微；仅为临床或诊断所

见；无需治疗。2级：中度；需要较小、局部或非侵入性治疗；与年龄相当的工具性日常生活活动受限。3级：严重或者具重要医学意义但不会立即危及生命；导致住院或者延长住院时间；致残；自理性日常生活活动受限。4级：危及生命；需要紧急治疗。5级：与 AE 相关的死亡。

2. 仪器故障发生率

$$仪器故障发生率 = \frac{发生故障的次数}{开机时间} \times 100\%$$

安全性评价采用卡方检验，$\alpha = 0.05$ 水平，双侧检验。

五、临床试验结果

（一）人口学资料

本次试验病例在 ×× 医院放射科就诊者中随机抽取，其性别、年龄在符合入选标准且不符合排除标准的就诊者中随机分布。依照临床试验方案的设计，试验组和对照组两组病例在 6 个部位的分布情况见表8-2，两组病例的性别分布见表8-3，两组病例的年龄分布见表8-4 和图 8-1。

表 8-2　试验组和对照组两组病例的部位分布

组别	颅脑	脊柱		关节	腹部		合计
		颈椎	腰椎		腹部	盆腔	
试验组	40	18	22	40	23	17	160
对照组	40	18	22	40	23	17	160

表 8-3　试验组和对照组两组病例的性别分布

部位	组别	例数	男	女
颅脑	试验组	40	21	19
	对照组	40	21	19
脊柱	试验组	40	21	19
	对照组	40	21	19
关节	试验组	40	21	19
	对照组	40	21	19
腹部	试验组	40	21	19
	对照组	40	21	19
合计	试验组	160	84	76
	对照组	160	84	76

表 8-4　试验组和对照组两组病例的年龄分布

部位	组别	例数	平均年龄	最小值	最大值	18岁~	35岁~	50岁~
颅脑	试验组	40	39.08	22	65	17	15	8
	对照组	40	39.08	22	65	17	15	8

续表

部位	组别	例数	平均年龄	最小值	最大值	18岁~	35岁~	50岁~
脊柱	试验组	40	39.08	22	65	17	15	8
	对照组	40	39.08	22	65	17	15	8
关节	试验组	40	39.08	22	65	17	15	8
	对照组	40	39.08	22	65	17	15	8
腹部	试验组	40	39.08	22	65	17	15	8
	对照组	40	39.08	22	65	17	15	8
合计	试验组	160	39.08	22	65	68	60	32
	对照组	160	39.08	22	65	68	60	32

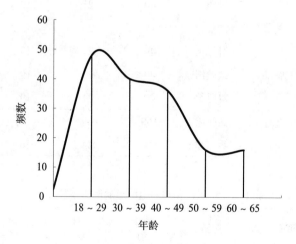

图 8-1　两组病例年龄分布图

受试者入选情况一览表，见附件 1。

（二）临床试验结果

本次验证试验采用自身配对的对照方式进行研究，排除了年龄和性别因素对数据的影响。

1. 颅脑

（1）试验完成情况

统计分析人群：入组试验病例 40 例，例数满足方案设定的统计学要求。

脱落和剔除病例：无。

依从性：受试者均无不配合或不良记录。

（2）有效性评价

有效性评价指标：用影像质量来评价系统有效性。

目标值：试验组与对照组影像质量相比，一致率不低于 85%。

各种影像质量评价指标（清晰度、对比度、均匀性、伪影）显示效果见表 8-5 ~ 8-8。经过 *Kappa* 一致性检验，试验组和对照组在图像质量显示效果方面具有良好的一致性。颅脑影像质量综合评价，试验组和对照组之间一致率为 100%（160/160），见表 8-9，高于目标值。医师评价图像质量原始记录汇总表，详见附件 2。

试验组和对照组的阳性率均为 25%，阳性显示效果见表 8-10，经过卡方检验，两组之间无显著性差异。

表 8-5　颅脑影像清晰度显示效果评价

分级		试验组			合计
		优	良	差	
对	优	40	0	0	40
照	良	0	0	0	0
组	差	0	0	0	0
合计		40	0	0	40

注: *Kappa* 一致性检验: *Kappa* 值 = 1.000，一致率 100%

表 8-6　颅脑影像对比度显示效果评价

分级		试验组			合计
		优	良	差	
对	优	40	0	0	40
照	良	0	0	0	0
组	差	0	0	0	0
合计		40	0	0	40

注: *Kappa* 一致性检验: *Kappa* 值 = 1.000，一致率 100%

表 8-7　颅脑影像均匀性显示效果评价

分级		试验组			合计
		优	良	差	
对照组	优	40	0	0	40
	良	0	0	0	0
	差	0	0	0	0
合计		40	0	0	40

注：*Kappa* 一致性检验：*Kappa* 值 = 1.000，一致率 100%

表 8-8　颅脑影像伪影显示效果评价

分级		试验组			合计
		优	良	差	
对照组	优	39	0	0	39
	良	0	1	0	1
	差	0	0	0	0
合计		39	1	0	40

注：*Kappa* 一致性检验：*Kappa* 值 = 1.000，一致率 100%

表 8-9　颅脑影像质量综合评价

分级		试验组			合计
		优	良	差	
对照组	优	159	0	0	159
	良	0	1	0	1
	差	0	0	0	0
合计		159	1	0	160

注：*Kappa* 一致性检验：*Kappa* 值 = 1.000，一致率 100%

表 8-10　颅脑影像试验组和对照组的阳性显示效果评价

组别	阳性	阴性	合计
试验组	10	30	40
对照组	10	30	40
合计	20	60	80

注：卡方检验：$p = 1.000$，无显著性差异

（3）安全性评价

安全性评价指标：用不良反应事件发生率和仪器故障发生率来评价系统安全性。

目标值：试验组与对照组安全性相比，正常安全运行率不低于 95%。

试验组和对照组磁共振仪器运行安全性比较见表 8-11，两组发生故障次数及不良事件例数均为 0，即仪器故障发生率、不良事件发生率也均为 0，结果表明试验组磁共振仪正常安全运行率 100%，高于目标值。

表 8-11　试验组和对照组磁共振仪器运行安全性比较

组别	仪器型号	开机总时间 / min	发生故障次数	发生不良事件例数	例数
试验组	ASM-050P 0.5T	560	0	0	40
对照组	Philips Achieva XR 1.5T	480	0	0	40

2. 脊柱

（1）试验完成情况

统计分析人群：入组试验病例 40 例，例数满足方案设定的统计学要求。

脱落和剔除病例：无。

依从性：受试者均无不配合或不良记录。

（2）有效性评价

有效性评价指标：用影像质量来评价系统有效性。

目标值：试验组与对照组影像质量相比，一致率不低于 85%。

各种影像质量评价指标（清晰度、对比度、均匀性、伪影）显示效果见表 8-12 ~ 8-15。经过 *Kappa* 一致性检验，试验组和对照组在图像质量显示效果方面具有良好的一致性。脊柱影像质量综合评价，试验组和对照组之间一致率为 96.875%（155/160），见表 8-16，高于目标值。医师评价图像质量原始记录汇总表，详见附件 2。

试验组和对照组的阳性率均为 67.5%，阳性显示效果见表 8-17，经过卡方检验，两组之间无显著性差异。

表 8-12　脊柱影像清晰度显示效果评价

分级		试验组			合计
		优	良	差	
对	优	39	1	0	40
照	良	0	0	0	0
组	差	0	0	0	0
合计		39	1	0	40

注: *Kappa* 一致性检验: *Kappa* 值 = 1.000, 一致率 97.5%

表 8-13　脊柱影像对比度显示效果评价

分级		试验组			合计
		优	良	差	
对	优	30	1	0	31
照	良	0	9	0	9
组	差	0	0	0	0
合计		30	10	0	40

注: *Kappa* 一致性检验: *Kappa* 值 = 0.931, 一致率 97.5%

表 8-14　脊柱影像均匀性显示效果评价

分级		试验组			合计
		优	良	差	
对	优	39	1	0	40
照	良	0	0	0	0
组	差	0	0	0	0
合计		39	1	0	40

注: *Kappa* 一致性检验: *Kappa* 值 = 1.000, 一致率 97.5%

表 8-15 脊柱影像伪影显示效果评价

分级		试验组			合计
		优	良	差	
对	优	18	2	0	20
照	良	0	20	0	20
组	差	0	0	0	0
合计		18	22	0	40

注: Kappa 一致性检验: Kappa 值 = 0.900, 一致率 95.0%

表 8-16 脊柱影像质量综合评价

分级		试验组			合计
		优	良	差	
对	优	126	5	0	131
照	良	0	29	0	29
组	差	0	0	0	0
合计		126	34	0	160

注: Kappa 一致性检验: Kappa 值 = 0.901, 一致率 96.875%

表 8-17 脊柱影像试验组和对照组的阳性显示效果评价

组别	阳性	阴性	合计
试验组	27	13	40
对照组	27	13	40
合计	54	26	80

注: 卡方检验: $p = 1.000$, 无显著性差异

（3）安全性评价

安全性评价指标：用不良反应事件发生率和仪器故障发生率来评价系统安全性。

目标值：试验组与对照组安全性相比，正常安全运行率不低于95%。

试验组和对照组磁共振仪器运行安全性比较见表8-18，两组发生故障次数及不良事件例数均为0，即仪器故障发生率、不良事件发生率也均为0，结果表明试验组磁共振仪正常安全运行率100%，高于目标值。

表8-18　试验组和对照组磁共振仪器运行安全性比较

组别	仪器型号	开机总时间 / min	发生故障次数	发生不良事件例数	例数
试验组	ASM-050P 0.5T	720	0	0	40
对照组	Philips Achieva XR 1.5T	560	0	0	40

3. 关节

（1）试验完成情况

统计分析人群：入组试验病例40例，例数满足方案设定的统计学要求。

脱落和剔除病例：无。

依从性：受试者均无不配合或不良记录。

（2）有效性评价

有效性评价指标：用影像质量来评价系统有效性。

目标值：试验组与对照组影像质量相比，一致率不低于 85%。

各种影像质量评价指标（清晰度、对比度、均匀性、伪影）显示效果见表 8-19 ~ 8-22。经过 *Kappa* 一致性检验，试验组和对照组在图像质量显示效果方面具有良好的一致性。关节影像质量综合评价，试验组和对照组之间一致率为 100%（160/160），见表 8-23，高于目标值。医师评价图像质量原始记录汇总表，详见附件 2。

试验组和对照组的阳性率均为 12.5%，阳性显示效果见表 8-24，经过卡方检验，两组之间无显著性差异。

表 8-19　关节影像清晰度显示效果评价

分级		试验组			合计
		优	良	差	
对	优	40	0	0	40
照	良	0	0	0	0
组	差	0	0	0	0
合计		40	0	0	40

注：*Kappa* 一致性检验：*Kappa* 值 = 1.000，一致率 100%

表 8-20 关节影像对比度显示效果评价

分级		试验组			合计
		优	良	差	
对	优	40	0	0	40
照	良	0	0	0	0
组	差	0	0	0	0
合计		40	0	0	40

注: *Kappa* 一致性检验: *Kappa* 值 = 1.000，一致率 100%

表 8-21 关节影像均匀性显示效果评价

分级		试验组			合计
		优	良	差	
对	优	40	0	0	40
照	良	0	0	0	0
组	差	0	0	0	0
合计		40	0	0	40

注: *Kappa* 一致性检验: *Kappa* 值 = 1.000，一致率 100%

表 8-22 关节影像伪影显示效果评价

分级		试验组			合计
		优	良	差	
对	优	40	0	0	40
照	良	0	0	0	0
组	差	0	0	0	0
合计		40	0	0	40

注: *Kappa* 一致性检验: *Kappa* 值 = 1.000，一致率 100%

表 8-23　关节影像质量综合评价

分级		试验组			合计
		优	良	差	
对	优	160	0	0	160
照	良	0	0	0	0
组	差	0	0	0	0
合计		160	0	0	160

注: *Kappa* 一致性检验: *Kappa* 值 = 1.000, 一致率 100%

表 8-24　关节影像试验组和对照组的阳性显示效果评价

组别	阳性	阴性	合计
试验组	5	35	40
对照组	5	35	40
合计	10	70	80

注: 卡方检验: $p = 1.000$, 无显著性差异

（3）安全性评价

安全性评价指标: 用不良反应事件发生率和仪器故障发生率来评价系统安全性。

目标值: 试验组与对照组安全性相比, 正常安全运行率不低于 95%。

试验组和对照组磁共振仪器运行安全性比较见表 8-25, 两组发生故障次数及不良事件例数均为 0,

即仪器故障发生率、不良事件发生率也均为 0，结果表明试验组磁共振仪正常安全运行率 100%，高于目标值。

表 8-25　试验组和对照组磁共振仪器运行安全性比较

组别	仪器型号	开机总时间 / min	发生故障次数	发生不良事件例数	例数
试验组	ASM-050P 0.5T	520	0	0	40
对照组	Philips Achieva XR 1.5T	480	0	0	40

4. 腹部

（1）试验完成情况

统计分析人群：入组试验病例 40 例，例数满足方案设定的统计学要求。

脱落和剔除病例：无。

依从性：受试者均无不配合或不良记录。

（2）有效性评价

有效性评价指标：用影像质量来评价系统有效性。

目标值：试验组与对照组影像质量相比，一致率不低于 85%。

各种影像质量评价指标（清晰度、对比度、均匀性、伪影）显示效果见表8-26 ~ 8-29。经过*Kappa*一致性检验，试验组和对照组在图像质量显示效果方面具有良好的一致性。腹部影像质量综合评价，试验组和对照组之间一致率为96.25%（154/160），见表8-30，高于目标值。医师评价图像质量原始记录汇总表，详见附件2。

试验组和对照组的阳性率均为15.0%，阳性显示效果见表8-31，经过卡方检验，两组之间无显著性差异。

表 8-26 腹部影像清晰度显示效果评价

分级		试验组			合计
		优	良	差	
对	优	30	1	0	31
照	良	0	9	0	9
组	差	0	0	0	0
合计		30	10	0	40

注：*Kappa*一致性检验：*Kappa*值 = 0.931，一致率97.5%

表 8-27 腹部影像对比度显示效果评价

分级		试验组			合计
		优	良	差	
对	优	20	2	0	22
照	良	1	17	0	18
组	差	0	0	0	0
合计		21	19	0	40

注：*Kappa* 一致性检验：*Kappa* 值 = 0.849，一致率 97.5%

表 8-28 腹部影像均匀性显示效果评价

分级		试验组			合计
		优	良	差	
对	优	15	5	0	20
照	良	3	17	0	20
组	差	0	0	0	0
合计		18	22	0	40

注：*Kappa* 一致性检验：*Kappa* 值 = 0.600，一致率 95.0%

表 8-29 腹部影像伪影显示效果评价

分级		试验组			合计
		优	良	差	
对	优	12	4	0	16
照	良	2	22	0	24
组	差	0	0	0	0
合计		14	26	0	40

注：*Kappa* 一致性检验：*Kappa* 值 = 0.681，一致率 95.0%

表 8-30 腹部影像质量综合评价

分级		试验组			合计
		优	良	差	
对	优	77	12	0	89
照	良	6	65	0	71
组	差	0	0	0	0
合计		83	77	0	160

注: *Kappa* 一致性检验: *Kappa* 值 = 0.774, 一致率 96.25%

表 8-31 腹部影像试验组和对照组的阳性显示效果评价

组别	阳性	阴性	合计
试验组	6	34	40
对照组	6	34	40
合计	12	68	80

注: 卡方检验: $p = 1.000$, 无显著性差异

（3）安全性评价

安全性评价指标: 用不良反应事件发生率和仪器故障发生率来评价系统安全性。

目标值: 试验组与对照组安全性相比, 正常安全运行率不低于 95%。

试验组和对照组磁共振仪器运行安全性比较见表 8-32, 两组发生故障次数及不良事件例数均为 0,

即仪器故障发生率、不良事件发生率也均为 0，结果表明试验组磁共振仪正常安全运行率 100%，高于目标值。

表 8-32 试验组和对照组磁共振仪器运行安全性比较

组别	仪器型号	开机总时间 / min	发生故障次数	发生不良事件例数	例数
试验组	ASM-050P 0.5T	600	0	0	40
对照组	Philips Achieva XR 1.5T	480	0	0	40

5. 全身各部位总评价

（1）试验完成情况

统计分析人群：入组试验病例 160 例，例数满足方案设定的统计学要求。

脱落和剔除病例：无。

依从性：受试者均无不配合或不良记录。

（2）有效性评价

有效性评价指标：用影像质量来评价系统有效性。

目标值：试验组与对照组影像质量相比，一致率不低于 85%。

各种影像质量评价指标（清晰度、对比度、均匀性、伪影）显示效果见表 8-33 ~ 8-36。经过 *Kappa* 一致性检验，试验组和对照组在图像质量显示效果方面具有良好的一致性。全身影像质量综合评价，试验组和对照组之间一致率为 98.28%（629/640），见表 8-37，高于目标值。医师评价图像质量原始记录汇总表，详见附件 2。

试验组和对照组的阳性率均为 30.0%，阳性显示效果见表 8-38，经过卡方检验，两组之间无显著性差异。

表 8-33　全身各部位影像清晰度显示效果评价

分级		试验组			合计
		优	良	差	
对	优	149	2	0	151
照	良	0	9	0	9
组	差	0	0	0	0
合计		149	11	0	160

注：*Kappa* 一致性检验：*Kappa* 值 = 0.893，一致率 95.0%

表 8-34   全身各部位影像对比度显示效果评价

分级		试验组			合计
		优	良	差	
对	优	130	3	0	133
照	良	1	26	0	27
组	差	0	0	0	0
合计		131	29	0	160

注: *Kappa* 一致性检验: *Kappa* 值 = 0.913, 一致率 95.0%

表 8-35   全身各部位影像均匀性显示效果评价

分级		试验组			合计
		优	良	差	
对	优	134	6	0	140
照	良	3	17	0	20
组	差	0	0	0	0
合计		137	23	0	160

注: *Kappa* 一致性检验: *Kappa* 值 = 0.758, 一致率 92.5%

表 8-36   全身各部位影像伪影显示效果评价

分级		试验组			合计
		优	良	差	
对	优	109	6	0	115
照	良	2	43	0	45
组	差	0	0	0	0
合计		111	49	0	160

注: *Kappa* 一致性检验: *Kappa* 值 = 0.880, 一致率 90.0%

表 8-37　全身各部位影像质量综合评价

分级		试验组			合计
		优	良	差	
对	优	522	17	0	539
照	良	6	95	0	101
组	差	0	0	0	0
合计		528	112	0	640

注: *Kappa* 一致性检验: *Kappa* 值 = 0.871, 一致率 98.28%

表 8-38　全身各部位影像试验组和对照组的阳性显示效果评价

组别	阳性	阴性	合计
试验组	48	112	160
对照组	48	112	160
合计	96	224	320

注: 卡方检验: $p = 1.000$, 无显著性差异

（3）安全性评价

安全性评价指标: 用不良反应事件发生率和仪器故障发生率来评价系统安全性。

目标值: 试验组与对照组安全性相比, 正常安全运行率不低于 95%。

试验组和对照组磁共振仪器运行安全性比较见表 8-39, 两组发生故障次数及不良事件例数均为 0,

即仪器故障发生率、不良事件发生率也均为 0，结果表明试验组磁共振仪正常安全运行率 100%，高于目标值。

表 8-39　试验组和对照组磁共振仪器运行安全性比较

组别	仪器型号	开机总时间 / min	发生故障次数	发生不良事件例数	例数
试验组	ASM-050P 0.5T	2 400	0	0	1 600
对照组	Philips Achieva XR 1.5T	2 000	0	0	1 600

六、临床试验中发现的不良事件和副作用及其处理情况

该设备在临床试验过程中，所有受检者均未出现任何不良事件和副作用。

七、临床试验效果分析

（一）颅脑

1. 影像质量评价分析　40 例颅脑影像质量综合评价，经过 Kappa 一致性检验，试验组和对照组之间一致率为 100%（160/160），高于目标值。试验组

和对照组的阳性率均为 25%，经过卡方检验，两组之间无显著性差异。

该系统能够很好地显示颅脑的基本解剖结构及病变组织结构，图像清晰度、对比度及均匀性优良，没有差的显示，图像无明显或有轻微伪影，不影响诊断。

验证结果表明，该系统的图像质量优良，能够充分满足医院对常见病和多发病磁共振影像诊断的要求。

2. 安全性评价分析　受试产品在临床试验过程中，没有发生任何不良反应事件和仪器故障，不良反应事件发生率和仪器故障发生率为 0%。

验证结果表明，受试产品的安全性符合临床应用要求。

（二）脊柱

1. 影像质量评价分析　40 例脊柱影像质量综合评价，经过 Kappa 一致性检验，试验组和对照组之间一致率为 96.875%（155/160），高于目标值。试验组和对照组的阳性率均为 67.5%，经过卡方检验，两组之间无显著性差异。

该系统能够很好地显示脊柱的基本解剖结构及病

变组织结构，图像清晰度、对比度及均匀性优良，没有差的显示，图像无明显或有轻微伪影，不影响诊断。

验证结果表明，该系统的图像质量优良，能够充分满足医院对常见病和多发病磁共振影像诊断的要求。

2. 安全性评价分析　受试产品在临床试验过程中，没有发生任何不良反应事件和仪器故障，不良反应事件发生率和仪器故障发生率为0%。

验证结果表明，受试产品的安全性符合临床应用要求。

（三）关节

1. 影像质量评价分析　40例关节影像质量综合评价，经过 *Kappa* 一致性检验，试验组和对照组之间一致率为100%（160/160），高于目标值。试验组和对照组的阳性率均为12.5%，经过卡方检验，两组之间无显著性差异。

该系统能够很好地显示关节的基本解剖结构及病变组织结构，图像清晰度、对比度及均匀性优良，没有差的显示，图像无明显或有轻微伪影，不影响诊断。

验证结果表明，该系统的图像质量优良，能够充分满足医院对常见病和多发病磁共振影像诊断的要求。

2. 安全性评价分析　受试产品在临床试验过程中，没有发生任何不良反应事件和仪器故障，不良反应事件发生率和仪器故障发生率为 0%。

验证结果表明，受试产品的安全性符合临床应用要求。

（四）腹部

1. 影像质量评价分析　40 例腹部影像质量综合评价，经过 Kappa 一致性检验，试验组和对照组之间一致率为 96.25%（154/160），高于目标值。试验组和对照组的阳性率均为 15.0%，经过卡方检验，两组之间无显著性差异。

该系统能够很好地显示腹部的基本解剖结构及病变组织结构，图像清晰度、对比度及均匀性优良，没有差的显示，图像无明显或有轻微伪影，不影响诊断。

验证结果表明，该系统的图像质量优良，能够充分满足医院对常见病和多发病磁共振影像诊断的要求。

2. 安全性评价分析　受试产品在临床试验过程中，没有发生任何不良反应事件和仪器故障，不良反应事件发生率和仪器故障发生率为 0%。

验证结果表明，受试产品的安全性符合临床应用要求。

（五）全身各部位

1. 影像质量评价分析　160例全身影像质量综合评价，经过 *Kappa* 一致性检验，试验组和对照组之间一致率为98.28%（629/640），高于目标值。试验组和对照组的阳性率均为30.0%，经过卡方检验，两组之间无显著性差异。

该系统能够很好地显示全身的基本解剖结构及病变组织结构，图像清晰度、对比度及均匀性优良，没有差的显示，图像无明显或有轻微伪影，不影响诊断。

验证结果表明，该系统的图像质量优良，能够充分满足医院对常见病和多发病磁共振影像诊断的要求。

2. 安全性评价分析　受试产品在临床试验过程中，没有发生任何不良反应事件和仪器故障，不良反应事件发生率和仪器故障发生率为0%。

验证结果表明，受试产品的安全性符合临床应用要求。

（六）适应证、适用范围、禁忌证和注意事项

磁共振成像系统图像清晰，分辨率高，对比度好，信息量大，特别是对软组织具有良好的分辨率，

广泛应用于全身各系统各部位检查，主要应用于中枢神经疾病、脊柱和脊髓疾病、骨关节和软组织病变、腹部盆腔疾病、头颈部疾病等的影像诊断。

禁忌证，包括：癫痫患者、危重患者需要使用生命支持系统者；体内有生命支持器者（如心脏起搏器、呼吸器、人工心脏瓣膜、人工角膜、神经刺激器者、胰岛素泵等）；有心脏及血管手术后带有金属夹者（如动脉瘤夹或止血夹等），骨科手术后带有不锈钢钢板/钉者，或身体任何部位装有金属植入物者（如带有金属避孕环者、内耳植入金属假体者，有活动性金属假牙且可取出者除外）；成像部位有金属物者；危重患者，心肺功能不全者，不能平卧、不能耐受较长时间检查者；其他原因不能配合检查者（精神病患者、幽闭恐怖症等）。

注意事项，包括：禁止携带手机、银行卡、门卡等物品进入检查室。检查部位不能有金属，必要时须进行更衣，以免金属物影响检查结构。严禁携带铁磁性物体进入检查室。

八、临床试验结论

经 × × 医院对受试产品 × × 磁共振成像系统与

对照产品 Philips Achieva XR 医用磁共振成像系统进行 160 例次（颅脑 40 例、脊柱 40 例、关节 40 例、腹部 40 例）的临床验证试验，其结论如下：

（一）颅脑

该系统的图像质量优良，使用安全有效，能够满足临床应用的要求。

（二）脊柱

该系统的图像质量优良，使用安全有效，能够满足临床应用的要求。

（三）关节

该系统的图像质量优良，使用安全有效，能够满足临床应用的要求。

（四）腹部

该系统的图像质量优良，使用安全有效，能够满足临床应用的要求。

综上所述，××公司××磁共振成像系统在颅脑、脊柱、关节、腹部等全身各部位的临床应用是安全和有效的，能够满足临床应用的要求。

九、存在问题及改进建议

磁共振成像系统的图像质量已经可以满足常规临

床工作的需求，但仍存在以下几个问题有待改进：

  1. 改进操作界面、操作便利性。

  2. 简化图像采集流程。

  3. 增加特殊部位检查线圈。

十、临床试验人员

临床试验人员	签名	职务	职称	所在科室	联系电话

十一、负责临床试验的医疗机构的临床试验管理部门意见

负责临床试验的医疗机构的临床试验管理部门意见：

  （盖章）

  年　　月　　日

十二、参考文献

1. 国家食品药品监督管理总局 国家卫生和计划生育委员会令第 25 号. 医疗器械临床试验质量管理规范，2016.

2. 国家食品药品监督管理总局. 药物临床试验管理规范. ［2016-03-23］. http://samr.cfda.gov.cn/WS01/CL0053/148101.html.

3. 中华人民共和国国务院令第 680 号. 医疗器械监督管理条例，2017.

4. 国家药品监督管理局令第 15 号. 医疗器械分类规则，2015.

5. 第 18 届世界医学会联合大会. 世界医学大会赫尔辛基宣言——人体医学研究的伦理准则，1964.

6. 马斌荣. 医学统计学. 北京：人民卫生出版社，2008.

7. 颜虹. 医学统计学. 北京：人民卫生出版社，2005：355-372.

8. 中国医疗器械行业年鉴. 北京：中国统计出版社，2009：11.

9. 曹卫民. 医疗器械临床试验管理规定与操作规范实用手册. 合肥：安徽文化音像出版社，2004.

10. 赵清波. 医学论文中的统计设计问题. 人民军医，2003，46（1）：53-55.

11. 丁香园. 医学统计学家将成为医学研究项目中不可或缺的一员.（2009-03-31］.http：//meeting.dxy.cn/76/article/i：8031.html.

12. 马建民, 付金德. 医疗器械临床研究方式和监管的探讨. 中国医疗器械信息, 2009, 15（2）：29-34.

13. 肖忠革, 周礼明, 田卓平, 等. 我国医疗器械临床试验现状与思考. 中国医疗器械杂志, 2009, 33（5）：369-371.

14. 方剑春. 医疗器械临床试验在摸索中前行. 中国医药报. 2006.

15. 汪秀琴, 熊宁宁, 刘沈林, 等. 临床试验的伦理审查：风险与受益分析. 中国临床药理学与治疗学, 2003, 8：718-720.

16. 汪秀琴, 熊宁宁, 刘沈林, 等. 临床试验的伦理审查：知情同意. 中国临床药理学与治疗学, 2004, 9：117-120.

17. 汪秀琴, 熊宁宁, 刘沈林, 等. 临床试验的伦理审查：招募受试者. 中国临床药理学与治疗学, 2004, 9：1313-1316.

18. 汪秀琴, 熊宁宁, 刘沈林, 等. 临床试验的伦理审查：医疗器械. 中国临床药理学与治疗学, 2005, 10（12）：1437-1440.

19. 肖忠革, 周礼明, 田卓平, 等. 我国医疗器械临

床试验现状与思考. 中国医疗器械杂志, 2009,
33（5）: 369-371

20. 吕德良. 目标值法在医疗器械非随机对照临床
试验中的应用. 中国卫生统计, 2009, 26（3）:
258-260.

21. 徐研偌. 论临床试验的充分和必要性——学习
GHTF 文件心得. 上海食品药品监管情报研究,
2007（5）: 36-39.

22. 刘文一, 孙景昇, 王辉. 开展医疗器械临床试验
方案研究建立医疗器械临床试验评价体系. 首都
医药, 2008（10）: 5-6.

23. 阮吉敏. 中美医疗器械监管的比较与分析. 国际
医药卫生导报, 2005（7）: 98-105.

24. GHTF/SG5/N1R8:2007,Clinical Evidence Key
Definitions and Concepts. (2007-06-29) [2010-
01-22].http://www.ghtf.org/documents/sg5/sg5_
n2r8-2007final. pdf.

25. GHTF/SG5/N2R8:2007.Clinical Evaluation.
(2007-06-29) [2010-01-22].http://www.ghtf.
org/documents/sg5/sg5_n3-2010.pdf.

26. GHTF/SG5/N3:2010,Clinical InVestigations.
(2010-04-26) [2010-01-22].http://www.ghtf.
org/documents/sg5/sg5_n3-2010.pdf.

27. FDA.Guidance On IDE Policies and Procedures.IDE

Staff,Ofice of Device Evaluation,Center for Devices and Radiological Health,US FDA,1998—01—20.

28. US FDA.Guidance for Institutional Renew Boards and Clinical Investigators. http: //www.fda.gov/oc/ ohrt/irbs/devices.html.

29. ISO 14155:2003，Clinical investigation of medical devices for human subjects.

附件 1 临床试验受试者入选信息一览表

编号	中心	试验设备检查日期	对照设备检查日期	姓名	性别	年龄	体位	是否完成试验	有无疾病	是否符合图像质量标准

附件 2 图像质量评价记录汇总表

序号	中心	姓名	体位	清晰度		对比度		均匀性		伪影		阳性	
				试验组	对照组	试验组	对照组	试验组	对照组	试验组	对照组	试验组	对照组
001	×× 医院	…	头颅	优	优	优	优	优	优	优	优	阴性	阴性
002	×× 医院	…	头颅	优	优	优	优	优	优	优	优	阳性	阳性
003	×× 医院	…	头颅	优	优	优	优	优	优	优	优	阴性	阴性
…	…	…	…	…	…	…	…	…	…	…	…	…	…

（付海军　许玉峰　郑广平　陆普选）

第九章
影像医疗器械试验监查、检查与质量管理

第一节 临床试验全过程监查

医疗器械临床试验机构的设施和条件应满足安全有效地进行临床试验的需要。临床试验机构应当设立相对独立的医疗器械临床试验管理部门，配备相应人员、设备设施，所有研究者都应具备承担该项临床试验的专业特长、资格和能力，对临床试验过程建立相关工作程序和管理制度，并同时对临床试验的全过程进行监查。

一、项目评估与研究人员的确定

申办方与医疗器械临床试验机构取得联系，初步确定合作意向及主要研究者，申办者与主要研究者确

定临床试验方案及研究人员名单。申办方向机构办公室提交有关临床试验资料；机构办公室对提交的资料做形式审查；机构对项目作出评估，初步决定是否接受临床试验。

二、试验方案设计

主要研究者负责与申办方共同起草、制订临床试验方案，知情同意书，研究病历/病例报告表（CRF）等试验文件。召开临床试验协调会议，讨论、修订临床试验方案。

三、临床试验审批

机构对临床试验项目进行评估，若审核通过，机构办公室秘书将相关的项目材料，包括研究者简历、研究者声明，报伦理委员会审批（附件1.临床试验项目递送伦理审查前初审意见表、附件2.医疗器械临床试验伦理审查申请与审批表范本），伦理委员会将会以书面的形式进行批复。若伦理审核通过，经由申办方和机构进行审核，签署协议。

四、任命监查人员和核查人员

　　根据《医疗器械临床试验质量管理规范》，申办者应为临床试验选择监查员，监查的责任由申办者承担。监查员应有相应的临床医学、药学、生物医学工程、统计学等相关专业背景，并经过必要的培训，熟悉医疗器械临床试验管理规范和有关法规，熟悉有关试验用医疗器械的非临床和同类产品临床方面的信息以及临床试验方案及其相关的文件。监查员人数及监查的次数取决于临床试验的复杂程度和参与试验的医疗机构的数目。监查员应遵循标准操作规程，督促临床试验的进行，以保证临床试验按方案的执行。

　　申办者指定核查人员。核查人员应当具有相应的资质并经相关培训。核查方案和核查程序取决于临床试验的重要性、受试者数量、临床试验的类型及复杂性、受试者风险水平等。

五、启动会培训

　　参加人员：申办方、主要研究者、全体研究人员、机构相关人员及临床试验其他相关人员。主要研究者和机构对试验方案、药物临床试验流程（包括急救预案）、知情同意 GCP 知识及相关的法律、法规进行培训。培训应安排有足够的时间，保证充分的提问和答疑。主要研究者对参与试验的所有研究者授权并分工。填写"医疗器械临床试验授权职责签名表"（附件 3），"研究者简历"（附件 4）。"会议 / 培训记录"（附件 5）。

六、临床试验的实施

1. 研究者必须确保临床试验严格按照试验方案进行，遵守试验的随机化程序，随机编码必须按方案进行。如试验设盲，应保持盲法不受破坏。

2. 研究者负责病例的选择和试验方案的实施，研究者必须及时填写原始记录，将试验中所取得的数据及时、准确、完整、清晰地记录在病例报告表中。主要研究者有责任核实 CRF 的准确性。及时将试验资料按文件管理制度归档。历时较长的试验中定期提交试验进展报告，说明试验是否按方案进行。

3. 主要研究者对临床试验质量负责。试验期间应积极配合监查、核查、检查，及伦理委员会的监督检查。根据检查意见及时改进，保证临床试验质量。

4. 在临床试验过程中，由于安全性或其他原因，研究者与申办方协商后认为试验必须提前终止，应通知受试者，并给予合适的治疗和随访。同时还应通知机构办公室、伦理委员会，申办方及时报告国家和地方药品监督管理局。如因时间紧迫未征得申办方同意而终止试验，应事后迅速通知申办方、机构办公室、伦理委员会，对终止的理由进行解释。

5. 试验方案、病例报告表、知情同意书如需改动，修改稿须递交机构办公室，并报伦理委员会再审批。

6. 临床试验相关检验的质量控制由检验科室负责人具体负责。临床试验所涉及的各种检查按标准操作规程执行。所使用的仪器应定期检查，以保证试验中取得的数据真实准确。

7. 试验用医疗器械管理

（1）进行临床试验前，申办方必须提供试验用医疗器械及相关材料。试验用医疗器械必须按试验要求进行包装并贴有标签。

（2）试验用医疗器械由专人管理。拆装等均应记录齐全。按临床试验方案进行使用，并做好编号、批号等登记。

8. 不良事件和严重不良事件的记录和 / 或报告。

9. 临床试验中严密进行安全性观察，尤其注意不良事件和严重不良事件的发生，并采取必要的措施以保障受试者不受损害，及时记录。发生严重不良事件后，必须按方案规定的"严重不良事件报告的SOP"报告。

10. 生物统计人员负责数据录入数据库和进行统计，其统计结果交主要研究者、申办方。

11. 主要研究者、申办方共同根据统计分析结果及时撰写临床试验总结报告。总结报告完成后交由机构主任审阅后盖机构章。

七、临床试验的质量管理

申办者应当保证临床试验的质量，必要时应组织相关人员对临床试验开展情况进行核查，评估临床试验是否符合试验方案、医疗器械临床试验质量管理规范和其他相关法规的要求。项目启动前，研究者应要求申办者任命具备相关知识的人员作为该项临床试验的监查员，以监查和报告试验的进行情况和核实数据。

1. 在临床试验开始前，研究者应与监查员制订临床试验的监查计划，确定监查访视的频率和每次监查时间，双方保留计划表。

2．监查员大约在监查计划前一周与研究者联系，并确定具体监查时间，并请研究者做好监查前准备：

（1）准备《研究者文件夹》以供监查，《研究者文件夹》应按照要求进行更新、归档。

（2）提供临床试验方案，病例报告表（case report form，CRF），知情同意书，试验用医疗器械样品的供给、使用、维护以及运输、接收、储存、分发、处理与回收记录，SOP等临床试验相关文档。

（3）提供上次的《监查随访信》表，并提供上次监查问题解决报告。

（4）提供申办者/监查员要求的其他合理资料。

3．配合进行临床试验监查。

（1）与申办者监查员会面，讨论本次监查内容、计划安排、监查试验进展以及双方关心的其他问题；

（2）配合监查员监查试验文档；

（3）配合监查员监查知情同意书及知情同意程序；

（4）配合监查员监查病例报告表和受试者原始资料，并进行数据溯源；

（5）配合监查员了解医疗器械的使用、评价情况；

（6）配合监查员监查了解研究人员的变化；

（7）配合监查员监查了解其关心的其他项目；

（8）与监查员召开会议，讨论现存问题、解决方案，总结本次监查情况，双方预约下次监查时间；

（9）结束本次监查，双方签署《监查登记表》。

临床试验试验机构设立质量检查机制，实行机构、专业、项目组三级负责制，在项目启动阶段由PI设项目组质控员，对医疗器械项目进行初步的质量检查（至少一次），并形成书面的质量检查报告；由专业组负责人任命专业组质控员，对该专业的临床试验质量负责，在项目结束前进行质量检查（至少一次），并形成书面的质量检查报告；机构定期对项目进行质量检查，并形成书面的质检报告，同时对存在问题反馈给研究者并限时整改，并评分汇总存档，最终结果上报机构办主任。

第二节　临床试验现场检查前准备

医疗器械临床试验现场检查指的是国家或地方药监局对临床试验的有关文件、设施、记录和其他方面进行的监督管理活动。2018 年 11 月 19 日，为加强医疗器械临床试验过程的监督管理，指导监管部门开展医疗器械临床试验监督检查工作，国家药品监督管理局根据《医疗器械注册管理办法》和《医疗器械临床试验质量管理规范》要求，组织制定了《医疗器械临床试验检查要点及判定原则》（附件 6）。

自 2016 年 6 月 8 日国家药监局发布《关于开展医疗器械临床试验监督抽查工作的通告》以来，目前国家和省局组织了多次现场检查，目前公告的常见问题包括，但不仅限于如下：

1. 注册申请提交的临床试验资料与临床试验机构保存的相应临床试验资料不一致；

2. 试验未备案，器械名称和型号不一致；

3. 方案未经伦理委员会批准或在伦理委员会审查前实施；伦理审查记录不全；知情同意的时间在伦理审查前、内容不完整、知情同意书代签；

4. 临床试验方案与实际执行情况不一致，各中心保存的临床试验方案与申办方上交的内容不一致，如样本的有效期过期、方案偏离、漏记录、年龄、随访时间、样本种类等与方案、总结报告中不一致；

5. 仪器同一时间在多家医院同时使用，试验为非研究者本人操作；

6. 试验未体现在病历 / 记录卡中，未对合并用药、不良反应进行有效监测，可能存在合并用药及AE/SAE 漏记；

7. 主要和次要疗效指标无法从源数据中进行溯源；部分样本无法在 LIS 系统中进行溯源；

8. 样本缺少快递单、存放、领用和交接记录、温度记录，一支笔连续记；

9. 样本选择的过程记录不完整，复测涉嫌挑选数据；

10. 其他规范性问题。

在进行现场检查前，需要对以下内容进行基本检查：

一、项目基本资料

1. 医疗器械 / 诊断试剂临床试验方案及其修正案。

2. 知情同意书及其他书面资料（如适用）。

3. 病例报告表（如适用）。

4. 研究者手册（包括产品说明书等相关研究参考资料）。

5. 受试者招募广告（如有）。

6. 申办企业三证。

7. 产品自测报告。

8. 产品检测报告。

9．伦理委员会批件或免伦理说明。

10．临床试验合同：合同是否签订在项目启动前，是否对试验设计、试验质量控制以及试验中的职责分工明确。

11．研究人员履历及课题组成人员说明、人员职责分工如签名样表等相关文件。

12．受试者信息登记表：如姓名、地址、联系电话、检查时间、检查部位等。

13．各类记录：现场安装记录、现场拆装记录。

二、知情同意书

知情同意书是否使用伦理委员会批准的版本，不可出现代签的情况出现（签名、日期均不可）。

知情同意日期是否在伦理批准之后、参加临床试验开始之前知情同意书上是否有研究者的联系方式（手机）知情同意书是否记录可能的不良反应、风险和受益知情同意书是否由受试者本人签署，若不能签字或无行为能力，知情同意书上是否有法定代理人及公平见证人的签字，签字日期是否一致知情同意书副本是否提供给受试者，知情同意书修订后，是否再次取得知情同意。

三、试验相关文件设计

1. 可在每一页的右上角设计版本号、版本日期。

2. 若内容有修改，请重新编写版本号、版本日期。

3. 体现受试者自愿加入临床试验的过程文件，需要受试者本人自行签名、签日期。

4. 为了确保受试者的安全，知情同意书上要设计研究者姓名、研究者联系方式填写处。

5. CRF 表设计　可在封面设计受试者姓名缩写、受试者编号，CRF 表填写页的右上角设计版本号、版本日期。

四、印刷文件

1. 方案、知情同意书、CRF 表务必保持印刷版与通过伦理的版本一致。

2. 避免各项文件内容不一致，如方案中设计的 ICF 与印刷的 ICF 不一致，使用方案的版本是修改过的版本，而不是伦理通过版本等。

五、临床试验总结报告

1. 一般信息。

2. 摘要。

3. 简介　简单介绍试验用医疗器械的相关研发背景（例如原因、目的、目标人群、治疗、时间、主要终点等）。

4. 临床试验目的。

5. 临床试验方法。

6. 临床试验内容。

7. 临床一般资料。

（1）试验范围（病种）

（2）病例的选择

1）入选标准

2）排除标准

（3）样本量的计算

（4）病例数

（5）入组情况

8. 试验用医疗器械和对照用医疗器械/对照诊疗方法

（1）试验用医疗器械

（2）对照用医疗器械/对照诊疗方法

9．所采用的统计分析方法及评价方法

（1）统计分析方法

1）分析人群

2）统计分析方法

（2）统计评价方法

1）有效性终点

2）安全性终点

（3）缺失值和异常值的处理

10．临床评价标准

（1）有效性评价标准

1）主要指标

2）次要指标

（2）安全性评价标准

1）主要指标

2）次要指标

（3）临床试验的组织结构

11．伦理情况说明

12．临床试验结果

13．临床试验中发现的不良事件及其处理情况

（1）不良事件定义

（2）不良事件严重程度判定

（3）不良事件与试验用医疗器械及操作关系的判定

（4）严重不良事件定义

（5）本试验发现的不良事件、可能导致严重不良事件的器械缺陷及其处理情况

14.临床试验结果分析、讨论，尤其是适应证、适用范围、禁忌证和注意事项。

15.临床试验结论

16.存在问题及改进建议

17.试验人员名单

18.其他需要说明的情况

19.研究者及临床试验机构临床试验管理部门意见

六、培训

包括启动会培训、上岗培训和其他培训。

1. **启动会培训**　培训内容包括方案讲解，知情同意书签署、CRF 表填写及修改等。启动会上应完成简历收集、授权职责签名表及签字样章，同时签署签到表，内容包括培训日期、参加人员、培训内容，建议培训后给操作人员制作培训证明，启动会议可拍照存档作为原始资料。

2. 上岗培训　合格后应颁发仪器操作证书。

3. 其他培训　如安装、拆卸培训，并同时完成会议/培训记录。

七、记录

临床试验需要对项目的主要执行过程如实记录并能随时溯源，因而在对于执行的每个环节应尽可能地保留记录，除了保存原始资料，如医用 X 射线设备、X 射线计算机断层成像设备、磁共振成像设备、超声成像设备、核医学影像设备原始胶片，填写 CRF 表以外，还需要对执行的过程进行记录，比如：物资的交接，可留存快递单、并完成物资交接单的签署；对仪器的安装、拆卸过程留存安装、拆卸记录；实施过程中方案的违背情况也应该如实记录。

八、文件填写/修改

1. 知情同意书填写与修改　研究者、受试者只能填写或修改各自的部分；避免研究者修改受试者的签署记录，反之亦然。

2. 病例报告表（CRF）填写与修改　CRF 填写完成，避免缺漏项；CRF 修改复核规则，应在错误处划一横线，在旁边记录正确的结果，并签名（可缩写）、签日期。

第三节　临床试验检查中的技巧

临床试验检查的方式有现场检查和函调检查。对承担临床试验医疗机构在本市的一般由市级药品监督管理局认证审评中心委派检查人员进行现场检查，对承担临床试验机构不在本市的，主要采用函调检查或委托承担临床试验医疗机构所在地的省级药品监督管理部门组织检查。在现场检查的过程中，主要对以下环节进行检查：

一、企业所提供的临床资料与机构保存的档案是否一致

1. **方案**　医疗机构与申办者签署双方同意的临床试验方案，临床试验是否按照既定的方案执行，入组例数、疗效评价是否按照方案完成；知情同意书、CRF 是否使用伦理通过和方案中规定的版本。

2. **伦理委员会批件**　是否存在；若通过伦理上会讨论，是否有审查结论、投票和出席人员信息。

3. **临床试验合同**　医疗器械临床试验应当在两家以上（含两家）医疗机构进行，合同是否审核并签署，是否签字和盖章。

4. **知情同意书**　清点数目，是否完成方案规定例数；是否受试者、研究者签名齐全并正确，是否有联系方式；知情同意书设计是否告知试验目的、试验的过程与期限、检查操作、受试者预期可能的受益和风险。

5. **CRF**　可在封面设计受试者姓名缩写、受试者编号，CRF 填写页的右上角设计版本号、版本日期。

6. **临床试验真实性检查**　试验产品的名称、规格型号是否与临床试验报告上的内容一致；原始试验例数及观察时间是否与临床试验报告上的内容一致；原始试验数据与原始病历所载内容是否一致。

7. **过程文件**　患者入组信息登记汇总、拆装机记录、启动会记录等能反映临床试验过程的文件。

二、临床病例数总计统计

1. **临床时间**　开展临床试验的周期，从合同签署至总结报告完成。

2. **病例合计**　总计例数。

3. **适应证分类统计**　各部位的试验例数。

第四节　临床试验检查资料的保存与归档

开展医疗器械临床试验全过程的原始资料种类繁多，包括临床前的一些研究资料，审定后的试验方案、伦理批件、知情同意书、产品自测报告、产品检测报告、研究病历、受试者检验检查报告（如影像摄片、各种专科检查记录等）、不良事件记录表、统计和总结报告等，按照 GCP 规定临床试验中产生的原始资料都要保存原件在研究机构。《医疗器械临床试验质量管理规范》在附录中明确规定了临床试验准备阶段、进行阶段和完成后应保存的文件，但这仅是临床试验必须保存的最少文件清单，实际工作中每一个试验项目涉及的文件量是非常大的。因此在工作中不但要完成 GCP 规定的文件保存，还可增加保存一些研究文档：如临床试验前启动涉及的相关人员的培训记录、试验机构对承担试验的专业科室的监管记录、与试验相关的往来文件、监查记录、核查员和医疗器械监督管理部门的视察、检查人员检查记录、产品的检测报告、企业的资质证明等各种补充文档、多中心试验中与监查员及与各个参加单位联系的电话记录等均应按时归档到研究文档来；还有就是在临床试验过程中产生的检验检查数据作为原始资料的保存，除了在电脑上的保存还必须备份以确保数据的溯源。"没有记录，就没有发生"，所以说医疗器械临床试验档案作为记录医疗器械临床试验全过程的证据，必须完整、准确、真实、规范，不可或缺。

临床试验文件作为临床试验科学性、真实性、准确性、可靠性的证据，必须连续、统一保存。现场检查完成后，由申办方和研究者对研究资料进行清单和整理，提交相关资料至机构办公室。资料齐全后，由机构档案管理员负责接收归档。

（一）须提交临床试验资料包括（至少）

1. 医疗器械临床试验

2. 医疗器械/诊断试剂临床试验方案及其修正案

3. 知情同意书及其他书面资料

4. 病例报告表

5. 研究者手册（包括产品说明书等相关研究参考资料）

6. 受试者招募广告（如有）

7. 申办企业三证

8. 产品自测报告

9. 产品检测报告

10. 伦理委员会批件或免伦理说明

11. 临床试验合同

12. 研究人员履历、签名样表

13. 受试者信息登记表

14. 各类记录：现场安装记录、现场拆装记录

15. 临床试验总结报告

（二）其他相关需要递交的资料

1. 首次用于植入人体的医疗器械临床试验，必须递交该产品对应的动物试验报告。

2. 涉及标本外送的医疗器械临床试验，提供"生物标本外送管理SOP"。

3. 对于已上市医疗器械的临床试验，需递交"医疗器械注册证"。

第五节　医疗器械临床试验的质量管理

根据《医疗器械监督管理条例》（国务院令2017年680号）、《医疗器械注册管理办法》（原CFDA 2014年第4号）及《医疗器械临床试验质量管理规范》（原CFDA 2016年第25号）的规定，医疗器械

根据风险级别共分为三类，一类医疗器械是指通过常规管理足以保证其安全性、有效性的医疗器械；二类医疗器械是指对其安全性、有效性应当加以控制的医疗器械；三类医疗器械是指植入人体，对人体具有潜在危险，对其安全性、有效性必须严格控制的医疗器械。申请第二类、第三类医疗器械注册，应当进行临床试验。医疗器械临床试验是指在国家认可的医疗器械临床试验机构中，对拟申请注册的医疗器械在正常使用条件下的安全性和有效性进行确认或验证的过程。临床试验是获得临床评价基础数据的重要途径之一，其真实性、准确性和科学性关系到产品的安全性和有效性的判定及后续的临床应用。为保障医疗器械临床试验的质量，需建立科学有效的质量保证和控制体系，对医疗器械临床试验过程实施有效的监督管理。

一、医疗器械临床试验的质量管理概述

医疗器械临床试验质量的监督管理之前是参照《药物临床试验质量管理规范》的原则进行，2014 年以来，主管部门陆续发布了《医疗器械监督管理条例》、《医疗器械注册管理办法》、《医疗器械临床试验质量管理规范》及《医疗器械临床试验机构条件和备

案管理办法》（原 CFDA 2017 年第 145 号）等相关法律、法规和规章，国内医疗器械临床试验相关的法律法规正逐步完善并形成体系。这些文件的内容中参考、采用了部分国际标准，参照医疗器械的不同风险等级，从医疗机构的资质认定及管理程序，医学学术委员会及医学伦理委员会的设立和审核，临床评价的方法选择，临床试验方案的制订，临床试验实施过程都做出了详细的规定，为医疗器械临床试验过程的质量保证和控制提供了重要的依据。

为加强器械临床研究的质量管理，《医疗器械临床试验质量管理规范》中提出了一些具体要求，比如：①临床试验前，申办者与临床试验机构和研究者应当就试验设计、试验质量控制、试验中的职责分工、申办者承担的临床试验相关费用以及试验中可能发生的伤害处理原则等达成书面协议；②申办者应当制定临床试验质量控制相关的标准操作规程，如试验用医疗器械的运输、接收、储存、分发、处理、回收等，供临床试验机构和研究者遵循；③申办者为保证临床试验的质量，可以组织独立于临床试验、并具有相应培训和经验的核查员对临床试验开展情况进行核查，评估临床试验是否符合试验方案的要求。核查可以作为申办者临床试验质量管理常规工作的一部分，也可以用于评估监查活动的有效性，或者针对严重的或者反复的临床试验方案偏离、涉嫌造假等情况开展核查。《医疗器械临床试验机构条件和备案管理办法的公告》中对承接临床研究的医疗机构也提出了具体的要求：医疗器械临床试验机构应当符合医疗器械临床试验质量管理规范，具有开展医疗器械临床试验的管理部门，配备适宜的管理人员、办公条件，并具有对医疗器械临床试验的组织管理和质量控制能力；医疗机构应具备完备的临床试验质量管理体系，建立和完善药物临床试验质量控制体系，形成科学有效的质量管理体制和运行机制。

器械临床研究与药物临床研究除定义、法规要求试验设计的明显区别外，在人员要求、试验流程、项目管理等存在很多相同之处，尤其在质量控制和质量保证方面的要求几乎一致。质量控制是在质量保证系统内，为达到临床研究某一质量要求所采取的具体操作技术和实施的行为，以查证与试验相关的活动都符合质量要求。质量保证是为保证临床研究的实施，数据的产生、记录、报告都符合临床试验管理规范和质量管理要求所建立的有计划的系统活动。质量控制具有序贯性，应融入临床试验的各个阶段。质量保证具有相对独立性，应由非直接涉及临床试验的专业人员执行，行政管理上相对独立。

医疗器械临床试验过程质量控制和质量保证，主要是指通过质控步骤和独立于临床试验的质量保证管理部门按照标准操作流程进行系统检查、评价而达到质量的保证。对医疗器械临床试验质量实施监督管理，一是为保护医疗器械临床试验过程中受试者的权益并保障其安全，二是为保证医疗器械临床试验过程遵从临床试验方案和相关法规条例，保证其试验记录和报告数据准确、真实，研究结果科学可靠。

二、医疗器械临床试验的质量保证体系

从质量保证工作发起角度来看，医疗器械临床试验质量保证体系通常由以下4方面组成：国家、省市级药品监督管理局对临床试验的质量控制；申办者对临床试验的质量控制；医疗器械临床试验机构对临床试验的质量控制；研究科室对临床试验的质量控制。从质量保证工作的具体实施角度，医疗器械临床试验过程的质量保证体系主要由质量控制、监查、核查、检查4个方面的主要内容组成。

（一）质量控制

目前临床研究机构通常采用"项目组质控（一级质控）、专业组质控（二级质控）、机构办质控（三级质控）"三级质量保证体系，来保障医疗器械临床试验的质量。项目组质控是实施临床试验的主体，由主要研究者、研究者、器械管理者、研究协调员、等组成；在研究进行过程中，项目组负责对整个临床试验质量进行把关。专业组质控是临床专业科室对试验项目开展的质量检查，由专业科室负责人指定不参加项目的专人担任质控员。机构办质控是医疗器械临床试验机构办公室对所有临床试验项目进行的质量管理，质控人员由机构办公室设定专职人员担任。三级质量控制的内容各有其特点，亦有一定交叉。

（二）监查

申办者是发起、申请、组织、资助和监查临床试验的主体，申办方需委派监查员来对临床试验的过程进行监查。监查员由申办者任命并对申办者负责，应具备医疗器械临床试验、医学和药学以及项目管理等相关知识和经验。监查员是研究者和申办方之间的主要联系人，其工作内容主要是，其任务是按照有关要求监查临床试验过程、报告临床试验进展情况和核实有关数据；确保临床试验遵从试验方案，数据记录准确、完整，遵从法律法规以及试验的顺利进展。对医疗器械临床试验实施定期监查，是医疗器械临床试验质量保证和控制至关重要的途径，是保证完成高质量临床试验的重要措施。

（三）核查

临床试验申办者应委托其质量保证部门或第三方对临床试验进行核查。核查员是独立于临床试验之外的人员。主要职责包括：审核临床试验的原始资料和报告；内部核查和外部核查；保存有关文件；向研究者、监查员提供建议和培训等。

（四）检查（视察）

监督管理部门对从事医疗器械临床试验的单位依法依规进行监督检查，是对医疗器械临床试验机构、人员、设施、文件、记录和其他方面进行的现场考核和评估过程。国家、省市级药品监督管理局对临床试验质量控制起着举足轻重的作用，其监管力度直接影响着临床试验的质量。

三、医疗器械临床试验质量保证体系的具体实施

（一）质量控制

质量控制通常由承担器械临床研究项目的研究机

构为主导，采用"项目组质控（一级质控）、专业组质控（二级质控）、机构办质控（三级质控）"的三级质量保证体系，通过对人员、制度流程、硬件及数据的管理实现对项目质量的控制，每级质控的形式和侧重点有所不同。三级质量控制涉及的主要内容包括：①人员资质与培训。所有参与人员接收过相应培训，具备从事研究的资格。②仪器设备。所使用的各种仪器、设备、试剂等，均应有严格的质量标准；仪器设备定期校准并确保是在正常状态下工作，试验系统定期验证；研究器械/耗材的发放、记录、回收和销毁记录完整。③原始数据记录、保存及试验资料的管理。及时、准确保留原始的数据记录；异常发现应及时加以认真核实、记录；数据的记录和转移，必须有专人监督或核对；CRF 的填写应完整、详细、准确、及时、规范。④管理制度及标准操作规程的依从性。主要包括：医疗器械临床试验运行制度，医疗器械管理制度，人员培训制度，文件管理制度，仪器设备管理制度，受试者知情同意 SOP，原始资料记录 SOP，病例报告表记录 SOP，不良事件及严重不良事件处理报告的 SOP 等。⑤项目内容的依从性。是否严格按照项目的要求执行，包括：研究方案；病例报告表；知情同意；实验室检查；特殊流程等。

1. **项目组质控**　项目组质控即为项目的随行质控，贯穿于项目的整个实施过程，覆盖方案设计、资料准备、人员资质培训、试验器械管理、项目实施、受试者管理、数据采集核对、数据管理、总结报告等环节。项目组质控可由项目负责人设定，或与申办方商议后在试验方案及各种文档记录中予以规定。项目组质控工作的实施由具体参与项目的研究人员执行，记录体现于试验过程中产生的各种文档记录。记录文档可根据临床研究机构的具体情况分别制定。

2. **专业组质控**　专业组质控工作分为试验前、试验中、试验后和归档前四个阶段。质控人员要根据研究项目的具体情况拟订项目质控计划，以便发现问题、解决问题和预防问题。质控过程中对于发现的问题要及时填写检查记录，并通知相关人员，并有责任积极协助提出具体改善和解决问题的方法，以利项目研究人员及时改正。若发现重大问题，须上报专业组负责人，共同商讨解决问题的方法。专业组质控可针对性地设置质控关键点，比如知情同意、器械操作、数据管理等。

3. **机构办质控**　机构办公室应根据本机构承接

的项目情况，制订完整并符合相关要求的质控计划，合理安排机构质控。机构办质控可参考以下几个方面进行：①选拔和任命合格的研究人员参与器械临床研究。研究者是医疗器械临床试验的实施主体，是保证研究质量的关键；研究者具备相应的资质、熟悉相关器械专业知识、操作流程及法律法规。②协助研究者完善试验设计。机构办协助申办方、研究者召开方案讨论会，制订合理的试验方案。③督促专业组严格依照相关 SOP 进行各项操作。④制订严密的监督管理体系。包括三级质控体系的组织和实施，机构、专业、项目层层负责。⑤开展内部评审。机构每半年度对项目进行内部审查，完成内审记录，如需要书面整改的内容，开具内审不合格报告，对存在问题反馈给责任人并限时整改。⑥关键点质量检查。机构质量管理员制订完善的内部关键点质控计划，按计划有效实施。⑦项目运行质量监控。每月对项目的进行情况进行监控，对项目的筛选、入组、脱落、完成、ICF、器械管理、AE 和 SAE 的运行情况进行监控。

（二）监查

申办者为临床试验选派合适的临床监察员对项目进行监查工作，监查员制订监查计划并具体实施，每次监查均须提供相应的监查记录和报告。监查员的主要工作内容包括：①试验前，选择机构和研究者；协助制定试验文件，准备试验材料，组织研究者会议；②试验中，定期监查，供应和管理试验器械、材料；监查内容包括试验进度、知情同意书的签署、确保研究者是否遵守试验方案、原始资料、定期查阅试验文档，确认病例报告表数据记录的及时性、完整性和真实性，对不良事件的报告进行追踪并及时向申办方提交监查报告；③试验结束时，终期访视；回收试验材料，保存试验资料，协助研究者向申办方报告试验结果等。具体的监查流程详见"第九章 影像医疗器械试验监查、检查与质量管理"。

（三）核查

不同的公司、不同的核查类型在内容上各有侧重，但方法和程序基本一致。医疗器械临床试验核查程序基本如下：①准备与计划：核查的准备阶段主要包括选择临床试验项目、明确试验方案中直接影响试验结果的关键因素、确定核查的试验中心和时间、制订核查方案并通知被核查的对象。核查项目的选择主要根据申办者的开发情况和市场战略的要求。核查对象可以是所有承担临床试验的中心，也可以是其中的一个或几个。核查的时间和次数应根据项目的研究周期具体确定。②启动会议：开始核查前召开启动会议，向临床试验机构的有关人员介绍本次核查的目的、内容和程序，并请主要研究者介绍试验的有关情况，包括有关人员的基本情况及 GCP 和 SOP 的培训情况、伦理委员会的批准情况、知情同意书的签署情况、入选病例情况和试验进展情况等。③查阅试验资料和有关文件。试验资料和有关文件查阅时应注意的重点内容包括：试验方案和研究计划及其修改是否经伦理委员会批准、SOP 及修改、原始记录、病例报告表、仪器设备校准及验证记录、计算机系统的开发及验证文件、总结报告等。④现场查看与询问。主要查看试验开展现场并对相关问题询问参与研究者。⑤结束会议。核查结束时召开研究者、档案管理人员及其他有关人员、监查员参加的结束会议，陈述发现的问题，并请研究者对有关问题进行解释。⑥核查报告和跟踪。核查部门根据项目具体情况出具核查报告，被核查部门根据反馈问题进行相应处理和跟踪。

（四）检查

国家、省市级监督管理部门对医疗器械临床试验的质量控制，主要通过以下方式实施：①对临床试验机构进行统一的备案管理；②选派检查员对临床机构进行检查，定期对正在进行临床试验的部门所开展的临床试验进行抽查，对临床试验数据进行核查，发现问题及时督促解决；③试提交注册申请时，派专家组对试验过程真实性及试验数据有效性进行检查。检查的主要内容包括：项目的开展条件，参与研究的相关人员是否具备资格，受试者是否得到真正的保护，确认研究者是否遵循试验方案和 SOP 开展临床试验，核实试验数据的真实性、准确性、完整性，不良事件的处理、记录和报告情况，数据处理和分析过程的质量控制措施，器械的运输、保管、使用情况等。

四、器械临床研究中问题的纠正、预防措施与持续质量改进

医疗器械临床研究质量管理的目的不仅是发现问题，还要寻求解决办法并最终解决问题。质控过程中发现的问题以质控报告的形式呈现后，责任人要认真核实并就问题予以改正，以逐步优化临床研究体系，保障后续项目的质量。

1. 纠正措施

（1）纠正措施程序应当包括调查过程，以确定问

题的根本原因。适当时，应导入预防措施。

（2）纠正措施应当与问题的严重程度及风险相适应。对于因纠正措施调查而发现的任何修改标准操作规程的需要，应当将文档化并执行。

（3）对所有采取的纠正措施进行监控，以确保有效地解决所发现的问题。

（4）在发现不合格事项或进行纠正措施调查过程中，如果怀疑与方针、程序或质量管理体系要求不符合，确保按照相应 SOP 进行修正和管理。

2. 预防措施　应当确定技术方面或质量体系方面需要进行的改进和产生不符合项的潜在原因。如果需要采取预防措施，应当制订并实施计划，监控实施过程，促进体系改进。预防措施程序应当包括实施和监控，以确保其有效。

3. 持续改进

（1）定期组织相关人员对质量管理体系的所有操作规程系统性地进行评审，以确定任何产生不符合的潜在原因，以及改进质量管理体系或技术活动的机会。应当制订改进措施的计划，适当地进行文件化并加以实施。

（2）采取改进措施后，应当对改进措施的效果进行重点评估，或者对相关方面进行审核。适当的时候应该文档化、规范化。

（3）应当为所有研究人员提供适当的教育和培训机会。

五、小结

医疗器械临床试验的科学性、真实性和结果准确性，离不开申办者与研究者对临床试验的科学设计、有效实施及过程质控，离不开监查员对试验实施过程的监查，离不开申办方所发起的核查，以及政府主管部门开展的检查。国家层面不断健全器械临床试验管理法律、法规和规章；临床研究机构层面不断加强能力和质量体系建设，建立各环节的标准操作流程，配备经验丰富的研究人员。多管齐下，形成有效的医疗器械临床试验质量保证体系，才能保障医疗器械临床试验的质量，保证医疗器械的有效性和安全性，造福于患者。

参考文献

1. 国家药品监督管理局. 医疗器械临床试验质量管

理规范，2016.

2. 国家药品监督管理局. 药物临床试验质量管理规范，2003.

3. 国家药品监督管理局. 关于发布医疗器械临床试验机构条件和备案管理办法的公告，2017.

4. 解琴. 浅谈药物临床试验机构现场检查要点. 中国临床药理学杂志，2009，25（6）：550-553.

5. 叶继伦，陈思平，汪天富，等. 医疗器械验证中的临床方法探讨. 中国医疗器械杂志，2011，35（5）：369-370.

6. 曹彩. 药物临床试验科学监管的机遇与挑战. 中国临床药理学杂志，2009，2（3）：270-272.

7. 娄海芳，许欢，凌磊，等. 临床试验用器械质量调查分析与管理建议. 中医药管理杂志，2018，26（22）：40-41.

8. 王磊，曲新涛，于秀淳. 临床试验用医疗器械管理质量调查及整改. 中国医疗设备，2016，31（10）：122-124.

9. 荆珊，范华莹，王瓅珏，等. 探讨如何加强医疗器械临床试验的质量控制. 中华医学科研管理杂志，2015，28（1）：5-7，12.

10. 陆飞，程云章. 对医疗器械临床试验实施全过程质量管理的探讨. 中国药物警戒，2010，07（9）：547-550.

11. 杨春梅，袁丹江. 临床试验机构办公室对医疗器械临床试验的质量控制. 中国医学装备，2016，13（03）：115-117.

12. 林凯容，雷孝锋，陈琼，等. 浅谈医疗器械临床试验过程的质量控制和监查要点. 分子诊断与治疗杂志，2016，8（03）：212-216.

13. 北京市食品药品监督管理局.《医疗器械临床试验质量管理规范》主要内容的解读. 医疗装备，2016，29（11）：205.

14. 朱丹丹，张淼，王学军. 医疗器械临床试验全周期质量控制探讨. 医疗卫生装备，2016，37（10）：114-116，127.

附件 1

临床试验项目递送伦理审查前初审意见表

项目名称	
申办者	
主要研究者	
文件接收日期	
审查意见	
审查结论	

附件 2

医疗器械临床试验伦理审查申请与审批表范本

申请编号：

试验项目名称		中国境内同类产品	□有 □无
试验目的		试验方案编号、版本号及日期	
科室		研究者	
项目起止日期	年 月 日 — 年 月 日		
试验用医疗器械名称			

续表

分类	1.　□境内Ⅱ类　□境内Ⅲ类　□进口Ⅱ类　□进口Ⅲ类 2.　□有源　□无源 3.　□植入　□非植入		
申办者	联系人		电话
申办者地址			邮编
代理人	联系人		电话
代理人地址			邮编
监查员姓名		电话	
科室是否使用过同类医疗器械	□是	□否	
研究者正在开展和已经完成的临床试验项目	目前___项　　完成___项		
需提交的文件			
1	适用的技术要求	□是　□否	
2	自检合格报告	□是　□否	

续表

		是	否
3	注册检验合格报告	□是	□否
4	临床试验方案	□是	□否
5	研究者手册	□是	□否
6	知情同意书文本和其他提供给受试者的书面材料	□是	□否
7	受试者招募文件	□是	□否
8	研究者资格证明文件	□是	□否
9	病例报告表文本	□是	□否
10	临床试验机构的设施条件能够满足试验的综述	□是	□否
11	申办者及代理人（如有）资质证明文件	□是	□否
12	试验用医疗器械的研制符合适用的医疗器械质量管理体系相关要求的声明	□是	□否
13	申办者保证所提供资料真实性的声明	□是	□否
14	研究者保证所提供资料真实性的声明	□是	□否

续表

15	其他与伦理审查相关的材料	□是　□否

研究者签名：

研究者所在科室意见：

负责人签名：

临床试验机构的医疗器械临床试验管理部门意见及签章：

签章
年　月　日

伦理委员会审查意见：

签章
年　月　日

附件 3

医疗器械临床试验授权职责签名表

试验名称：

主要职责		
1. 筛选受试者	2. 向受试者解释本研究	3. 获取知情同意
4. 收集原始数据	5. 临床评价	6. 进行体格检查
7. 填写 / 修改病例报告表	8. 病例报告表签名	9. 与伦理委员会进行沟通
10. 严重不良事件报告	11. 回答数据质疑	12. 监查员进行沟通
13. 研究文件的保管维护	14. 结束研究药物 / 器械	15. 保管 / 分发研究药物 / 器械
16.	17.	18.

研究者 / 协助人员姓名（正楷）	签名	姓名拼音首字母缩写	授予职责编号	参加临床研究日期

主要研究者签名___　　首字母缩写___　　授权日期___

附件 4

研究者简历

研究者基本情况	姓　　名： 　　　　出生： 　年 月 日 工作单位： 职　　称： 职　　务： 通讯地址： 联系电话： 传　　真： 电子邮件：		
学习经历	期间	院校	专业及学位
工作经历	期间	单位	职务
进修培训情况			
所属学会等			
主要的研究领域、著作论文等			

研究者签名

年　月　日

附件 5

会议 / 培训记录

会议 / 培训日期：	
会议 / 培训时间：	
会议 / 培训地点：	
会议 / 培训主题：	

参会人员情况：

××医院：

×××厂方：

会议 / 培训内容：

方案、流程

知情同意书：

CRF 填写

其他

GCP：

讨论：

附件 6

医疗器械临床试验检查要点及判定原则

根据《医疗器械注册管理办法》和《医疗器械临床试验质量管理规范》等要求制定本检查要点及判定原则，用于指导医疗器械临床试验现场检查工作。

一、检查要点

序号	现场检查要点	检查内容
1	临床试验前准备	
1.1	临床试验机构应具有开展相关医疗器械产品临床试验的资质	检查药物临床试验机构资格证明或医疗器械临床试验机构备案证明
1.2	需要进行临床试验审批的第三类医疗器械应获得批准	检查医疗器械临床试验批件，且批件日期不晚于临床试验开始日期
1.3	临床试验项目按相关规定备案	检查省局出具的《医疗器械临床试验备案表》，备案日期不晚于临床试验开始日期
1.4	临床试验应获得临床试验机构伦理委员会批准	检查伦理审查批件，批准日期不晚于临床试验开始入组日期
1.5	试验用医疗器械研制符合适用的医疗器械质量管理体系相关要求	检查试验用医疗器械的研制符合适用的医疗器械质量管理体系相关要求的声明

序号	现场检查要点	检查内容
1.6	试验用医疗器械有自检报告和具有资质的检验机构出具的一年内的产品注册检验合格报告	检查相应检验报告
1.7	临床试验机构设施和条件与临床试验项目相适应	检查试验方案中涉及的主要仪器设备及设施条件
1.8	临床试验机构具有医学或实验室操作的质控证明（若有）	临床检验室开展临床检验室内质量控制，检查有效的临床检验室间质量评价合格证书
1.9	试验相关仪器和设备应定期维护和校准	检查试验相关仪器和设备维护、校准记录
1.10	研究者应具有执业资格、临床试验的专业特长、资格和能力	检查研究者的执业资格、职称证书、履历等。负责临床试验的研究者应当在该临床试验机构中具有副高以上相关专业技术职称和资质
1.11	研究者经过临床试验方案和试验用医疗器械使用和维护的培训	检查研究者临床试验方案和试验用医疗器械使用和维护的培训记录，培训日期不晚于临床试验开始日期
1.12	临床试验签署临床试验协议／合同	检查申办者／代理人与临床试验机构签订的协议／合同，规定了各自职责
1.13	协议／合同内容与试验用医疗器械信息相符	检查协议／合同与临床试验方案，相关信息一致

续表

序号	现场检查要点	检查内容
2	受试者权益保障	
2.1	伦理审查	
2.1.1	伦理委员会委员经过培训	检查伦理委员会委员培训记录或培训证书
2.1.2	伦理审查内容符合相关规范、指导原则和 SOP 要求	检查伦理审查内容应当符合《医疗器械临床试验质量管理规范》（以下简称医疗器械 GCP）第 17、33 条，相关指导原则和医院伦理 SOP 的要求
2.1.3	伦理审查记录应完整	检查伦理委员会保存的资料的完整性，应当具有审查材料、审查表格、签到表、表决票、会议记录、审查批件等 SOP 中规定的文件
2.1.4	伦理委员会表决符合相关规范、指导原则和 SOP 要求	检查伦理审查意见、伦理委员会成员组成、表决记录，应当符合医疗器械 GCP 第 30、32、35 条，指导原则和 SOP 的要求
2.1.5	临床试验方案、知情同意书等文件的修订、请求偏离、恢复已暂停临床试验，应获得伦理委员会的书面批准	检查相关情况的伦理委员会批准文件
2.1.6	伦理委员会对已批准的临床试验进行跟踪监督	检查临床试验的跟踪记录

序号	现场检查要点	检查内容
2.2	**知情同意**	
2.2.1	知情同意书内容符合相关规范、指导原则和SOP要求	检查知情同意书内容，应当符合医疗器械GCP第22条、指导原则和SOP的要求
2.2.2	临床试验前受试者或者其监护人和研究者均在知情同意书上签署姓名和日期，符合相关规范、指导原则和SOP要求	检查受试者筛选表和签名的知情同意书，人数应当一致，应当由受试者本人或者其监护人/见证人和研究者在参与临床试验前签署
2.2.3	已签署的知情同意书版本与伦理审查通过的版本一致	检查知情同意书版本和内容，签署的知情同意书应当与伦理审查通过的版本和内容应一致
2.2.4	知情同意书内容更新，应再次获得临床试验中受影响的受试者或者其监护人知情同意	检查知情同意书更新版本，更新后，试验中受影响的受试者或者其监护人应当重新签署新版本的知情同意书
3	**临床试验方案**	
3.1	临床试验方案有所有中心研究者和申办者确认	检查临床试验方案中研究者的确认情况，临床试验方案应当获得所有中心研究者和申办者签字，加盖临床试验机构公章
3.2	执行的临床试验方案内容与伦理审查的临床试验方案内容一致	检查临床试验方案与伦理委员会保存的临床试验方案，版本和内容应当一致

序号	现场检查要点	检查内容
3.3	多中心临床试验各中心执行的试验方案为同一版本	检查各临床试验中心保存并执行的临床试验方案版本，应当为同一版本
3.4	注册申请提交的临床试验方案内容应与临床试验机构保存的临床试验方案内容一致	检查注册申请提交的临床试验方案和临床试验机构保存的临床试验方案，版本和内容应一致
4	**临床试验过程**	
4.1	临床试验相关人员应获得主要研究者授权和相关培训	检查分工授权表和研究者培训记录、签名
4.2	临床试验相关的医疗决定应由研究者负责	检查人员履历和人员分工表，分工表中人员授权应当合理，原始文件中的医疗决定由研究者签字
4.3	具有病例筛选入选记录	检查病例筛选入选记录，筛选入选记录中受试者筛选失败应当明确记录其原因，研究者可提供受试者鉴认文件
4.4	受试者鉴认文件或筛选入选、体检等原始记录涵盖受试者身份鉴别信息	检查受试者鉴认文件或筛选入选、体检等原始记录，记录包含受试者身份证号、姓名等身份鉴别信息
4.5	研究者应遵守临床试验的随机化程序（如适用）	检查受试者入选号、随机号的分配，应当符合临床试验方案

序号	现场检查要点	检查内容
4.6	受试者体检和实验室等辅助检查项目应与试验方案一致	检查原始病历中的体检和实验室等辅助检查项目，应当与临床试验方案要求一致，偏离方案的检查应当进行记录
4.7	实验室等辅助检查是否在方案规定的时间范围内	检查实验室等辅助检查时间，应当在临床试验方案规定的时间范围内，偏离时间范围的应当进行记录
4.8	受试者入组符合试验方案的入选与排除标准	检查原始病历中的病史、用药史、实验室检查、诊断等，受试者应当符合临床试验方案中的全部入选与排除标准
4.9	试验用医疗器械使用有原始记录	检查原始病历、器械使用记录、受试者日记卡，应当记录试验用医疗器械使用情况
4.10	试验用医疗器械产品名称、规格型号、使用方法（如日期、时间、状态等）与临床试验方案和研究者手册、说明书一致	检查原始病历、器械使用记录、受试者日记卡中记录的试验用医疗器械产品名称、规格型号、使用方法（如日期、时间、状态等），应当与临床试验方案和研究者手册、说明书一致
4.11	观察随访点与方案一致，应如实记录未能做到的随访、未进行的试验、未做的检查	检查原始病历中的随访记录，与病例报告表（以下简称 CRF）中的数据一致，偏离方案的应当进行记录

续表

序号	现场检查要点	检查内容
4.12	紧急情况下偏离方案，应以书面形式报告	检查紧急情况下偏离方案的情况，应当有记录，并检查提交给申办者、伦理委员会和临床试验机构的医疗器械临床试验管理部门的报告情况
4.13	受试者任何原因退出与失访应记录并详细说明	检查筛选入选表、原始病历、CRF或分中心临床试验小结中受试者完成试验情况，退出与失访应当记录并详细说明
4.14	安全性、有效性评价应符合试验方案要求	检查原始病历中的安全性、有效性评价方法应当按照临床试验方案要求执行，原始数据与CRF一致
4.15	研究者应对显著偏离临床试验方案或者在临床可接受范围以外的数据进行核实	检查检验报告单，研究者对其中的异常值应当进行判定
4.16	合并使用药品、医疗器械情况应按照试验方案记录，不应有违反试验方案要求的合并用药品、医疗器械（如适用）	检查原始病历、医院HIS系统，研究者对合并使用药品、医疗器械情况应当进行记录，并与CRF、临床试验统计数据库中数据一致
4.17	不良事件、并发症和器械缺陷应记录	检查原始病历、医院HIS系统，研究者对不良事件、并发症和器械缺陷应当进行记录，并与CRF和临床试验统计数据库中数据一致

序号	现场检查要点	检查内容
4.18	及时治疗和处理严重不良事件／不良事件（SAE/AE），跟踪随访	检查原始病历或严重不良事件／不良事件报告表，严重不良事件／不良事件处理应当及时，并进行跟踪随访
4.19	严重不良事件（SAE）和可能导致严重不良事件的器械缺陷在规定时间内报告给规定部门	检查严重不良事件报告表，记录应当完整，证明研究者在24小时内书面报告相应的伦理委员会以及临床试验机构所在地省、自治区、直辖市药品监督管理部门和卫生计生主管部门。检查器械缺陷报告情况，证明器械缺陷已经临床试验机构医疗器械临床试验管理部门报伦理委员会审查
4.20	暂停或者终止临床试验时，受试者应得到适当治疗和随访	检查原始病历，受试者有适当治疗和随访
4.21	盲法试验按照试验方案的要求进行揭盲（若有）	检查揭盲记录，核实揭盲符合方案规定
4.22	申办方对临床试验实施监查	检查监查员的监查记录，研究者对监查发现的问题应当及时采取改正措施
5	记录与报告	
5.1	临床试验记录	
5.1.1	临床试验记录的填写准确、完整、清晰、及时	检查原始病历、CRF，记录应当准确、完整、清晰、及时

序号	现场检查要点	检查内容
5.1.2	对错误、遗漏做出纠正	检查原始病历中的修改记录、数据质疑表及应答记录，对错误、遗漏应当做出纠正
5.1.3	临床试验记录的修改应说明理由，修改者签名并注明日期，保持原始记录清晰可辨	检查原始病历修改记录，修改应当符合要求，并记录修改理由
5.1.4	检验科、影像科、心电室、内镜室等检查检验结果可溯源	检查医院 LIS、PACS 等系统，相关辅助检查数据应当可在系统中溯源
5.1.5	CRF 中的数据与原始病历一致	检查 CRF 和原始病历，数据应当一致
5.1.6	电子临床数据库或者远程电子临床数据系统，应确保临床数据的受控、真实，并有完整的验证文件（如适用）	检查电子临床数据库或者远程电子临床数据系统，应当有培训记录、独立账号、使用权限、数据审核、验证文件，有审计追踪功能

5.2　临床试验报告

序号	现场检查要点	检查内容
5.2.1	多中心临床试验结束后，各分中心有临床试验小结或临床试验报告	检查各分中心临床试验小结或临床试验报告，应当保存完整
5.2.2	临床试验小结或临床试验报告有研究者签名、注明日期，有临床试验机构审核意见、注明日期并加盖临床试验机构印章	检查临床试验小结或临床试验报告，应当有研究者签名、注明日期，有临床试验机构审核意见、注明日期并加盖临床试验机构印章

序号	现场检查要点	检查内容
5.2.3	用于统计的数据库数据或分中心临床试验小结数据与 CRF 一致	抽查 CRF 临床试验统计与数据库中的数据，数据应当一致
5.2.4	临床试验报告或统计分析报告与用于统计的数据库数据或分中心临床试验小结数据一致	检查临床试验报告或统计分析报告与临床试验统计数据库或分中心临床试验小结数据，数据应当一致
5.2.5	注册申请提交的临床试验报告内容与临床试验机构保存的临床试验报告内容一致	检查注册申请提交的临床试验报告和临床试验机构保存的临床试验报告，版本、内容应当一致
6	试验用医疗器械管理	
6.1	保存信息包括名称、型号、规格、接收日期、生产日期、产品批号或者序列号等	检查试验用医疗器械交接单或其他相关记录，应当有名称、型号、规格、接收日期、生产日期、产品批号或者序列号、数量等信息
6.2	与检测报告、临床试验报告中的产品名称、规格型号一致	检查临床实际使用、检测报告、临床试验报告中试验用医疗器械的规格型号，信息应当一致
6.3	运输、接收、储存、分发、回收与处理等记录应完整	检查运输、接收、储存、分发、回收与处理等记录，内容应当完整，数量不一致的记录原因

续表

序号	现场检查要点	检查内容
6.4	运输条件、储存条件、储存时间、有效期等是否符合要求	检查运输、接收、储存记录，运输条件、储存条件、储存时间、有效期等应当符合要求
6.5	所使用的、废弃的或者返还的数量与申办者提供的数量一致	检查接收、使用、废弃、回收记录，数量应当与申办者提供的数据一致
6.6	特殊医疗器械保存和使用情况与总结报告内容一致	检查有特殊场地保存要求的医疗器械（如需放射防护、需低温冷藏等），保存条件和使用情况应当与总结报告内容一致

二、判定原则

根据检查发现的问题，检查结果按以下原则判定：

1. 有以下情形之一的，判定为存在真实性问题

（1）编造受试者信息、主要试验过程记录、研究数据、检测数据等临床试验数据，影响医疗器械安全性、有效性评价结果的。

（2）临床试验数据，如入选排除标准、主要疗效指标、重要的安全性指标等不能溯源的。

（3）试验用医疗器械不真实，如以对照用医疗器械替代试验用医疗器械、以试验用医疗器械替代对照

用医疗器械，以及以其他方式使用虚假试验用医疗器械的。

（4）瞒报与临床试验用医疗器械相关的严重不良事件和可能导致严重不良事件的医疗器械缺陷、使用方案禁用的合并用药或医疗器械的。

（5）注册申请的临床试验报告中数据与临床试验机构保存的临床试验报告中的数据不一致，影响医疗器械安全性、有效性评价结果的。

（6）注册申请的临床试验统计分析报告中数据与临床试验统计数据库中数据或分中心临床试验小结中数据不一致，影响医疗器械安全性、有效性评价结果的。

（7）其他故意破坏医疗器械临床试验数据真实性的情形。

2．未发现真实性问题的，但临床试验过程不符合医疗器械临床试验相关规定要求的，判定为存在合规性问题。

3．未发现上述问题的，判定为符合要求。

（刘洋　付海军　张志勇　沙籽伶）

第十章
国家药品监督管理局医用成像类医疗器械临床试验技术审评要求

第一节　医用成像类医疗器械临床试验资料提供要求

一、医用成像类医疗器械临床试验技术审评的法规依据

1. 医疗器械监督管理条例（国务院令第 680 号）；

2. 医疗器械注册管理办法（国家食品药品监督管理总局令第 4 号）；

3. 医疗器械临床试验质量管理规范（国家食品药品监督管理总局 中华人民共和国国家卫生和计划生育委员会令 2016 年第 25 号）；

4. 第一类医疗器械备案有关事项的公告〔国家

食品药品监督管理总局公告（2014第26号公告）]；

5．医疗器械注册申报资料要求和批准证明文件格式［国家食品药品监督管理总局公告（2014第43号公告）]；

6．医疗器械临床试验备案有关事宜公告（国家食品药品监督管理总局公告2015年第87号）；

7．医疗器械临床试验机构条件和备案管理办法（食品药品监管总局　国家卫生计生委公告2017年第145号）；

8．免于进行临床试验医疗器械目录［国家药品监督管理局通告（2018年第94号）]；

9．其他规范性文件。

二、我国通用及医用成像类医疗器械临床试验相关技术指导原则

1．医疗器械临床评价技术指导原则［国家食品药品监督管理总局通告（2015年第14号）]；

2．医疗器械临床试验设计指导原则［国家食品药品监督管理总局通告（2018年第6号）]；

3．接受医疗器械境外临床试验数据技术指导原则［国家食品药品监督管理总局通告（2018年第13号）]；

4. 医用磁共振成像系统注册技术审查指导原则［国家食品药品监督管理总局通告（2014年第2号）］；

5. 影像型超声诊断设备（第三类）技术审查指导原则［国家食品药品监督管理总局通告（2015年修订版）（2015年第112号）］；

6. 医用X射线诊断设备（第三类）注册技术审查指导原则［国家食品药品监督管理总局通告（2016年修订版）（2016年第21号）］；

7. X射线诊断设备（第二类）注册技术审查指导原则（2016年修订版）［国家食品药品监督管理总局通告（2016年第22号）］；

8. 医用磁共振成像系统临床评价技术审查指导原则［国家食品药品监督管理总局通告（2017年第6号）］；

9. 口腔颌面锥形束计算机体层摄影设备注册技术审查指导原则［国家食品药品监督管理总局通告（2017年第6号）］；

10. 口腔曲面体层X射线机注册技术审查指导原则［国家食品药品监督管理总局通告（2018年第9号）］；

11. X射线计算机体层摄影设备注册技术审查指导原则〔国家食品药品监督管理总局通告（2018年第26号）〕；

12. 口腔颌面锥形束计算机体层摄影设备临床评价指导原则〔国家食品药品监督管理总局通告（2019年第10号）〕；

13. 双能X射线骨密度仪注册技术审查指导原则〔国家食品药品监督管理总局通告（2019年第10号）〕。

三、医用成像类医疗器械临床试验资料提交要求

（一）医用成像类医疗器械范围

我国医疗器械按照风险程度实行分类管理。第一类风险程度低，实行常规管理。第二类具有中度风险，需要严格控制管理。第三类具有较高风险，需要采取特别措施严格控制管理。为贯彻落实《医疗器械监督管理条例》（以下简称《条例》）医疗器械分类管理的相关要求，国家药品监督管理局（原国家食品药品监督管理总局）制定了《医疗器械分类目录》（2018年），该目录包括22个子目录，医用成像类医疗器械属于医疗器械分类目录06子目录，主要包括

X 射线、超声、放射性核素、磁共振和光学等成像医疗器械，不包括眼科、妇产科等临床专科中的成像医疗器械。

（二）第一类医用成像类医疗器械无需提交临床试验报告

按照条例的要求，第一类医疗器械实行产品备案管理，第一类医疗器械应当临提交临床评价资料，不包括临床试验报告，可以是通过文献、同类产品临床使用获得的数据证明该医疗器械安全、有效的资料。

第一类医用成像类医疗器械包括：X 射线感光胶片、医用增感屏、透视荧光屏、影像板、手动摄影平床、手动立式摄影架、口腔 X 射线摄片架、不带滤线栅的 X 射线摄影暗盒、X 射线胶片显影剂、定影剂、胶片观察装置、X 射线胶片自动洗片机、患者体位固定装置等。

第一类产品临床评价资料应包括以下内容：

1. 详述产品预期用途　包括产品所提供的功能，并可描述其适用的医疗阶段（如治疗后的监测、康复等），目标用户及其操作该产品应具备的技能／知识／培训；预期与其组合使用的器械。

2. 详述产品预期使用环境　包括该产品预期使

用的地点如医院、医疗/临床实验室、救护车、家庭等，以及可能会影响其安全性和有效性的环境条件（如温度、湿度、功率、压力、移动等）。

3. 详述产品适用人群　包括目标患者人群的信息（如成人、儿童或新生儿），患者选择标准的信息，以及使用过程中需要监测的参数、考虑的因素。

4. 详述产品禁忌证　如适用，应明确说明该器械禁止使用的疾病或情况。

5. 已上市同类产品临床使用情况的比对说明。

6. 同类产品不良事件情况说明。

（三）列入免于进行临床试验医疗器械目录的产品免于进行临床试验

按照条例的要求，第二和第三类医疗器械实行产品注册管理。其临床评价资料应当包括临床试验报告，但有下列情形之一的，可以免于进行临床试验：①工作机理明确、设计定型，生产工艺成熟，已上市的同品种医疗器械临床应用多年且无严重不良事件记录，不改变常规用途的；②通过非临床评价能够证明该医疗器械安全、有效的；③通过对同品种医疗器械临床试验或者临床使用获得的数据进行分析评价，能够证明该医疗器械安全、有效的。

国家食品药品监督管理总局 2018 年发布了修订版《免于进行临床试验的医疗器械目录》，该目录中包括 393 个体外诊断试剂及 855 个医疗器械产品，同时包括第二类及第三类医疗器械产品。其中免于进行临床试验的医用成像类医疗器械共有 77 个（序号 227-303），主要包括二类医用诊断 X 射线机、X 射线发生、限束装置、超声机械扫描探头、电子线阵探头、电子线阵探头、膀胱内镜、纤维上消化道内镜、内镜用冷光源、医用胶片数字化扫描仪等设备。

列入免于进行临床试验医疗器械目录的产品，临床评价资料应包括以下内容：

1. 提交申报产品相关信息与《目录》所述内容的对比资料。

2. 提交申报产品与《目录》中已获准境内注册医疗器械的对比说明，对比说明应当包括《申报产品与目录内境内已上市同品种医疗器械比对表》（表 10-1）和相应支持性资料。

提交的上述资料应能证明申报产品与《目录》所述的产品具有等同性。

表 10-1　申报产品与目录内境内已上市同品种医疗器械比对表

对比项目	目录中医疗器械	申报产品	差异性	支持性资料概述
基本原理（工作原理/作用机理）				
结构组成				
产品制造材料或与人体接触部分的制造材料				
性能要求				
灭菌/消毒方式				
适用范围				
使用方法				
……				

若无法证明申报产品与《目录》产品具有等同性，则应按照本节中 3 和/或 4 开展相应工作。

3. 通过对同品种医疗器械临床试验或者临床使用获得的数据进行分析评价免于临床试验。

按照《医疗器械监督管理条例》要求，未列入免于进行临床试验的医疗器械目录的产品，通过对同品种医疗器械临床试验或者临床使用获得的数据进行分析评价，能够证明该医疗器械安全、有效的，申请人可以在申报注册时予以说明，并提交相关证明资料。也可以免于进行临床试验。

未列入免于进行临床试验目录的医学成像类医疗器械主要包括血管造影 X 射线机，泌尿 X 射线机，数字乳腺体层合成 X 射线机，乳腺锥形束计算机体层摄影设备，数字乳腺 X 射线机 + 活检穿刺立体定位装置，口腔颌面锥形束计算机体层摄影设备，透视摄影 X 射线机 + 数字减影血管造影和 / 或数字化体层摄影和 / 或泌尿摄影功能，移动式 C 形臂 X 射线机 +且带有数字化体层摄影和 / 或数字减影血管造影功能，肢体数字化体层摄影 X 射线机，穿刺定位引导装置，胃肠 X 射线检查用品（胃动力标记物胶囊Ⅲ、造影显像剂Ⅱ、结肠充气机Ⅱ），磁共振成像设备，磁共振辅助设备，核素成像设备，放射性核素成像辅助设备，组合功能融合成像器械等。大多数医学成像类医疗器械能够通过对同品种医疗器械临床试验或者临床使用获得的数据进行分析评价免于临床试验。

例如，申报产品为医用血管 X 射线造影机，该产品尚未列入《免于进行临床试验的医疗器械目录》。注册申请人为满足市场配置多样化的要求，在同品种设备基础上更换平板探测器制造商，探测器类型、原理与在中国市场上已有使用历史，更换平板探测器后，申报产品性能指标不低于同品种设备，通过申报产品非临床研究数据及同品种医疗器械临床试验或者临床使用获得的数据进行分析评价可以证明申报产品安全有效。此种情形可以免于进行临床试验。

按照《医疗器械临床评价技术指导原则》要求，通过对同品种医疗器械临床试验数据进行分析评价时，注册申请人需收集并提供伦理委员会意见（如适用）、临床研究方案和临床研究报告。

4. 需要提交临床试验资料　医疗器械临床试验，是指在具备相关条件的医疗器械临床试验机构中，对拟申请注册的医疗器械在正常使用条件下的安全性和有效性进行确认或者验证的过程。在我国国内开展临床试验应遵循《医疗器械临床试验质量管理规范》。需要进行临床试验的，提交的临床评价资料应当包括临床试验方案和临床试验报告。

大多数医用成像类医疗设备技术复杂、资金投入量大、运行成本高、对医疗费用影响大。此类设备开展临床试验面临着诸多困难：如需要医院有设备安装场地，有些设备还需要安装场地有辐射防护能力，装机拆机耗时费力；有些设备即使可以在工厂收集数据，如果需要使用造影剂又存在安全风险，还有辐射安全等伦理方面的问题。因此明确必须开展临床试验的审评要求，有利于临床试验申办方花费最小的时间、精力、成本完成临床试验，促进申报产品尽快上市。我国部分特定产品的指导原则中对何时需要进行临床试验已有相关规定。例如：X射线计算机体层摄影设备注册技术审查指导原则规定，如果采用同品种对比无法充分证明设备的安全性和有效性，例如存在以下情况需考虑临床试验：

（1）设备采用新的工作原理和结构设计，属于全新设备，国内市场上没有与之类似的上市设备。

（2）增加设备的临床适用范围，在原有的基础上开发了新的临床应用领域。

（3）设备采用了新的关键器件，该器件具有新的技术特性，其对设备的应用和操作产生了较大的影响，所获得的影像质量也有很大区别。并且这种器件没有经过充分的临床验证。

（4）实验室检测无法确认安全和有效的设备功能，如果这种功能是新的，没有以往的临床经验，则必须通过临床试验数据来说明。

（5）此前没有生产过 X 射线计算机体层摄影设备，缺乏相关临床数据和试验经验，应通过临床试验来获得临床适用证据。

除了对申报产品整体进行临床试验外，通过同品种医疗器械临床试验或临床使用获得的数据进行分析评价时，如果申报产品与同品种医疗器械存在差异性，通过申报产品的非临床研究资料、和 / 或临床文献数据、和 / 或临床经验数据不能证明产品安全有效的，应针对差异性在中国境内开展临床试验。

第二节　医疗器械临床试验方案审评要求

医疗器械临床试验方案是阐明试验目的、风险分析、总体设计、试验方法和步骤等内容的文件。医疗器械临床试验开始前应当制订试验方案，医疗器械临床试验必须按照该试验方案进行。医疗器械临床试验方案应当以最大限度地保障受试者权益、安全和健康为首要原则，应当由负责临床试验的医疗机构和申办者按规定的格式共同设计制订，报伦理委员会认可后实施；若有修改，必须经伦理委员会同意。已上市的同类医疗器械出现不良事件，或者疗效不明确的医疗器械，国家药品监督管理局可制定统一的临床试验方案的规定。开展此类医疗器械的临床试验，申办者、医疗机构及临床试验人员应当执行统一的临床试验方案的规定。医疗器械临床试验方案应当针对具体受试产品的特性，确定临床试验例数、持续时间和临床评价标准，使试验结果具有统计学意义。医疗器械临床试用方案应当证明受试产品理论原理、基本结构、性能等要素的基本情况以及受试产品的安全性有效性。

医疗器械临床验证方案应当证明受试产品与已上市产品的主要结构、性能等要素是否实质性等同，是否具有同样的安全性、有效性。

对尚未在中国境内出现的，安全性和有效性从原理上还未经医学证实的全新产品所设计的方案，一般应设计先以小样本进行可行性试验，待初步验证其安全性后，再根据临床统计学要求确定样本量开展后续临床试验。

医疗器械临床试验方案应当包括以下内容：

一、一般信息

1. 试验题目，方案的编号和日期。

2. 试验用医疗器械的名称、规格型号。

3. 申办者的名称、地址、相关资质和联系方式。

4. 参与临床试验机构的名称、地址和参与试验的所有研究者的姓名、资质及联系方式。

5. 监查计划　试验方案应说明在试验期间应遵守的监查安排以及计划的原始数据核查范围。

6. 数据和质量管理　试验方案应说明或引用关于数据库管理、数据处理、原始数据监查和检查、数据存档、存档时间及其他恰当的质量保证方面的程序。

7. 临床试验的总体概要。

二、背景资料的描述

三、试验目的

应详细描述临床试验的假设、主要目的和次要目等。

1. 要验证的试验用医疗器械的使用声明和预期用途及性能。

2. 要评估的风险和可预见的试验用医疗器械不良事件。

3. 要通过临床试验获得统计数据，以决定接受或拒绝某些特定的假设。

四、试验设计

1. 试验的科学性、完整性和试验数据的可信性主要取决于试验的设计。

2. 试验方案设计应包括下列信息。

（1）试验方法的描述及选择理由，如：双盲对照或开放、双盲或单盲、有无对照组、平行设计、配对设计、多中心试验等。

（2）为减少、避免偏倚要采取的措施及说明，如：随机化方法和步骤、设盲方法、揭盲方法和紧急情况下破盲规定等。

（3）主要和次要终点及选择理由。

（4）为证明试验终点的可靠性，陈述选择将要测量的变量的理由以及用于评估、记录和分析变量的方法和时间安排。

（5）用于评估研究变量的测试设备以及用于监视维护和校准的装置情况。

（6）试验用医疗器械和对照医疗器械的有关信息：人体使用情况描述、对照医疗器械的选择理由、每个受试者预期使用试验用医疗器械的数量、频次及其理由等。

（7）使用的其他相关医疗器械或药物列表。

（8）受试者的纳入和排除标准。

（9）受试者停止试验或试验治疗的标准和程序说明，包括停止的时间和方式。

（10）从退出受试者收集数据的类型和时间选择、退出受试者的随访。

（11）替换受试者的决定和方式。

（12）监查受试者依从性的程序。

（13）入组分配。

（14）受试者参加试验的预期持续时间，全部试验周期，包括随访的次序和期限的说明。

（15）关于停止个别受试者、部分试验和全部试验的"停止规则"或"终止标准"的描述。

（16）不良事件与并发症的记录要求和严重不良事件、重大器械缺陷的报告方法以及经历不良事件后受试者的随访形式和期限。

（17）病例报告表的规定，直接记录在病例报告表上的所有数据和被考虑作为源数据的表述。

（18）可能对试验结果或对结果解释有影响的任何已知的或可预见的因素。

（19）临床试验设计中应明确临床方案的修改程序。临床试验实施中，如需修改方案，应按该程序执行。

五、安全性评价方法

1. 安全性参数的说明。

2. 评价、记录和分析安全性参数的方法和时间选择。

六、有效性评价方法

1. 有效性参数的说明。

2. 评价、记录和分析有效性参数的方法和时间选择。

七、统计处理

1. 描述统计学设计、方法和分析规程的描述及其理由。

2. 计划招募的受试者数目　样本大小的选择理由，包括使用的显著性水平、试验的把握度、预计的脱落率和临床方面的理由。样本数的确定：根据统计学原理计算要达到试验预期目的所需的样本数量，根据不同产品的特性，确定最基本的数量。每一适用的病症、器械的每一功能，都应确定临床试验样本数，除非有理由证明能予以覆盖。

3．终止试验的标准及其理由。

4．所有数据的统计程序，连同缺失、未用或错误数据和不合理数据的处理程序，应包括中途退出和撤出数据，以及在验证假设时排除特殊信息的理由。

5．报告偏离原定统计计划的程序。原定统计计划的任何变更应当在方案中和 / 或在最终报告中说明并给出理由。

6．纳入分析中的受试者的选择标准及理由。

八、对临床试验方案修正的规定

1．试验方案中应规定对偏离进行审查，以确定是否需要修正方案或终止方案，对方案所有的修正必须经申办者和临床试验机构及研究者双方同意并记录修正理由。

2．当临床试验机构和研究者的最初名单有改动时，每次改动可无需采用正式修正方案的方式更新名单，可由申办者留存一份更新名单，需要时提供，但最终报告必须提供所有临床试验机构和研究者的最终名单。

3．以上情况，如果相关，应报告伦理委员会，对列入《临床试验较高风险医疗器械目录》的，必须向国家药品监督管理局提交申请和报告。

九、对不良事件报告的规定

1．明确报告严重不良事件的紧急联络人，并描述其详细情况。

2．可预见的不良事件详情，如：严重／非严重、与器械相关／与器械无关，可能的发生率和控制这些事件的方法。

3．按照适用的规定向申办者、伦理委员会和监管部门报告事件的详细程序，包括报告与器械相关／与器械无关事件类型的说明和时间要求。

十、直接访问源数据／文件

申办者应当确保在方案中或在其他书面协议中说明临床试验机构和研究者应当允许与试验有关的监查、核查、伦理委员会和管理部门检查，可直接访问源数据／文件。

十一、伦理学

临床试验涉及的伦理问题及说明以及《知情同意书》样张。

十二、数据处理与记录保存

十三、财务和保险

十四、试验结果发表约定

应表明是否提交试验结果供发表，或者供发表的范围和条件。

十五、其他

临床试验机构的具体信息可以在试验方案中提供，或在一个单独的协议中述及，上述的某些信息可以包括在方案的其他参考文件如研究者手册中。试验结果发表约定可以在单独的协议中述及；财务和保险可以在单独的协议中述及。

第三节　医疗器械临床试验机构及临床试验人员的审评要求

根据《医疗器械监督管理条例》（国务院令第680号），我国医疗器械临床试验机构实行备案管理。医疗器械临床试验机构应当按照《医疗器械临床试验机构条件和备案管理办法》规定的条件和要求，将机构概况、专业技术水平、组织管理能力、伦理审查能力等信息提交食品药品监督管理部门进行存档、备查。

一、影像医疗器械临床试验机构应当具备的条件

1. 具有医疗机构执业资格。

2. 具有二级甲等以上资质。

3. 承担需进行临床试验审批的第三类医疗器械临床试验的，应为三级甲等医疗机构。

4. 具有医疗器械临床试验管理部门，配备适宜的管理人员、办公条件，并具有对医疗器械临床试验的组织管理和质量控制能力。

5. 具有符合医疗器械临床试验质量管理规范要求的伦理委员会。

6. 具有医疗器械临床试验管理制度和标准操作规程。

7. 具有与开展相关医疗器械临床试验相适应的诊疗科目，且应与医疗机构执业许可诊疗科目一致。

8. 具有能够承担医疗器械临床试验的人员，医疗器械临床试验主要研究者应当具有高级职称，其中开展创新医疗器械产品或需进行临床试验审批的第三类医疗器械产品临床试验的主要研究者应参加过 3 个以上医疗器械或药物临床试验。

9. 已开展相关医疗业务，能够满足医疗器械临床试验所需的受试人群要求等。

10. 具有防范和处理医疗器械临床试验中突发事件和严重不良事件的应急机制和处置能力。

11. 国家药品监督管理局、国家卫生健康委员会规定的其他条件。

二、医疗器械临床试验研究者应当具备的条件

1. 在该临床试验机构中具有副高级以上相关专业技术职务和资质。

2. 具有试验用医疗器械所要求的专业知识和经验，必要时应经过有关培训。

3．熟悉申办者所提供的与临床试验有关的资料、文献和要求。

4．有能力协调、支配和使用进行该项试验的人员和设备，且有能力处理试验用医疗器械发生的不良事件和其他关联事件。

5．熟悉国家有关法律、法规，以及医疗器械临床试验质量管理和伦理规范。

临床试验机构和研究者应当与申办者就开展临床试验相关事宜达成一致意见。在开始临床试验前，研究者应当配合申办者向伦理委员会提出申请，并按规定递交相关文件。研究者应当组织有关人员按照申办者提供的最新研究者手册等资料，熟悉试验用医疗器械的原理、适用范围、产品性能、操作方法、安装要求及技术指标，了解该试验用医疗器械的临床前期研究资料和安全性，掌握申办者推荐的临床试验可能产生风险的防范及紧急处理方法。研究者应当保证所有试验参与人员充分了解临床试验方案、相关规定、试验用医疗器械特性及他们与试验相关的职责，并确保有足够数量并符合试验方案入选标准的受试者进入临床试验，同时应确保有足够的时间在合同约定的试验期内，合规和安全地实施和完成试验。研究者应保证

将试验用医疗器械只用于该临床试验的受试者。研究
者必须严格遵循临床试验方案，没有申办者的同意和
伦理委员会 / 国家药品监督管理部门的批准，研究者
不得偏离或实质性改变方案，除非在必须消除临床试
验受试者的直接危险等紧急情况下，但事后需要以文
件的形式经临床试验机构的医疗器械临床试验管理
部门向申办者、伦理委员会 / 国家药品监督管理部门
报告。

第四节　医疗器械临床试验报告的审评要求

　　研究者应当按照临床试验方案的设计要求，验
证或确认试验用医疗器械的安全性和有效性，并完
成《临床试验报告》。对多中心临床试验，协调研究
者应起草完成《临床试验报告》，分中心研究者应完
成临床试验小结。临床试验小结应当至少包括临床试
验方案、病例报告表、一般临床资料、试验用医疗器
械及对照产品、安全性和有效性数据集、不良事件的
发生率及处理情况、方案偏离情况说明等。《临床试
验报告》应当由研究者签名、注明日期，并经医疗器

械临床试验机构管理部门审核、盖章注明日期后交申办者。对于多中心临床试验,《临床试验报告》应当由牵头单位的研究者签名、注明日期,并经医疗器械临床试验机构管理部门审核、盖章注明日期后交申办者。对各分中心临床试验小结应当由该中心的研究者签名、注明日期,并经该中心的医疗器械临床试验管理部门审核、盖章注明日期后交牵头单位。对多中心临床试验的《临床试验报告》应当包含各分中心的临床试验小结。申办者、临床试验机构和研究者应保证临床数据的真实性和保密性。

临床试验报告应与试验方案一致,主要应包括:

(一)一般信息

试验用医疗器械名称、型号规格、临床试验机构、方案编号和日期、方案修改编号和日期、研究者、申办者等。

(二)摘要

(三)简介

简单介绍试验用医疗器械的相关研发背景,如原因、目的、目标人群、治疗、时间、主要终点等。

(四)临床试验目标

(五)临床试验方法

（六）临床试验内容

（七）临床一般资料

　　1. 试验范围　如病种。

　　2. 病例的选择

　　（1）入选标准

　　（2）排除标准

　　3. 样本量的计算

　　4. 病例数

　　5. 入组情况

（八）试验产品和对照产品

　　1. 试验产品

　　2. 对照产品

（九）所采用的统计方法及评价方法

　　1. 统计分析方法

　　（1）分析人群

　　（2）统计分析方法

　　2. 统计评价指标

　　（1）有效性指标

　　（2）安全性指标

　　3. 缺失值和异常值的处理

（十）临床评价标准

　　1. 有效性评价标准

　　（1）主要指标

　　（2）次要指标

　　2. 安全性评价标准

　　（1）主要指标

　　（2）次要指标

（十一）临床试验的组织结构

（十二）伦理报告和知情同意书样张

（十三）临床试验结果

（十四）临床试验中发现的不良事件及其处理情况

　　1. 不良事件定义

　　2. 不良事件严重程度判定

　　3. 不良事件与试验产品及操作关系的判定

　　4. 严重不良事件定义

　　5. 本试验发现的不良事件及其处理情况

（十五）临床试验结果分析、讨论

（十六）临床试验结论

（十七）适应证、适用范围、禁忌证和注意事项

　　1. 适应证

　　2. 禁忌证

3. 并发症

4. 警告与注意事项

（十八）存在问题及改进建议

（十九）试验人员名单

（二十）其他需要说明的情况

（二十一）研究者签名及临床试验机构的试验管理部门意见

第五节 医用成像类医疗器械临床试验要求实例

一、影像型超声诊断设备（第三类）临床试验要求

（一）体表探头临床试验要求

1. **试验设计** 应选择已上市的同类机型作为对照。

2. **临床评价指标**

（1）主要评价指标：图像的一致率。

（2）次要评价指标：图像的优良率，机器使用安全性、稳定性。

3. 临床试验部位要求

（1）腹部：试验部位应包括肝脏、胆囊、胰腺和肾脏、子宫（仅适用于经腹壁的妇产科检查）。

（2）心脏

（3）浅表及小器官

（4）外周血管

（5）其他部位

4. 样本量示例

根据临床经验，目标值定为85%；假设被试探头与对照机探头预期的图像总体一致率值能够达到95%；则当显著性水平为5%（双侧）、把握度为80%时，需要80例受试者。上述样本量为对一个超声设备同一类型探头（例如，机械扇扫、平面线阵、相控阵、凸阵等）的一个应用部位进行临床验证时的要求。

（二）腔内探头的临床试验方法

1. 试验设计

采用平行对照，非劣效试验设计。

2. 临床评价指标

（1）主要评价指标：图像的优良率。

（2）次要评价指标：机器使用安全性、稳定性。

3. 临床试验部位要求

（1）经阴道探头超声成像检查：经阴道超声成像

检查，可以子宫为代表。

（2）经直肠探头超声成像检查：经直肠超声成像检查，可以前列腺为代表。

（3）可用于心脏检查的经食管探头超声成像检查：可用于心脏检查的经食管超声成像检查，可以心脏为代表。

4. **样本量示例**　假设对照腔内探头图像优良率为96%、非劣效界值10%（取对照机优良率的10%），则当显著性水平为5%，把握度为80%时，试验与对照探头各需要样本量61例，两组合计为122例。上述样本量为对同一类腔内探头的一个应用部位进行临床验证时的要求。

二、X射线计算机体层摄影设备临床试验审评要求

（一）研究设计

采用单组目标值法。

（二）临床评价指标

1. **主要评价指标**　临床影像质量可接受率。

2. **次要评价指标**

（1）安全性评价指标：不良事件和严重不良事件。

（2）常用功能、机器使用便捷性、整机功能及稳定性满意度。

（三）试验部位

临床试验的部位应与设备的适用范围和宣称的功能相适应。

1. **头颈部**　包括颅脑、五官及颈部。

2. **胸部**　包括肺及纵隔。

3. **腹部**　包括腹部、盆腔（男性盆腔、女性盆腔）。

4. **骨与关节**　包括脊柱、四肢及关节。

5. **冠脉（特殊部位）**　包括冠脉，如适用。

（四）样本量示例

根据临床要求，临床影像质量优良率不得低于85%（目标值），假设试验组临床影像质量优良率为95%，则当双侧显著性水平取 0.05、检验效能为 80%，试验最少需要的受试者数为 80 例，考虑 5% 的脱落率，每个部位需纳入的试验例数为不低于 86 例。

如果预期用途中不具有冠脉这个部位，受试者临床试验的部位划分为四个，分别为：头颈部、胸部、腹部、骨与关节，总计不低于 344 例；此外增强扫描总例数不低于 60 例，其中头、胸、腹各不低于 20 例。

如果预期用途中具有冠脉这个部位，受试者临床试验的部位划分为五个，分别为：头颈部、胸部、腹部、骨与关节、冠脉。冠脉需纳入的试验例数也应不低于86例，所有部位总计不低于430例。除冠脉外的其他部位增强扫描（含普通增强和血管增强）总病例数不低于30例，其中头颈、胸、腹各不低于10例。各部位中不同位置临床试验例数分布详见X射线计算机体层设备技术审查指导原则。

三、医用X射线诊断设备（第三类）临床试验要求

（一）用于X射线透视、摄影、胃肠造影的设备的临床试验要求

1. **试验设计**　临床试验可采用目标值法的单组试验。

2. **临床评价指标**

（1）主要评价指标：影像质量的临床诊断要求符合率；

（2）次要评价指标：设备功能、机器使用便捷性、可靠性及安全性。

3. 临床试验部位要求

（1）胸部：其中至少有10例含正侧位投照。

（2）腹部。

（3）骨与软组织：该部位应包含三个位置（头、腰椎、骨盆/髋关节）。

（4）胃肠道造影（适用于X射线透视摄影系统）：该部位应包含四个位置：食管、胃、小肠、钡灌肠。

4. 样本量示例

根据临床要求，影像质量的临床诊断要求符合率不得低于85%（目标值），假设试验组影像质量的临床诊断要求符合率为95%，则当双侧显著性水平取0.05、检验效能为80%时，试验最少需要的受试者数为80例。

（二）用于介入操作的设备的临床试验要求

1. 试验设计

临床试验可采用目标值法的单组试验。

2. 临床评价指标

（1）主要评价指标：影像质量的优良率；影像质量达优率。

（2）次要评价指标：设备功能、机器使用便捷性、可靠性、安全性，同时，还需关注产品的安全性

（停机、死机等）。

3. 临床试验部位要求

（1）通用医用血管造影 X 射线机

1）透视：导丝、导管前端及走行。

2）血管造影

- 主动脉：该部位应包括升主动脉、降主动脉、腹主动脉
- 器官脏器：该部位应包括心脏、脑、肝、肾、肺、肢体血管
- 心脏冠状动脉（如适用）

（2）医用心脏专用血管造影机

1）透视：导丝、导管前端及走行。

2）血管造影

- 心脏冠状动脉
- 心腔及心脏大血管

（3）移动式 C 形臂 X 射线机（第三类）

1）透视：骨皮质。

2）血管造影

- 主动脉：该部位应包括升主动脉、降主动脉、腹主动脉
- 器官脏器：该部位应包括脑、肝、肾、肺、肢

体血管。根据原卫生部文，移动式 C 形臂 X 射线机不用于常规心脏冠脉造影。

（4）X 射线透视摄影系统（第三类）

1）透视

- 肺纹理

- 骨皮质

- 导丝、导管前端及走行

2）血管造影

- 主动脉：该部位应包括升主动脉、降主动脉、腹主动脉

- 器官脏器：该部位应包括心脏（如适用）及脑（如适用）、肝、肾、肺、肢体血管。

4. 样本量示例

（1）根据临床要求，影像质量的优良率不得低于 85%（目标值），假设试验组影像质量的优良率为 95%，则当双侧显著性水平取 0.05、检验效能为 80%、脱落率为 5% 时，试验最少需要的例数为 85 例。

（2）根据临床要求，影像质量的达优率不得低于 75%（目标值），假设试验组影像质量的达优率为 85%，则当双侧显著性水平取 0.05、检验效能为 80%、脱落率为 5% 时，试验最少需要的例数为 140 例。

（3）综上所述，临床试验总例数不得低于140例。各部位中不同位置临床试验例数分布详见医用X射线诊断设备（第三类）技术审查指导原则。

四、医用磁共振成像系统临床试验审评要求

（一）研究设计

磁共振临床验证可以采用单组目标值法。

（二）临床评价指标

1. 主要评价指标 影像质量的优良率。

2. 次要评价指标 机器使用便捷性；整机功能及稳定性满意度；工作站后处理软件使用的便捷性；与设备相关的不良事件；所有次要评价指标均应满足临床使用要求。

（三）试验部位

1. 头颅

2. 脊柱 可包括颈椎、胸椎、腰椎三个位置。

3. 体部

4. 四肢关节 可分为"腕、肘、肩、膝、踝"关节五个位置。

5. 特殊应用

（四）样本量示例

根据临床要求，影像质量的临床诊断优良率不得低于 75%（目标值）（考虑到 MR 的图像受患者配合的影响较大，因此目标值定为 75%），假设试验组影像质量的优良率为 90%，则当显著性水平取（双侧）0.05、检验效能 80%、考虑 10% 脱落率，按统计学原则计算得到，试验中每个线圈每一部位最少需要的受试者数为 60 例。所有申报的线圈均应按照申报部位进行验证。某一部位含有多个位置时，样本数在各位置间应均衡分布，每个位置不少于 15 例。四肢关节部位至少 60 例，该部位多个线圈时，每个位置验证例数应均衡分布；每个线圈每个位置不少于 15 例。预期用途中具有特殊应用，验证例数不少于 20 例。

五、口腔锥形束 CT 临床试验审评要求

（一）研究设计

采用单组目标值法。

（二）临床试验评价指标

1. 主要评价指标　临床图像质量与临床诊断要求的符合率。

2. 次要评价指标

（1）安全性：机械、电气、辐射等方面的安全性评价。

（2）设备功能稳定性、机器使用便捷性。

（三）试验部位

1. 曲面体层摄影

（1）上颌部位

（2）下颌部位

（3）颞下颌关节部位

2. 头影测量摄影

（1）头颅侧位

（2）手腕部

3. CBCT 摄影

（1）上颌部位

（2）下颌部位

（3）颞下颌关节部位（如适用）

（4）头颅颌面部其他部位

（5）鼻骨和鼻窦部位

（6）颧骨部位

4. 样本量示例　根据临床需求，临床影像质量的临床诊断要求符合率不得低于 90%（目标值 $p0$），

假设临床影像质量的临床诊断要求符合率（p1）为96%、单侧统计学显著性水平（α）为0.025、检验效能（1–β）为80%时，试验最少需要160例受试者，考虑试验操作过程中可能的剔除率约10%，每种摄影模式各需纳入180名受试者。病例数在同一摄影模式不同部位中均衡分配。中视野和小视野CBCT摄影中上颌部位、下颌部位，共需要180例受试者，如声称适用于颞下颌关节部位，颞下颌关节部位需要180例受试者。

第六节　医用成像类医疗器械临床试验常见问题分析

一、临床试验前提条件

常见问题：未满足开始临床试验的前提条件，在未通过备案的临床试验机构开展临床试验；未取得合格检测报告等。

按照条例要求，开展医疗器械临床试验，应当按照医疗器械临床试验质量管理规范的要求，在具备相应条件的临床试验机构进行，医疗器械临床试验机构实行备案管理。医疗机构专业技术水平、组织管理能力、伦理审查能力应符合《医疗器械临床试验机构条件和备案管理办法》，如具有符合医疗器械临床试验质量管理规范要求的伦理委员会；具有与开展相关医疗器械临床试验相适应的诊疗科目，且应与医疗机构执业许可诊疗科目一致；具有防范和处理医疗器械临床试验中突发事件和严重不良事件的应急机制和处置能力等；开始临床试验前，申报方应完成试验用器械的临床前研究，具有自检报告和具有资质的检验机构出具的一年内的产品注册检验合格报告。

二、境外临床试验接收

常见问题：仅提供原产国不需要开展临床试验的简单声明，无法满足对产品充分评价的要求。

建议按照《接受医疗器械境外临床试验数据技术指导原则》[总局通告（2018 年第 52 号）]提供相应的临床资料，生产商声明产品在境外上市时需要临床报告的，提交申请注册产品在境外申请上市时提交的临床资料。生产商声明该产品在境外上市时不需要临床报告的，应提供其他的临床数据证明产品的安全性及有效性。

注意应对所用数据的来源及搜索范围描述清楚，以便对申报产品的评价。

使用境外临床数据应考虑技术审评要求的差异、受试人群差异和临床试验条件差异。分析差异产生的影响是否具有临床意义。

常见问题：境外医疗器械临床试验数据，与境内已发布的特定产品的临床试验指导原则要求不完全一致。

境外临床试验应考虑我国特定医疗器械的技术审评指导原则中的相关要求，存在不一致时，应提供充分、合理的理由和依据。

三、临床试验方案

常见问题：临床试验方案经过多次修改，仅提供最终版的临床试验方案，未对历次修改内容进行介绍。

应对临床试验方案修改时间、修改内容、修改原因进行详细介绍。如果在临床试验开始后修改方案的，应分析方案修改对临床试验的影响，统计报告中对全数据集，符合方案数据集应有详细说明。

常见问题：开展多中心临床试验，不同临床试验机构中临床试验方案不统一。

按照《医疗器械临床试验质量管理规范》要求，多中心临床试验应由多位研究者按照同一试验方案在不同的临床试验机构中同期进行。

四、临床试验目的

常见问题：临床试验目的与申报产品技术特征不匹配。临床试验仅确认成熟的产品技术特征，未针对全新的产品技术特征进行相应的试验设计。

开展临床试验前，应将申报产品与已在中国境内上市的同品种产品进行比对，识别出申报产品全新的产品技术特征。成熟的产品技术特征可以通过申报产品非临床研究，同类产品临床数据证明其安全有效的，则无需开展临床试验。临床试验目的可设定为确认试验器械对全新产品技术特征的安全有效性。

五、临床试验设计

常见问题：试验器械技术尚不成熟且对其适用疾病尚无较为深刻的了解，试验设计仍采用与目标值比较的单组设计评价试验器械的有效性/安全性。

如，X射线计算机体层摄影设备中新增了一种全新的重建算法，使用该重建算法对图像质量的影响未知。试验设计不应采用单组目标值法，而应采用对照试验设计，可以选择采用不同重建算法的产品做对照，比较采用不同重建算法的图像质量及辐射剂量的差异。

临床试验设计应根据产品实际情况具体分析。不与扫描直接相关的重建模块和／或后处理模块则不需要到医院实际装机扫描，可以与医院签署协议，使用匿名的扫描收集的原始数据进行评估，以避免受试者接受不必要的辐射。

六、比较类型和检验假设

常见问题：没有正确选择比较类型。例如，试验目的为确认数字乳腺 X 射线体层合成设备的安全有效性。试验设备为采用体层合成技术（以下简称 3D）的数字乳腺 X 射线体层合成设备，对照设备为仅采用二维摄影技术（以下简称 2D）的数字乳腺 X 射线机，试验设计为采用 3D 结合 2D 与 2D 进行比较的非劣效性检验，此种试验设计不具备合理性。如果采用非劣效性检验，3D 结合 2D 疗效稍低于 2D，且辐射剂量高于对照器械，安全性也低于对照器械，出于伦理学考虑，患者受益明显小于风险，因此比较类型选择不合理，应设置优效假设。

临床试验中比较的类型根据假设检验可分为优效性检验、等效性检验或非劣效性检验。应结合临床实际，进行受试者风险受益综合分析，选择适当的比较类型。

七、临床试验报告

常见问题：申报产品包含多个产品型号，没有进行典型性分析，仅对其中一个型号产品进行了临床试验，或临床试验报告中产品配置与申报产品配置不符。

临床试验报告载明的产品型号、部件型号（如有）、产品组成等应与申报产品有一致性。选取典型型号开展临床试验，应提供典型性分析文件，分析不同型号产品间的差异，差异性不应对产品安全有效性产生不利影响。

常见问题：临床试验报告签字盖章不符合要求。多中心临床试验报告不包括分中心试验小结。临床试验结论及适用范围与申报事项不一致。

建议按照《医疗器械临床试验质量管理规范》要求，临床试验报告应当由研究者签名、注明日期，经临床试验机构医疗器械临床试验管理部门审核出具意见、注明日期并加盖临床试验机构印章。多中心临床试验中，各分中心临床试验小结应当由该中心的研究者签名并注明日期，经该中心的医疗器械临床试验管理部门审核、注明日期并加盖临床试验机构印章。多中心临床试验的临床试验报告应当包含各分中心的临床试验小结。临床试验结论及适用范围应与申报的产品适用范围有一致性。

（张宇晶）

参考文献

1. 中华人民共和国国务院. 医疗器械监督管理条例（中华人民共和国国务院令第 680 号）[EB/OL].（2017-05-19）. https://www.cmde.org.cn/CL0019/8108.html.

2. 国家食品药品监督管理总局. 医疗器械注册管理办法（总局令第 4 号）[EB/OL].（2014-07-30）. http://samr.cfda.gov.cn/WS01/CL0053/103756.html.

3. 国家食品药品监督管理总局，国家卫生和计划生育委员会. 医疗器械临床试验质量管理规范（国家食品药品监督管理总局，国家卫生和计划生育委员会令第25号）［EB/OL］.（2016-03-23）. http://samr.cfda.gov.cn/WS01/CL0053/148101.html.

4. 国家食品药品监督管理总局. 关于第一类医疗器械备案有关事项的公告（总局公告2014年第26号）［EB/OL］.（2014-05-30）. http://samr.cfda.gov. cn/WS01/CL0087/100816.html.

5. 国家食品药品监督管理总局. 关于公布医疗器械注册申报资料要求和批准证明文件格式的公告（总局公告2014年第43号）.（2014-09-05）. http://samr.cfda.gov.cn/WS01/CL0087/106095.html.

6. 国家食品药品监督管理总局. 关于医疗器械临床试验备案有关事宜的公告（总局公告2015年第87号）［EB/OL］.（2015-07-03）. http://samr. cfda.gov.cn/WS01/CL0087/123460.html.

7. 国家食品药品监督管理总局, 国家卫生和计划生育委员会. 医疗器械临床试验机构条件和备案管理办法（食品药品监管总局 国家卫生计生委公告2017年第145号）［EB/OL］.（2017-11-24）. http://samr.cfda.gov.cn/WS01/CL0087/217367.html.

8. 国家药品监督管理局. 免于进行临床试验医疗器械目录（国家药品监督管理局通告2018年第94号）［EB/OL］.（2018-09-30）. http://www.nmpa. gov.cn/WS04/CL2050/331201.html.

9. 国家食品药品监督管理总局. 医疗器械临床评价

技术指导原则（总局通告 2015 年第 14 号）[EB/OL].（2015-05-19）. http://samr.cfda.gov.cn/WS01/CL0087/119643.html.

10. 国家食品药品监督管理总局. 医疗器械临床试验设计指导原则（总局通告 2018 年第 6 号）[EB/OL].（2018-01-08）. http://samr.cfda.gov.cn/WS01/CL0087/221976.html.

11. 国家食品药品监督管理总局. 接受医疗器械境外临床试验数据技术指导原则（总局通告 2018 年第 13 号）[EB/OL].（2018-01-11）. http://samr.cfda.gov.cn/WS01/CL0087/222385.html.

12. 国家食品药品监督管理总局. 关于发布医用磁共振成像系统等 4 个医疗器械产品注册技术审查指导原则的通告（总局通告 2014 年第 2 号）[EB/OL].（2014-03-14）. https://www.cmde.org.cn/CL0056/2973.html.

13. 国家食品药品监督管理总局. 影像型超声诊断设备（第三类）技术审查指导原则（2015 年修订版）（总局通告 2015 年第 112 号）[EB/OL].（2016-01-13）. https://www.cmde.org.cn/CL0056/4288.html.

14. 国家食品药品监督管理总局. 医用 X 射线诊断设备（第三类）注册技术审查指导原则（2016 年修订版）（总局通告 2016 年第 21 号）[EB/

OL].（2016-02-06）. https://www.cmde.org.cn/CL0056/4368.html.

15. 国家食品药品监督管理总局. X射线诊断设备（第二类）注册技术审查指导原则（2016年修订版）（总局通告2016年第22号）[EB/OL].（2016-02-19）. http://samr.cfda.gov.cn/WS01/CL0087/144721.html.

16. 国家食品药品监督管理总局. 医用磁共振成像系统临床评价技术审查指导原则（总局通告2017年第6号）[EB/OL].（2017-01-16）. https://www.cmde.org.cn/CL0112/7852.html.

17. 国家食品药品监督管理总局. 口腔颌面锥形束计算机体层摄影设备注册技术审查指导原则（总局通告2017年第6号）[EB/OL].（2017-01-16）. https://www.cmde.org.cn/CL0112/7850.html.

18. 国家药品监督管理局. 口腔曲面体层X射线机注册技术审查指导原则（局通告2018年第9号）[EB/OL].（2018-04-16）. https://www.cmde.org.cn/CL0056/8000.html.

19. 国家食品药品监督管理总局. X射线计算机体层摄影设备注册技术审查指导原则（总局通告2018年第26号）[EB/OL].（2018-02-09）. http://www.nmpa.gov.cn/WS04/CL2138/300501.html.

20. 国家药品监督管理局. 口腔颌面锥形束计算机体

层摄影设备临床评价指导原则（局通告2019年第10号）[EB/OL].（2019-03-26）. https://www.cmde.org.cn/CL0056/18928.html.

21. 国家药品监督管理局. 双能X射线骨密度仪注册技术审查指导原则（局通告2019年第10号）[EB/OL].（2019-03-26）. https://www.cmde.org.cn/CL0056/18928.html.

22. 国家食品药品监督管理总局. 医疗器械分类目录（总局公告2017年第104号）[EB/OL].（2017-09-04）. http://www.nmpa.gov.cn/WS04/CL2183/322155.html.

第十一章
影像医疗器械临床试验数据管理系统

  按照法律法规和 GCP 原则进行临床试验，最后会得到大量的试验数据，这些数据是评价试验器械的安全性和有效性的基础。由于临床试验耗时长，涉及的人员、材料、文件、数据众多，为了确保临床试验结果的准确可靠、科学可信，国际社会和世界各国都纷纷出台了一系列的法规、规定和指导原则，用以规范临床试验数据管理的整个流程。临床试验的发展和科学技术的不断进步，特别是计算机、网络的发展，为临床试验及其数据管理的规范化提供了技术支持。

  临床试验数据管理系统是在满足 FDA、CFDA 有关临床试验管理规范（GCP）和临床试验中计算机系统应用指导原则的基础上，采用先进的数据管理理念与高科技手段，集成了临床试验项目设计，数据收集和数据管理的综合功能于一体的软件系统。临床试验数据管理系统涉及数据收集、自动处理、质疑管理、进度管理等，用于规范整个临床试验流程。在电子化采集越来越趋于被认可并采纳的今天，传统的纸质采集在临床试验中的占比逐年下降，因此，在数据管理系统中较最普遍使用电子数据采集系统（EDC）。

临床试验数据管理的目的是确保数据的可靠、完整和准确，目标是获得高质量的真实数据。整个数据管理工作就是为了保证数据的质量，数据管理的各个阶段都需要在一个完整可靠的系统下进行，对可能影响数据质量结果的各种因素和环节进行控制和管理，控制范围涉及数据收集、处理的全过程。临床数据管理系统的建立亦遵循质量管理理念，以保证临床研究数据始终保持在可控和可靠的水平。从这个意义上说，临床试验数据管理系统不是单纯的软件系统，而是数据质量管理的整个体系。原国家食品药品监督管理总局审评中心在 2016 年发布了《临床试验数据管理工作技术指南》和《临床试验的电子数据采集技术指导原则》，从数据管理相关人员的职责、资质和培训、管理系统的要求、试验数据的标准化、主要工作内容、数据质量的保障和评估等多个方面进行了全面的阐释。

本章将结合工作指南，介绍临床试验数据管理的原则、方法和过程。

第一节　概述

一、国内临床试验数据管理现状

我国对药物临床试验的数据管理提出了一些原则性的要求，与药物临床试验数据管理相比，器械临床试验的数据管理工作更为滞后。《医疗器械临床试验规定》（局令第5号）对数据管理做了原则性的规定，但缺乏配套的实施细则和有效的监管措施。国内临床试验数据管理系统的开发和应用尚处于起步阶段，临床试验的数据管理模式大多基于纸质病例报告表（case report form，CRF）的数据采集阶段，电子化数据采集与数据管理系统应用有待提高。同时，由于缺乏国家编码标准，同类研究的数据库之间难以做到信息共享。

二、国际临床试验数据管理简介

国际临床试验数据管理首先要符合"临床试验质量管理规范"（ICH-GCP）的原则性要求。同时，各国还颁布了相应的法规和指导原则，为临床试验数据管理的标准化和规范化提供具体的依据和指导。如：美国21号联邦法规第11部分（21 CFR Part 11）对临床试验数据电子存档的规定、美国食品药品监督管理局（FDA）颁布的"临床试验中采用计算机系统的指导原则"等。由各国临床试验方面的学者和专家组成的临床试验数据管理组织经过长期的研究和讨论，还形成了一部非官方的"临床数据质量管理规范"，为现行的法规和规定尚未涉及的临床试验数据管理方面提供有关可接受的操作流程。

1. ICH-GCP对临床试验数据管理的原则性指导 1997年6月，ICH-GCP正式颁布，对正规化临床试验进行了系统科学的原则指导，在保护受试者利益的前提下，保证了临床试验的科学性、可靠性。虽然ICH-GCP中没有专门的章节阐述临床试验数据管理的要求，但其对临床试验开展过程中的研究者、研制厂商以及有关试验方案、随机化过程的记录、数据核查等都直接或间接地提出了原则性的规定，以保证整个临床试验过程中获得的各类数据信息真实可信、准确可靠。

2. 21 CFR Part 11 和"临床试验中采用计算机系统的指导原则"在计算机技术飞速发展的前提下，FDA 为了保证能够让计算机技术在新药临床研究领域得到最大范围的应用，1997 年 3 月出台了有关电子记录和电子签名的法规"21CFR Part 11"。其主导思想是通过相关条文的规定提供有关电子记录与电子签名的准则，使得电子记录、电子签名具有与传统的手写记录与手写签名同等的法律效力，从而使得 FDA 能够接受电子化临床研究材料。2003 年 8 月发布了正式的指导原则，对第 11 款的一些要求作了具体的建议，如对计算机系统的验证要求、稽查轨迹，以及文件记录的复制等。

FDA 在 1999 年 4 月颁布了"临床试验中采用计算机系统的指导原则"（Guidance for Industry: Computerized Systems Used in Clinical Trials），对计算机系统的特征、电子病例报告表（eCRF）、稽查轨迹、电子记录、电子签名等作出了明确定义，成为临床试验中计算机系统开发的基本参照标准。FDA 于

2007 年 5 月更新该指导原则，从多个方面提出推荐，包括临床研究方案、标准操作程序、原始文件及其保存、内部安全、外部安全维护、其他系统特征以及人员培训等。该指导原则适用于计算机系统建立原始文档（电子记录），也适用于计算机系统处理自动化分析仪器收集到的原始数据，还可用于纸质文件再录入或直接将数据录入计算机系统，或者由计算机系统自动录入数据。

3. 临床数据质量管理规范（GCDMP）　临床试验数据管理组织（Society of Clinical Data Management，SCDM）是一个为了提高数据管理水平，推动这一领域发展的非营利性专业团体。GCDMP 是由 SCDM 制订的一份全面和细化的临床试验数据管理技术指导，给现行的规章和指导性文件尚未涉及的临床试验数据管理方面提供了有关切实可行的操作流程。该文件给临床试验数据管理工作划分了责任。每个章节都规定了相应标准操作程序的最低标准和最高规范。最低标准与最高规范都以条目的形式概括了每一章节的主要内容。最低标准指的是能确保数据完整、可靠以及被正确处理的标准，即所谓的数据完整性要求；最高规范指的是除了确保数据完整性之外，提供更高质量、效率和功能，更低风险的数据所要遵循的要求。

第二节　临床试验数据管理系统的结构

一、临床数据管理的参与者与相关人员责任

临床试验数据管理工作要求临床试验研究项目团队共同努力、通力协作。研究中与数据管理工作相关的人员涉及申办者、研究者、监查员、数据管理员和合同研究组织（Contract Research Organization，CRO）等。

（一）申办者职责

申办者是保证临床数据质量的最终责任人。申办者可以将与临床试验有关的工作和任务，部分或全部委托给一个CRO，但是，试验数据的质量和完整性的最终责任永远在申办者。CRO应当实施质量保证和质量控制。

（二）研究者职责

研究者应确保以CRF或其他形式报告给申办者的数据准确、完整与及时，而且应保证CRF上的数

据来自于受试者病历上的源数据，并对来自监查员、数据管理员等发出的质疑进行回复和解释。

（三）监查员职责

监查员是沟通申办者与研究者之间，以及研究者和数据管理员之间的桥梁。监查员应根据源文件核查CRF上的数据是否与源文件一致，一旦发现其中有错误或差异，应通知研究者，并根据所发现的错误或差异，记录相应的质疑，以确保所有数据的记录和报告正确和完整。

（四）数据管理员

数据管理员应按照研究方案的要求，参与设计CRF、建立数据库、对数据标准进行管理、并建立和测试逻辑检验程序。在纸质项目中，CRF接收后，录入人员要对CRF作录入前的检查；在CRF数据被录入数据库后，利用逻辑检验程序检查数据的有效性、一致性、缺失和正常值范围等。数据管理员对发现的问题应及时清理，可通过向研究者发送数据质疑（query）而得到解决。

数据管理员应参加临床研究者会议，为研究团队及时提出改善与提高数据质量的有效措施。

二、临床试验数据管理系统的基本要求

EDC 系统作为一种计算机化系统，由所有相关的软硬件及其配套环境组成，包括功能性软件、配套的硬件设施、研发和使用人员的资历和培训、设备运行管理（如标准操作程序、维护等）及系统应用环境（如变更管理和安全保障、后台数据存储要求和管理、不同系统间的数据交换管理及其程序）等。

1. **软件**　在系统开发之前，开发者要对系统的整体构架、运行环境、底层数据库结构、用户需求、功能模块、技术参数等制订周密的开发计划，并在开发过程中严格按照计划执行。开发过程中对计划的任何修改或补充、开发日志、测试记录、验证计划和记录、系统发布文件等均需存档备案。开发者必须建立系统开发规程及其文件审批程序，并存档备查。

系统验证必须在 EDC 系统上线运行（包括系统升级版本或升级相关模块）之前完成。系统验证必须有标准操作程序，并对涉及的人员及相应的职责明确规定。

开发者应当建立版本更改控制操作规范，避免未授权的系统变更及其运用。EDC 升级时，必须对前

一版本完全兼容，确保系统升级后能正确地读取原有数据，而不会对原有数据造成任何破坏或丢失。

系统应具有包括 eCRF 构建、数据保存和稽查轨迹、逻辑核查、源数据核查确认、电子签名在内的核心功能。

2. 硬件　采用 EDC 系统需考虑服务器和终端计算机的条件是否满足系统的环境运行要求，如操作系统、数据库管理系统、浏览器、中央处理器（CPU）速率、网络或系统负载配置及其响应速度、硬盘与内存大小、多媒体数据支持功能配置需求（图像、视频、声音等）等。硬件的管理应当由相应的标准操作程序进行规范。

3. 人员　EDC 系统在投入临床试验项目运行之前，申办者或其委托的第三方应及时组织实施对所有EDC 系统使用人员的培训。适时、充分的培训是正确操作 EDC 系统的关键。系统使用人员培训合格后才能获得相应的使用权限。培训记录必须存档备查。

申办者或其委托的第三方应提供全天候的系统技术支持，以确保临床试验的顺利进行。

4. 系统环境和使用要求　系统应安装在安全的物理环境中，物理环境的安全性一般可通过如下措施得以保障：对载体接触人员的限制、记录和监控；双电源或 UPS；防震、防火、防水、防热、防潮（非主观的）；防破坏、防盗窃（主观的）等。

系统的网络环境，即数据传输的电子网络（如互联网或局域网）所处的环境，亦应保证安全，一般可通过如下措施得以保障：建立防火墙或其他软硬件等以防病毒、木马、黑客、间谍软件入侵。

系统服务器及其数据库应优先考虑远程或异地备份，以确保系统运行的连续性和数据的安全性。当无法实现时，应使用离线备份装置定期备份并在适当的物理环境中予以保存。

如因不可抗力或不可控因素造成 EDC 系统运行中断时，EDC 供应商应有相应的应急预案，并根据服务器和数据库备份，使 EDC 系统在最短时间内恢复正常运作。

EDC 系统应具备用户管理、角色管理和权限管理功能模块。

EDC 系统的所有用户必须拥有唯一的用户名和密码组合。密码在系统内部必须以加密方式存储，建议定期更换以增加系统的安全性，也可以用动态口令卡、USB-KEY 数字证书、生物学标记（如指纹）等更高级别的安全措施来替代密码。

EDC 系统应保存用户每次登录的日期和时间、IP 地址、操作内容和操作者。

无论是 EDC 系统的服务供应商还是用户都应当建立管理 EDC 服务、运营和维护的标准操作规程（SOP），并在实际使用和管理中遵循 SOP。所有执行或实施 SOP 的记录需存档备查。

三、试验数据的标准化

1. 临床试验的数据标准化　标准化的数据格式是临床试验数据管理系统与临床试验机构建立医疗信息互通性的基础。在申办者内部不同研究之间建立无缝数据交换，并为申办者之间的交流，申办者与评审机构之间的交流提供便利。方便元数据（meta data）的存储和监管部门的视察，为不同系统和运用程序之间数据的整合提供统一的技术标准。为评审机构提供方便，从而缩短审批周期。有助于数据质量的提升，可以更快地提供更高质量的数据。

CDISC（Clinical Data Interchange Standards Consortium）是一个全球的、开放的、多学科的非营利性组织，它建立了一系列的标准用于收集、交换、提交和归档临床研究数据及元数据，使得不同临床研究间的数据可以方便地进行交换与共享。CDISC 标准集从临床研究的方案设计开始，覆盖数据采集、分析、交换、提交等环节，为整个临床研究过程提供标准化的规范参考。

HL7 是从事医疗服务信息传输协议及标准研究和开发的非营利组织。目的是开发和研制医院数据信息传输协议及标准，优化临床及其管理数据信息程序，降低医院信息系统互连成本，提高医院信息系统之间数据信息共享程度。为此，HL7 制定了一套标准化卫生信息传输协议，便于医疗领域不同应用之间的电子数据传输，允许各个医疗机构在异构系统之间进行数据交互。

HL7 实现了医疗数据的共享与交换，CDISC 制定的标准实现了临床研究数据的共享与交换。CDISC 研发了一种域分析模型 BRIDG（Biomedical Research Integrated Domain Group），旨在使其制定的临床研究数据标准可以与 HL7 进行交换。BRIDG 于 2005 年被 HL7 规范化临床研究信息管理技术委员会所采纳，它是 CDISC 与 HL7 间的桥梁，正逐渐发展成为一套独立的、用于在医疗信息与临床研究信息间进行交换的国际标准。

在中国，为了提高临床试验数据质量以及统计分析的质量和效率，方便数据的交流与汇总分析，在新药上市注册申请时，评审中心建议采用 CDISC 标准递交原始数据库和分析数据库。

2. 医学术语标准

（1）MedDRA：MedDRA 是在 ICH 主办下创建的国际医学术语集。MedDRA 用于医疗产品整个研发与应用周期的行政管理，对医学信息进行分类、检索、报告与信息交流。目前，美国、欧盟、日本、加拿大、澳大利亚等国家和组织在其不良事件报告系统中使用 MedDRA，其中欧盟、日本等还要求制药企业在提交不良反应报告中使用 MedDRA 编码。

MedDRA 包含 5 级术语，分别是系统器官分类（system organ class，SOC）、高级别组术语（high level group term，HLGT）、高级别术语（high level term，HLT）、首选术语（preferred term，PT）和低级别术语（low level term，LLT）。

（2）ICD-10：ICD-10，全称为"The International Statistical Classification of Diseases and Related Health Problems 10th Revision（ICD-10）"，即国际疾病伤害

及死因分类标准第十版，是世界卫生组织（WHO）依据疾病的某些特征，按照规则将疾病分门别类，并用编码的方法来表示的系统，包括 15.5 万种代码，并记录多种新型诊断及预测。WHO 目前只提供 4 位编码的 ICD-10。各国在引用的时候可以添加附加码来增加疾病数量。

ICD 分类依据疾病的 4 个主要特征，即病因、部位、病理及临床表现（包括：症状体征、分期、分型、性别、年龄、急慢性发病时间等）。每一特性构成了一个分类标准，形成一个分类轴心，因此 ICD 是一个多轴心的分类系统。当对一个特指的疾病名称赋予一个编码时，这个编码就是唯一的，且表示了特指疾病的本质和特征，以及它在分类里的上下左右联系。

3. 临床试验报告的统一标准　随机对照临床试验以其能减少或避免偏倚而被视为评价干预措施的"金标准"，但临床报告的质量不理想。为了提高 RCT 的报告质量，一个由临床试验专家、方法学专家和期刊编辑组成的工作组制定了临床试验报告的统一标准（Consolidated Standards of Reporting Trials，CONSORT）声明。CONSORT 的目的是指导作者如何提高其临床试验报告的质量。临床试验的报告需要清晰、完整和透明。读者、审稿人和编辑还可以利用CONSORT 来帮助评估和解释 RCT 报告。CONSORT由报告 RCT 必备的基本项目清单和描述整个试验过程中受试者流程的流程图组成，主要针对的是两组平行设计的 RCT 报告，也涉及非劣效性试验、等效性试验、析因设计试验、群组试验，以及交叉设计试验等。

四、临床试验数据管理系统的实现

国内外已有多款临床试验数据管理系统面世，国际上使用广泛的有 Medidata Rave, Oracle Clinical, Inform 等商业软件，国内则有 Taimei eCollect® 等采集系统。以 Taimei eCollect® 采集系统为例，该软件按照药品审评中心（Center for Drug Evaluation, CDE）指南所定义的临床试验数据管理流程设计，支持 CDISC 数据交换标准。软件将使用者分为研究者、监查员、数据管理员等角色，分别赋予不同的操作权限，可以使用 PC、平板等终端设备，在任何有网络的地方登录到服务器，完成相应的操作。可以直接利用 OpenClinica 编辑和生成临床方案、病例报告表、知情同意书等文档，并输出成 PDF 格式。甚至还有针对移动终端设计的拍照上传识别功能，进一步方便数据的快速准确采集。

1. 建立 CRF（表单、字段和字段组）。用户可以从全局库中查找标准模版导入系统，也可以用在线实时编辑器编制自己的可视化 eCRF。

2. 生成事件并按照方案进行关联匹配。

3. 设计逻辑核查和自动计算规则。

4. 发布版本。

5. 部署至临床机构。

使用 Taimei eCollect® 采集系统建立新的临床试验需要完成以上任务，通过一步一步地完成这些任务，逐渐规范了临床试验的管理。实际上，这些临床试验数据管理系统是帮助研究者、申办者规范地管理临床数据的良好工具。

第三节　临床试验数据管理系统的应用

一、病例报告表的设计与填写

1. **病例报告表（CRF）的设计**　临床试验主要依赖于 CRF 来收集试验过程中产生的各种临床试验数据。CRF 的设计必须保证收集试验方案里要求的所有临床数据。CRF 的设计、制作、批准和版本控制过程必须进行完整记录。

CRF 的设计、修改及最后确认会涉及多方人员的参与，包括申办者、申办者委托的 CRO、研究者、数据管理和统计人员等。一般而言，CRF 初稿由申办者或 CRO 完成，但其修改与完善由上述各方共同参与，最终定稿必须由申办者或申办者委托的 CRO 完成。

2. CRF 填写指南　CRF 填写指南是根据研究方案对于关键字段和容易引发歧义的条目进行特定的填写说明。CRF 填写指南可以有不同的形式。对于纸质 CRF 而言，CRF 填写指南应作为 CRF 的一部分或一个单独的文档打印出来。对电子 CRF 或 EDC 系统而言，填写指南也可能是针对表格的说明，在线帮助系统，或是系统提示以及针对录入的数据产生的对话框。

保证临床试验中心在入选受试者之前获得 CRF 及其填写指南，并对临床试验中心相关工作人员进行方案、CRF 填写和数据提交流程的培训，该过程需存档记录。

3. CRF 的注释　注释是对空白 CRF 的标注，

记录 CRF 各数据项的位置及其在相对应的数据库中的变量名和编码。CRF 中的所有数据项都需要标注，不录入数据库的数据项则应标注为"不录入数据库"。注释 CRF 作为数据库与 CRF 之间的联系纽带，用于帮助数据管理员、统计人员、程序员和评审机构了解数据库。

4. CRF 的填写　临床研究者必须根据原始资料信息准确、及时、完整、规范地填写 CRF。CRF 数据的修改必须遵照标准操作程序，保留修改痕迹。

二、临床试验数据库的设计和管理

1. 数据库的设计原则　研究项目的数据收集依赖于临床试验方案。临床试验数据库应保证完整性，并尽量依从标准数据库的结构与设置，包括变量的名称与定义。就特定的研究项目来说，数据库应当以该项目的 CRF 为依据，数据集名称、变量名称、变量类型和变量规则等都应反映在注释 CRF 上。

2. 数据接收与录入　数据可以通过多种方式进行接收，如传真、邮寄、可追踪有保密措施的快递、监查员亲手传递、网络录入或其他电子方式。数据接收过程应有相应文件记录，以确认数据来源和是否接收。提交数据中心时应有程序保证受试者识别信息的盲态。

对于纸质 CRF，数据录入流程必须明确该试验的数据录入要求，可以采用双人双份录入、带手工复查的单人录入和电子数据采集方式等。

3. **数据核查**　数据核查的目的是确保数据的完整性、有效性和正确性。在进行数据核查之前，应列出详细的数据核查计划，数据核查主要包括：

（1）确定原始数据被正确、完整地录入到数据库中：检查缺失数据，查找并删除重复录入的数据，核对某些特定值的唯一性（如受试者 ID）；

（2）随机化核查：在随机对照试验中，检查入组随机化实施情况；

（3）违背方案核查：根据临床试验方案检查受试者入选 / 排除标准、试验用药计划及合并用药（或治疗）的规定等；

（4）逻辑核查：相应的事件之间的逻辑关联来识别可能存在的数据错误；

（5）范围核查：识别在生理上不可能出现或者在研究人群的正常变化范围外的极端数值；

（6）一致性核查：如严重不良事件安全数据库与

临床数据库之间的一致性核查，外部数据与 CRF 收集的数据一致性核查，医学核查等。

数据管理人员应对方案中规定的主要和次要有效性指标、关键的安全性指标进行充分的核查以确保这些数据的正确性和完整性。数据核查可通过手动检查和电脑程序核查来实现。数据核查程序应当是多元的，每个临床研究人员有责任采用不同的工具从不同的角度参与数据库的疑问清理工作。

有时，对于事先定义的逻辑简单且能明确判断的错误，在得到研究者同意后数据管理员可对数据按照事先的规定进行修订，并记录在稽查轨迹里。

4. 数据质疑表的管理　数据核查后产生的质疑表以电子或纸质文档的形式发送给临床监查员或研究者。研究者对疑问做出书面回答后，数据管理员检查返回的质疑表后，根据质疑表对数据进行修改。质疑表中未被解决的质疑将以新的质疑表形式再次发出。质疑表发送和返回过程将重复进行，直至数据疑问被清理干净。

5. 数据更改的记录　错误的数据在数据清理过程中会被纠正，但必须通过质疑 / 答复的方式完成，即使在电话会议中认可的数据更改。

数据管理过程中应保存质疑过程的完整记录。

6. **医学编码**　临床试验中收集的病史、不良事件、伴随药物治疗建议使用标准的字典进行编码。编码的过程就是把从 CRF 上收集的描述与标准字典中的项目进行匹配的过程。医学编码员须具备临床医学知识及对标准字典的理解。临床试验中采用的字典应在数据管理计划中明确规定。当出现的词目不能够直接与字典相匹配时可以进行人工编码，对于医学编码员也无法确认的词目，应当通过数据质疑表与研究者沟通以获得更详细的信息来进行更确切的编码工作。医学编码应在锁库前完成。

广泛使用的标准字典有 MedDRA，WHO Drug，WHOART，ICD10 等。数据管理部门应建立标准流程，适时更新字典并保证医学和药物编码在不同版本字典之间的一致性。临床研究使用的字典版本应储存在数据库里。

7. **试验方案增补修改**　当有新的信息或者申办者/管理当局要求时就需要修改试验方案，但不是所有的试验方案增补都需要变更 CRF，需要制定相应的流程处理此种情况。对 eCRF 的修改必须在方案的修订获得机构/伦理审查委员会（IRB/IEC）批准之后才生效。

8. 数据盲态审核　无论临床试验过程是开放或盲法操作，在临床试验数据库锁定前，应由申办方、研究者、数据管理人员和统计分析师在盲态下共同最终审核数据中未解决的问题，并按照临床试验方案进行统计分析人群划分、核查严重不良事件报告与处理情况记录等。

如双盲临床试验还需检查紧急揭盲信件和临床试验总盲底是否密封完好，如有紧急揭盲情况发生，需有紧急揭盲理由及处理报告。

9. 数据库锁定/解锁　数据库锁定是为防止对数据库数据进行无意或未授权的更改，而取消数据库编辑权限。数据库锁定过程和时间应明确的文档记录，对于双盲临床试验，数据库锁定后才可以揭盲。

数据库锁定时，必须有证据显示数据库的数据编辑权限在定义好的时间点之前收回，并将这一证据记录在文件中。为了减少数据库锁定之后重新开启数据库的需要，应事先定义好一个有组织的程序，并且严格遵守这个程序，以保证完成所有数据处理，完成数据质量等级评定，通知了试验相关工作人员，并且所有相关人员批准锁定试验数据库。数据管理员应制定数据库锁定清单。

一旦完成上面所述步骤，就应书面批准数据库锁定，并由试验相关人员签名及签署日期，试验相关人员有：数据管理人员，生物统计师，临床监查员代表，研究者代表等。一旦获得数据库锁定的书面批准文件，就应收回数据库的数据编辑权限，并将收回数据编辑权限的日期记录在文档中。

如果数据库锁定后发现有数据错误，应仔细地考虑处理并记录这些错误数据。最重要的是，应评估这些数据错误对安全性分析和有效性分析的潜在影响。并非所有发现的数据错误都必须更正数据库本身，数据错误也可以记录在统计分析报告和临床报告文档中。对数据库锁定后又重新开锁的过程必须谨慎控制，仔细记录，以保证数据的安全。重新开锁数据库的流程应包括通知项目团队，清晰地定义将更改哪些数据错误，更改原因以及更改日期，并且由主要研究者，数据管理人员和统计分析师等共同签署。

10. 数据备份与恢复　在整个研究的数据管理过程中，应及时备份数据库。通常是在另外一台独立的计算机上进行备份，并根据工作进度每周对备份文件进行同步更新。最终数据集将以只读光盘形式备份，必要时，未锁定数据集也可进行光盘备份。当数据库发生不可修复的损坏时，应使用最近一次备份的数据库进行恢复，并补充录入相应数据。相关计算机必须具有相应的有效防病毒设置，包括防火墙、杀病毒软件等。

11. **数据保存** 数据保存的目的是保证数据的安全性、完整性和可及性。

保证数据的安全性主要是防止数据可能受到的物理破坏或毁损。在进行临床试验的过程中，把所有收集到的原始数据（如 CRF 和电子数据）存储在安全的地方，诸如受控的房间，保证相应的温度、湿度，具有完善的消防措施，防火带锁文档柜。这些原始文档是追踪到原始数据的审核路径的一部分，应如同电子审核路径对数据库的任何修改或备份所做记录一样，严格进行保护，数据保存的时限应满足法律法规的要求。

数据的内容及其被录入数据库的时间、录入者和数据在数据库中所有的修改历史都需要保存完整。保证数据的可及性是指用户在需要时能够自如登录和获取数据，以及数据库中的数据可以按照需要及时传输。

在临床试验完成后，应对试验过程中的文档进行存档。对于使用纸质病例报告表的临床试验，临床试验研究中心应保存一份纸质病例报告表的复印件。对于使用电子数据试验，应为临床研究中心提供一份所有电子病例报告表的 PDF 文件格式以备案。

12. **数据保密及受试者个人私密性的保护**　数据保密是临床试验的基本原则，参与临床试验的机构应建立适当的程序保证数据库的保密性，包括建立及签署保密协议，建立保密系统以防止数据库的泄密。

临床试验受试者的个人私密性应得到充分的保护，受保护医疗信息包含：姓名、生日、单位、住址；身份证/驾照等证件号；电话号码、传真、电子邮件；医疗保险号、病历档案、账户；生物识别（指纹、视网膜、声音等）；照片；爱好、信仰等。个人私密性的保护措施在设计数据库时就应在技术层面考虑，在不影响数据的完整性和不违反 GCP 原则的条件下尽可能不包括上述受保护的个人信息，比如：数据库不应包括受试者的全名，而应以特定代码指代。

三、数据质量的保障及评估

临床试验数据的质量不仅直接影响试验结果的客观性和可靠性，更关系到研究报告，以及整个临床研究的结论。建立和实施质量保障和评估措施对于保证临床试验数据的质量是非常关键的。

质量保障需要确定组织机构，明确从事数据管理工作人员应该具备的资质要求、责任和权限等；质量保障必须具备一定的资源，包括人员、设备、设施、资金、技术和方法等；标准操作程序是数据管理人员工作的行为规范和准则，明确规定各项工作的责任人和工作流程；质量保障还应有内部质量审核和稽查等机制加以保障。质量保障和改善可以分为质量控制、质量保证和纠正预防措施。

1. **质量控制**　实施质量控制是为了确保数据管理所完成的结果正是预先所期望的。临床试验数据的质量控制适用于数据处理的各个阶段，如临床研究中心、数据监查、计算机系统生命周期过程和数据的处理过程。

（1）临床研究中心和质量控制：所有临床研究人员应具有资质并受到培训，并制定质量控制程序。以保证研究人员遵照权限管理程序，确保设备和数据安全并适当储存，遵照程序保护受试者私密性，确保对数据进行内部审核，确保数据和文件存储归档。

（2）监查和质量控制：临床数据监查是质量控制

中重要环节，涉及审核 CRF 数据，确认电子数据是充分、完整和准确的；确认方案依从性、受试者安全性；确保可溯源性；确认原始文件完整以发现未报告数据（如不良事件）；确认工作人员受到培训，使用权限管理，且能正常使用计算机系统完成分配的任务。

（3）计算机系统的生命周期过程和质量控制：计算机系统必须满足试验和工作人员的需求。在系统生命周期的每一步都需执行质量控制，以确保所有要求都被记录、测试和满足。

（4）数据处理过程和质量控制：通常从 CRF 的质量开始控制，考虑的因素包括：设计恰当、遵从方案、数据收集环境和培训等。通常需要进行数据有效范围核查，逻辑核查和安全性核查。

在数据质量控制分为两种方式：过程质控（in-process QC）和实时在线质控（on-line QC）。

对于设计工作的质量控制，如 CRF 设计、数据库的设计以及逻辑检验的建立等，多采用过程质控的方法。例如，逻辑检验的质量控制就是通过录入不同的测试数据来检查该逻辑检验的计算机程序能否正确地捕捉到"问题"数据。如果不能，则该逻辑检验需要修改并再次测试，直到正确为止。当逻辑检验可以捕捉到"问题"数据后，该检验就可以进入生产环境。

临床试验进行阶段的质量控制，多采用实时在线质控。实时在线质控是计算某一时间点数据的错误率来评估数据的质量。例如，实时在线质控报告显示有3个受试者已经按计划完成了整个试验，但这些受试者的某一访视的实验室检查数据仍未录入。因此，要求数据管理员及时发现这些实验室数据并适时启动质疑机制。

2. 质量保证 质量保证是以过程为导向的，确保用正确的方式做正确的事情。措施包括制定 SOPs、稽查、纠正和预防措施（CAPA）等。

（1）标准操作程序（SOP）：制定 SOP 的意义在于尽可能控制各种主、客观因素对临床试验结果的影响，尽可能降低临床试验的误差或偏差，并确保研究资料的真实可靠，以提高临床试验结果的质量。数据管理的 SOP 的主要内容包括：数据管理计划、CRF 设计、CRF 填写指南、数据库的建立与设计、逻辑检验的建立、CRF 追踪、数据录入、数据核查与清理、数据库的质量控制、数据库的锁定与解锁、数据的保存与归档、数据的安全性等。

（2）稽查：数据管理稽查要求稽查人员不但要具有稽查的经验，而且要熟悉数据管理的过程以及相应的计算机程序，特别要熟悉监管部门对于临床试验数据的标准和要求。

数据管理稽查是评价整个数据管理的质量系统，应具有符合监管部门要求的数据管理 SOP；应提供书面文件记录对 SOP 的遵守情况；其他客观的证据支持数据处理过程能够产生可信赖的高质量数据，并可用于统计分析和申报等。

对于临床试验数据的稽查，一般关注四个部分：研究文件、数据、统计分析数据、临床研究报告，主要内容包括：CRF 数据的缺失、CRF 数据与数据库数据的差异等。医学编码直接影响到临床试验数据的报告，因而也是稽查的重点。

临床研究报告的稽查注重报告的书写和统计学分析均遵守研究方案和统计分析计划的要求，以及研究报告内容的准确性（所有数据与源文件一致）和报告格式的合理性（符合临床试验报告的要求）。

（3）纠正和预防措施（CAPA）系统：纠正措施是指针对已存在的不符合或不期望的现象，消除其根本原因所采取的措施，防止重复出现。预防措施是指针对潜在的不符合或潜在不期望的现象，消除其原因所采取的措施，防止发生。

深刻了解数据管理系统和数据管理工作过程有利于建立有效的 CAPA 系统，从而加强质量管理体系，保证数据管理所有过程的产出都是符合临床试验的目的，以及确保受试者安全以及数据的完整性。衡量 CAPA 系统内的某个系统或某个过程是否符合试验目的，需要全面了解数据管理相关的投入、产出、控制和资源等。对一个临床试验质量管理体系的有效性和效果的评估，包括定义相关的评价措施以及反馈。

3. **质量评估**　获得高质量的真实数据是临床试验数据管理的目的，数据完整、准确、真实和可靠是最基本的要求。

良好的数据质量应该达到以下要求：

ALCOA：可归因性（attributable），易读性（legible），同时性（contemporaneous），原始性（original），准确性（accurate）。

ALCOA+：完整性（complete），一致性（consistent），持久性（enduring），可获得性（available when needed）。

临床试验中所收集的数据的错误必须尽可能少，

使其能支持该临床试验得出的发现或结论，错误的数据是指不能代表数据的真值。数据错误可能是由于临床研究中心的抄写错误、数据处理错误、不明确的问题产生无意的错误，或要求的时间窗外进行的数据采集等而造成的，其根本原因包括理解错误、操作错误、管理不当、疏忽和欺骗等。发现错误的主要方法有源数据核查、逻辑检验、数据核实、汇总统计、CRF 与数据库核对等。

评估数据质量最常用的方法是计算错误数据的发生率，即错误率。错误率＝发现的错误数／所检查的数据项总和。对于 CRF 中关键指标核查，将对数据库进行 100% 的复查，与 CRF 及疑问表进行核对，发现的所有错误将被更正。对于非关键指标的核查，如果总病例数大于 100，将随机抽取 10% 的病例进行复查；如果小于 100 例，则抽取例数为总病例数的平方根进行复查。将数据库与 CRF 及疑问表进行核对，可接受的错误率为：数值变量不超过 0.2%；文本变量不超过 0.5%。如错误率超过此标准，将进行 100% 核对。关键指标、非关键指标的界定，由研究者、申办者以及统计人员共同讨论决定。

（史煜煌　马东　付海军　范崇庆　张尉）

参考文献

1. 国家食品药品监督管理总局审评中心. 临床试验数据管理工作技术指南. 2016.

2. 国家食品药品监督管理总局审评中心. 临床试验的电子数据采集技术指导原则. 2016.

3. Brigitte Walther.Comparison of Electronic Data Capture (EDC) with the Standard Data Capture Method for Clinical Trial Data. PLoS One, 2011, 6(9): e25348.

第十二章
医学影像人工智能

　　人工智能（artificial intelligence，AI）是一个以哲学、数学、心理学、语言学、计算机工程和神经科学等为基础的交叉领域科学。追溯其历史，人工智能的概念诞生于1956年的第一次人工智能研讨会上，由麦卡锡（John Mc Carthy）首次提出。在半个多世纪的发展历程中，由于受到智能算法、计算速度、存储水平等多方面因素的影响，人工智能技术和应用发展经历了多次高潮和低谷。近年来，在大数据、云计算、物联网、脑科学等新理论新技术以及经济社会发展的共同驱动下，人工智能加速发展，呈现出跨界融合、人机协同等特征，其迅速发展正深刻改变人类的社会生活。人工智能和医学大数据在整个医学领域的逐渐普及和应用，带动智能医疗从算法研究逐步走向临床应用，并在提高诊断效率、辅助临床决策等方面显示出了巨大的潜力。

　　本章第一节主要介绍医学人工智能在中国的发展环境和发展趋势。第二节则给出了相关人工智能关键技术及其在临床应用的具体场景。第三节详细列出了国际上对人工智能的管理、实施过程和规定要求。

第一节　概论

　　我国每天产生的医疗数据以 PB 计算，传统分析数据是靠医生人工分析。人工分析的缺点很明显，第一是不精确，只能凭借经验去判断，很容易误判；第二是缺口大，如影像数据年增长率约为 30%，而放射科医生数量增长率约为 4.1%，其间差距为 25.9%；第三是城乡医疗资源配置不平衡，2016 年统计，我国公有医疗卫生机构约 983 394 个，其中医院 29 140 个，约占总体 3%，而仅占百分之三的医院却拥有 568.9 万张床位，占全国总床位数的 76.8%。

　　因此，在医学领域迫切需要基于云计算和大数据技术，整合、共享、融合海量临床数据，深度加工，结合人工智能最新技术进展，使人机耦合下的智能医疗具有更快的速度和更高的精度，在诊断效率和诊断准确率等方面都显示出传统的医疗方法所不能比拟的优越性，在临床诊断、科研、教学、精准医疗方面发挥更大的价值。

一、环境分析

（一）政策环境

21 世纪以来，人工智能技术对社会的影响和贡献越来越显著，它为社会各界如农业、工业、能源、医疗、教育等诸多领域提供了大量发展和突破的机会。因此，人工智能近年来在全球范围内迅速引起人们的广泛关注，发展迅速，成果显著。为应对当下正值火热的人工智能浪潮，各个国家已将人工智能技术纳为重点发展领域，并出台相关政策和计划来扶持。

就医疗行业来说，2016 年，国务院发布的《促进和规范健康医疗大数据应用发展的指导意见》就明确指出，"支持研发健康医疗相关的人工智能技术、生物三维（3D）打印技术、医用机器人、大型医疗设备、健康和康复辅助器械、可穿戴设备及相关微型传感器件"。同年，国家发改委、科技部、工信部、中央网信办联合发布了《"互联网 +"人工智能三年行动实施方案》，这是我国首次单独为人工智能发展提出具体的策略方案，也是对 2015 年发布的"互联网 +"战略中人工智能部分内容的具体落实。该行动方案提出了三大方向共九大工程，系统提出了我国在 2016 年至 2018 年间推动人工智能发展的具体思路和内容，其中明确指出"支持在制造、教育、环境、交通、商业、健康、医疗、网络安全、社会治理等重要领域开展人工智能应用试点示范"，目的在于充分发挥人工智能技术创新的引领作用，支撑各行业领域"互联网"创业创新，培育经济发展新动能。

2017 年，工业和信息化部印发的《促进新一代人工智能发展三年行动计划（2018—2020 年）》提出，争取到 2020 年，一系列人工智能标志性产品取得重要突破，在若干重点领域形成国际竞争优势，人工智能和实体经济融合进一步深化，产业发展环境进一步优化。其中指出"培育医疗行业的智能产品：医疗影像辅助诊断系统。推动医学影像数据采集标准化与规范化，支持脑、肺、眼、骨、心脑血管、乳腺等典型疾病领域的医学影像辅助诊断技术研发，加快医疗影像辅助诊断系统的产品化及临床辅助应用"。同时，国家也从重大科技专项角度支持医疗人工智能发展，医学人工智能成为 2018 年科技部重大专项的重点。2017 年 5 月份，我国科技部发布《"十三五"卫生与健康科技创新专项规划》，提出加快引领性技术的创新突破和应用发展，攻克一批急需突破的先进临床诊治关键技术。重点部署生命组学、基因操作、精准医学、医学人工智能、疾病早期发现、新型检测与成像、生物治疗、微创治疗等前沿及共性技术研发，提升我国医学前沿领域原创水平，增强创新驱动源头供给，加快前沿技术创新及临床转化。《"十三五"卫生与健康科技创新专项规划》对推进医学人工智能的技术发展指明了具体方向：开展医学大数据分析和机器学习等技术研究，开发集中式智能和分布式智能等多种技术方案，重点支持机器智能辅助个性化诊断、精准治疗辅助决策支持系统、辅助康复和照看等研究，支撑智慧医疗发展。

此外，在中国共产党第十九次全国代表大会的开幕式上，曾多次提到医疗健康和信息化建设，并提出具体发展目标和要求。因此，远程医疗、健康医疗大数据、家庭医生等都成为近年来医改的几大热点。

在互联网越来越发达的今天，提升医疗行业水准、智能化制造水平等，促使产业改革升级顺应时代发展趋势刻不容缓。

（二）社会环境

在社会需求方面，中国医疗行业目前存在医生水平参差不齐、优质医生资源分配不均、医疗成本过高、医护人员数量紧缺等比较严重的问题。而中国目前所实行的分级诊疗使得这些问题更加严峻。在以此为背景的情况下，人工智能的加入将在各方面提高医疗服务水平，改善现有问题。例如在进行影像诊断时，带有 AI 能力的计算机可以查看健康脑部扫描图像和脑部肿瘤扫描图像，通过图像学习对比两者之间的差异，从中标记脑瘤所在的位置。这在一定程度上提高了诊断效率，此外人工智能还可以用于一些医疗行业的基础岗位，如辅助制药、辅助手术等，提升工作效率。

以整个行业医护人员资源缺乏的情况为例，据调查，目前中国每千人当中仅有 2.1 人从事医疗行业，这种现象在个别科室更加严重。例如影像科，我国医学的影像数据每年的增长率约为放射科医师人员增长率的 8 倍，这意味着，医师未来处理影像数据的压力将会越来越大，超负荷工作等现象必然发生。据调查显示，目前每一位影像医师平均每年需处理 5 100 多人次的报告，每一例报告按照最少需要两名医师阅片估算，每位放射科医师每年接诊人次为 10 200，工作压力将越来越大。

面对如此严重的资源短缺，人工智能会为此形势缓解巨大压力，正因如此，近年来国内一些医学影像人工智能企业发展迅速。

在技术方面，由于过去的硬件条件不成熟以及资源短缺等问题，人工智能的发展受限，并没有得到广泛的应用。算法和算力以及大数据的发展是人工智能发展和进步的重要条件。从算法角度来看，深度学习是人工智能领域比较火热的算法，通过构建多隐层模型和学习大量的数据来获取数据有用的特征。而数据挖掘可以自动学习数据特征，这一点在学习少量未标识数据的数据集中尤为适用；从算力角度来看，GPU 的更新换代显著提升了计算机性能，GPU 的并行计算能力远远超过 CPU。

从数据累计的角度来看，中国近几年来发展医疗人工智能的优势尤为明显。自 2011 年起，全球数据总量以每年 1 倍的速度增长，并且预计到 2020 年，全球数据量将达 35ZB。届时全球大数据产业规模将会达到 2 047 亿美元，而我国产业规模也将突破万亿人民币。

（三）经济环境

目前在中国开展医疗人工智能相关业务的公司大致可以分为三类：创业公司、互联网平台和传统医疗相关企业。实际上，由于三者所具备的优势和劣势不同，其商业模式也不尽相同。

1. 创业公司　与医疗、保险机构合作，主要提供售卖服务。

从盈利模式角度来说，医疗人工智能的商业模式多种多样，医疗人工智能产品应用的一个重要场景是医学影像的辅助诊断分析，那么与医疗设备厂商的合作就成为商业化的可能。所以现在创业公司以肉眼可见的速度纷纷转投基层医疗方面。中国的基层市场大规模应用新的影像设备，特别需要辅助诊断分析工具，因为基层人才短缺的问题非常影响市场的拓展。因此，这个商业化的前景应该说相对明确。

2. 互联网平台　整体互联网医疗布局中的重要一步。

互联网技术大范围应用于医疗服务体系，尤其是不同医疗机构、不同层级的医疗机构之间的联通。互联网技术的意义在于，通过远程医疗技术的应用降低优质医疗资源下沉的成本，并通过信息的连通建立转诊的绿色通道。这个阶段，不少地区都出现了区域医疗卫生信息系统。

3. 传统医疗企业 不急于变现，依托设备、赋能设备。

传统医疗企业是医疗人工智能的另外一股重要力量。相对创业公司，他们不愁医疗资金，因此不急于变现，医疗人工智能也可以作为器械产品附加值产生效益。相对互联网公司，他们对医疗行业更加熟悉，了解医疗行业的痛点与用户的需求，同时也更容易获取相关的医疗数据。也正因如此，包括 GE、西门子、飞利浦在内的传统医疗企业也纷纷开始涉入医疗人工智能领域，且投入巨额资金进行相关医疗产品的研发。

二、发展趋势

（一）发展机会

为提高医疗效率，在医疗生态、医保控费、医药分析、医院管理四个方面都纳入了人工智能方向的研究计划。其中，医疗生态方面以精准医疗、围绕患者为中心为主，以打造更为高效便捷的医疗生态；医保控费、医药分析、医院管理三个方面以医院、医药企业等相关机构为主。

1. **打造以患者为中心的医疗生态**　在以患者为中心的医疗生态研究中，人工智能研究服务方向可分为健康管理、智能诊断、智能治疗和智能康复。

在健康管理方面，通过对患者的生活习惯的记录，人工智能量化分析，从而反馈给患者，以助患者保持身心健康。人工智能集成大数据存储与分析技术，通过个性化精准健康管理，及时识别疾病风险并降低疾病发生可能性，实现精准健康管理。当下，识别疾病风险、虚拟护理、心理健康、在线诊疗和健康管理为医疗生态人工智能主攻方向。

在智能诊断方面，现阶段医生主要以各项生理生化检查指标、影像学检查、内镜和病理切片等为诊断依据，难以实现准确的早期诊断。如若人工智能可提高早期诊断效能，对患者生存率与生存治疗将实现一个大的提升，并大大降低医疗成本与疾病负担。目前，在医学影像智能诊断领域，人工智能主攻疾病的筛查以及预测，在生活习惯、实验室检查、影像图像中进行分析：一方面通过图像识别，从影像图像中获取有价值的信息；另一方面通过深度学习，分析海量图像以及诊疗信息，采用深度学习神经网络技术，实现人工智能诊断。

在智能治疗方面，是与人工智能诊断相配合，在计算机学习现阶段最新最全的医疗知识之后，模拟医生的诊断思维和指南推理逻辑，从而得到相对应的诊断治疗方案。国际上谷歌、微软、国内百度等科技巨头都正在积极研发，现阶段相较成熟的案例有 IBM Watson，其融合了来自印度、泰国、中国、韩国和美国的大量专家医生的诊疗模型，实现了辅助诊断，并已通过美国职业医师资格考试，于多家医院进行部署。已知在全球范围内，IBM Watson 已用于 1.2 万患者的诊疗。在印度马尼佩尔医院的合作中，其提供的辅助诊疗意见与该医院肿瘤专家的推荐方案一致率高达 90%。

在智能康复方面，对于患者而言，多用康复辅具帮助其恢复健康；而对于残疾人而言，多用康复辅具补偿或替代其相应的身体功能障碍；对于老年人，则用其提高日常生活质量与活动能力。将人工智能技术应用于康复辅具中，将有望成为康复辅具领域的重大革新。现阶段，人工智能康复辅具以机器人最为常见。

2. **智能医保监管**　在我国医疗保险基金支出增速超过收入增速的现况下，智能医保成为实现科学高效监管医疗保险基金使用的工具，希望效仿发达国家使用信息技术实现全流程监管医保基金的使用。智能医保监管是建立在医保信息化系统之上的，对诊疗全流程进行保险监督管理的科学体系，以参保人、医生、医院和药店为管理对象，以药品、检验检查和医疗器械材料为管理处方内容，是对医保违规行为即时监控并通知医疗保险经办机构立即采取措施的监控系统。我国政府对人工智能技术与"三医联动改革"相结合十分重视，先后出台了一系列监管政策，大力支持推广医保智能监管模式，以实现其在全国范围内的推广。

3. **医药人工智能**　从化合物构 - 效关系分析和小分子药物晶型预测，到临床试验志愿者招募，人工智能都发挥了重大作用。

在化合物构 - 效关系分析上，现已有多款软件可供使用，通过计算机模拟以预测化合物的药物活性，并进行有针对的筛选，实现节约药物研发时间，提高药物研发效率。在小分子药物晶型结构预测上，医药企业可借助人工智能和云计算技术，实现云端分子晶型预测，在三十天内实现一个小分子药物的所有可能晶型的全部预测，使晶型分析不再局限于实验室的有限人力与物力资源。在志愿者招募上，信息化招募可智能识别筛选符合要求的志愿者，节省人力物力。

4. **智能医院管理**　医院管理是医院在医疗、教学、科研活动中各项管理职能的总称。是按照医院工作的客观规律，运用现代管理理论和方法，对人、财、物、信息、时间等资源，进行计划、组织、协调、控制，充分发挥整体运行功能，以取得最佳医疗效率和医疗效果的管理活动过程。主要管理手段有计划管理、人事管理、医疗管理、技术管理、经济管理、信息管理及政治思想工作等。

传统医院管理对人力成本的依赖，导致管理成本过高和管理效率难以提高，而将人工智能纳入医院管理系统，可实现分诊导诊、患者调研、采集数据等耗时耗力的基本工作智能化流程化，并通过海量数据分析，实现医院管理的决策辅助。现阶段随着智能机器人技术的发展，导诊机器人通过语音识别、语义分析，智能地为患者提供导诊分诊建议，高效便捷，省时省力，并有望通过传感器检测患者生命体征，提供辅助建议。

5. 潜在挑战

（1）审查标准缺乏：在人工智能产品的应用过程中，为满足安全、有效、隐私保护等需求，需制定标准化的人工智能技术评估测试方法，创建人工智能技术基准，以助人工智能产业的稳健发展。

在 2017 年 7 月 20 日国务院发布的《新一代人工智能发展规划》中，以构建开放协同的人工智能科技创新体系、培育高端高效的智能经济、建立安全便捷的智能社会、加强人工智能领域军民融合、构建泛在安全高效的智能化基础设施体系和前瞻布局新一代人工智能重大科技项目为重点任务。在生物医药领域，为实现这一目标，中国药品生物制品检定所、国家药品监督管理局等相关机构都积极参与，深入了解相关产业及产业环境，为相关政策、监管方案的制定做准备。

近期，美国食品药品监督管理局陆续通过了一系列医疗人工智能产品，较之美国食品药品监督管理局，中国药品监督管理局对中国企业的审批更加严格。从 2017 年 9 月 4 日发布的《医疗器械分类目录》来看，人工智能产品主要集中于医用软件类，对于只提供诊断建议不直接给出诊断结论，仅具有辅助诊断功能的产品，按照第二类医疗器械管理，例如产前筛查分析软件、唐氏综合征产前筛查分析软件、神经管畸形产前筛查分析软件、21- 三体综合征风险计算软件、18- 三体综合征风险计算软件、神经管缺陷风险计算软件、血糖数据分析软件。对于给出明确诊断的产品，由于其风险较大，按照第三类医疗器械管理，例如乳腺 X 射线影像计算机辅助诊断软件、结肠计算机辅助诊断软件、肺部计算机辅助诊断软件、乳腺超声辅助诊断软件。

（2）医疗人工智能人才缺乏：在人工智能人才紧缺的大背景下，医疗 + 人工智能的复合型人才更是稀缺，故我国近年来对人工智能专业人才的培养不断加强。2016 年 5 月 18 日，为落实《关于积极推进"互联网 +"行动的指导意见》（国发〔2015〕40 号），加快人工智能产业发展，国家发展改革委、科技部、工业和信息化部、中央网信办制定了《"互联网 +"人工智能三年行动实施方案》。2018 年 4 月 2 日，为落实《国务院关于印发新一代人工智能发展规划的通知》（国发〔2017〕35 号），引导高等学校瞄准世界科技前沿，不断提高人工智能领域科技创新、人才培养和国际合作交流等能力，为我国新一代人工智能发展提供战略支撑，教育部制定《高等学校人工智能创新行动计划》，以优化高校人工智能领域科技创新体系、完善人工智能领域人才培养体系和推动高校人工智能领域科技成果转化与示范应用为重点任务。

（3）技术水平与数据数量质量仍需加强：人工智能技术与数据数量质量完善是现阶段医疗人工智能的两大急需解决的瓶颈。在技术方面，我国尚且处于弱人工智能阶段，在图像识别、深度学习、神经网络等关键技术在全球实现突破的情况下，人工智能产业不断扩张，语音识别、健康监测、决策支持和辅助诊疗各方各面都有人工智能的加入。然而在医疗这一风险性较高的行业之下，技术水平依旧限制着人工智能医疗的发展，一方面，专门针对医疗领域的人工智能诊疗算法准确性有效性仍亟需提高，同时，如前所述，我国对于人工智能产品尚未形成标准的安全评估体系，难以确认其安全性、有效性与隐私保护。在数据数量和质量方面，一方面，中国各大医院内数据量庞大，并未被利用起来；另一方面，我国大部分医院数据未实现结构化，难以整理利用，其价值亟待挖掘。同时，我国临床数据中的误差也是一个问题，医院之间、科室之间缺乏统一的结构化标准；中文名重复量大，病历号编码方式存在误差，患者随访信息难以匹配。

除此以外，人工智能同样面对伦理的争议，当其运用在医疗领域时，相关配套的法律法规尚未形成，医疗安全的监管责任认定、医疗事故的责任鉴定将成为一个巨大的难题。

第二节　方法及应用

一、人工智能关键技术

在计算机科学中，人工智能（AI），有时也称为机器智能，是机器展示的智能，与人类和其他动物展示的自然智能形成鲜明对比。计算机科学将人工智能研究定义为对"智能代理人"的研究：任何能够感知其环境并采取最大化其成功实现目标的机会的设备。

进入 21 世纪，人工智能技术在计算能力，海量数据和理论解释的同步发展之后经历了复苏；人工智能技术已经成为技术行业的重要组成部分，有助于解决计算机科学，软件工程和运筹学中的许多挑战性问题。人工智能的一些关键技术列举如下：

（一）机器学习

机器学习（mechine learning，ML）是对计算机

系统用于逐步改善其在特定任务上的性能的算法和统计模型的科学研究。机器学习算法构建了样本数据的数学模型，称为"训练数据"，以便在没有明确编程执行任务的情况下进行预测或决策。机器学习算法用于应用程序电子邮件过滤，网络入侵者检测和计算机视觉等领域，这些领域设计用于执行任务的特定指令的算法是不切实际的。机器学习与计算统计密切相关，计算统计侧重于使用计算机进行预测。

（二）深度学习

深度学习（deep learning，DL）是基于学习数据特征的更广泛的机器学习方法中的一种方法，而不是特定于任务的算法。深度学习可以分为监督式的、半监督式的和无监督式的三种。深度学习架构如深度神经网络，深度置信网络和递归神经网络等已应用于计算机视觉、语音识别、自然语言处理、音频识别、社交网络过滤、机器翻译、生物信息学、药物设计、医学图像分析、材料检查和棋盘游戏等领域，它们产生的结果可与人类专家相媲美，在某些情况下优于人类专家。深度学习模型是受到生物神经系统中信息处理和通信模式的启发而产生。

（三）知识图谱

知识图谱（Knowledge Graph）也称为知识领域可视化或知识领域映射地图，是显示知识发展进程与结构关系的一系列各种不同的图形，用可视化技术描述知识资源及其载体，挖掘、分析、构建、绘制和显示知识及它们之间的相互联系。知识图谱是通过将应用数学、图形学、信息可视化技术、信息科学等学科的理论和方法与计量学引文分析、共现分析等方法结合，并利用可视化的图谱形象地展示学科的核心结构、发展历史、前沿领域以及整体知识架构达到多学科融合目的的现代理论。它能为学科研究提供切实的、有价值的参考。

知识图谱的构建是后续应用的基础，而构建的前提是需要把数据从不同的数据源中抽取出来。对于垂直领域的知识图谱来说，它们的数据源主要来自两种渠道：一种是业务本身的数据，这部分数据通常包含在公司内的数据库表并以结构化的方式存储；另一种是网络上公开、抓取的数据，这些数据通常是以网页的形式存在所以是非结构化的数据。前者一般只需要简单预处理即可以作为后续 AI 系统的输入，但后者一般需要借助于自然语言处理等技术来提取出结构化信息。

（四）自然语言处理

自然语言处理（natural language processing，NLP）是计算机科学，信息工程和人工智能的子领域，涉及计算机和人类（自然）语言之间的交互，特别是如何对计算机进行编程以处理和分析大量自然语言数据。

自然语言处理面临的挑战主要有语音识别，自然语言理解和自然语言生成。

（五）人机交互

人机交互（human-computer interaction，HCI）研究计算机技术的设计和使用，侧重于人（用户）和计算机之间的接口。人机交互领域的研究人员研究人类与计算机交互的方式，以及让人类以新颖的方式与计算机交互的设计技术。作为一个研究领域，人机交互位于计算机科学，行为科学，设计，媒体研究和其他几个研究领域的交叉点。这个词由 Stuart K. Card，Allen Newell 和 Thomas P. Moran 在 1983 年出版的著作《人机交互心理学》中首次提出，该术语意味着这是用户和计算机之间的开放式对话。对话的概念将人机交互比作人与人之间的相互作用，这种类比对于该领域的理论至关重要。

（六）计算机视觉

计算机视觉是一门涉及如何使得计算机从数字图像或视频中能获得高层次理解的科学。从工程的角度来看，它寻求计算机自动化地完成人类视觉才能完成的任务。

计算机视觉任务包括用于获取、处理、分析和理解数字图像的方法，以及从现实世界中提取高维数据以此来获得信息产生理解。在这种情况下，理解意味着将视觉图像（视网膜的输入）转换为对现实世界的描述，这种图像理解也可以看作是利用几何学、物理学、统计学构建的模型从图像数据中获取信息。

作为一门科学学科，计算机视觉关注从图像中提取信息的人工系统背后的理论。图像数据可以是多种形式的，例如视频序列，来自多个相机的视图，或者来自医学扫描仪的多维数据。作为一门技术学科，计算机视觉试图将其理论和模型应用于计算机视觉系统的构建。

计算机视觉的子领域包括场景重建、事件检测、视频跟踪、对象识别、3D姿态估计、运动估计和图像恢复。

（七）生物特征识别技术

生物识别技术（Bioidentification Technology）是

一种人体测量和计算的技术，其通过计算机与光学、声学、生物传感器和生物统计学原理等高科技手段密切结合，利用人体固有的生理特性（如指纹、脸象、虹膜等）和行为特征（如笔迹、声音、步态等）来进行个人身份的鉴定。在计算机科学中，生物识别认证被用来作为识别和访问控制的一种手段。它还被用于识别受监视群体中的个体。

生物识别标识符是用于标记和描述个体的独特，可测量的特征，通常分为生理特征和行为特征两种。生理特征与身体的物理形状有关，例如指纹、面部脸象、DNA、掌纹、手形、虹膜、视网膜和气味。行为特征与人的行为模式有关，例如笔迹、打字节奏、步态和声音。一些研究人员创造了术语行为计量学来描述后一类生物识别。相比传统的访问控制方法：包括基于令牌的识别系统，如驾照或者护照，以及基于知识的识别系统，如密码或身份证号码；由于生物识别标识符对于个人而言是唯一的，因此它们在验证身份、访问控制方面比传统方法更可靠。然而，生物识别标识符的收集会引起公众对自身隐私泄露的担忧。

（八）虚拟现实

虚拟现实（virtual reality，VR）是一种发生在模拟环境中的由计算机生成的交互式体验。它主要包括听觉和视觉反馈，但也可能是其他类型的感官反馈，如触觉。这种身临其境的环境可以是与现实世界相似，也可以是不相似的。增强现实（augment reality，AR）系统也可以被认为是 VR 的一种形式，它通过实时摄像头将虚拟信息传送给智能手机或平板设备，使用户能够看到三维图像。

二、医学影像人工智能应用场景

随着计算机技术和医学影像技术的不断进步，医学影像已逐渐由辅助检查手段发展成为现代医学最重要的临床诊断和鉴别诊断方法。医疗是目前人工智能应用发展较快的领域，医学影像是人工智能在医疗领域应用最热门的场景之一。人工智能与医学影像的结合，能够为医生阅片和勾画提供辅助和参考，大大节约医生时间，提高诊断、放疗及手术的精确度。

（一）应用场景

人工智能在图像处理上具有影像分类、目标检测、图像分割和图像检索等能力，故人工智能在医学影像上主要应用在疾病筛查、靶区勾画、脏器三维成像、病理分析等场景中。

1. 疾病筛查　人工智能针对医学图像通过图像分割、特征提取、定量分析、对比分析等步骤进行病灶的识别和疾病的筛查。人工智能可精准识别并定位肺部小结节并对肺结节的良恶性进行鉴别分析；基于深度学习在大量专家标注的乳腺钼靶摄片数据上，设计特定的深度神经网络，自动识别乳腺钼靶摄片中的异常肿块、钙化灶、结构扭曲等病变，辅助医生对乳腺癌进行快速准确的筛查；通过对眼底图像的深度学习准确识别糖尿病视网膜病变、青光眼和老年性黄斑变性的视网膜图像。

2. 靶区勾画　靶区勾画主要是针对肿瘤放射治疗环节的影像进行处理。放射治疗是治疗恶性肿瘤的主要方式之一，放射治疗的目的是最大限度地保护正常组织，靶区最大限度地包括肿瘤组织。依靠核心算法，训练神经网络模型，人工智能可以深度学习大量已勾画靶区和危及器官的患者数据，用模型来完成新患者靶区和危及器官的自动勾画，辅助医生进行疗前、疗中、疗后效果的预测，辅助放射治疗物理师进行放射治疗计划的设计。

3. 脏器三维成像　脏器三维成像是人工智能以磁共振、CT 等医学影像数据为基础，对目标脏器定位分割，最大化自动重构器官真实的 3D 模型，与 3D 打印机无缝对接，实现 3D 实体器官模型的打印。在 3D 可视化的环境下，实现医生可通过专用设施，在增强现实的虚拟空间里全方位直接观看到患者真实人体结构的解剖细节，并可通过手势和语音操作，实时进行器官和病变的立体几何分析，精确测量目标结构的位置、体积、径线、距离等参数，同时还可进行虚拟解剖作业、模拟手术切除、手术方案设计和手术风险评估。

4. 病理分析　病理分析是抽取疑似病变活体，放在显微镜下进行细胞形态分析的一种检验方式，是目前癌症的主要确诊方式。通过人工神经网络、深度学习算法、聚类分析、模糊逻辑算法等，人工智能系统对包含各种病变形态细胞的病理库进行大量训练，获得识别病变细胞特征的能力。利用分割算法，将细胞分割出来，通过大量比对，识别出细胞的病变形式及发展程度，为医生作出最后诊断提供辅助依据。

（二）产品现状

2014 年以来涌现了一批医疗人工智能公司，其产品形态主要以用于影像识别与处理的软件为主，各公司的产品大多处于搭建基础模型向优化模型的过渡阶段，产品落地速度较慢，原因如下：

（1）数据少：公司主要以科研合作的方式从医院获取影像数据，但训练模型所需影像数据量较大，仅依靠几家医院提供数据远远不够，而大量医院并不愿意进行数据共享。

（2）成本大：据不完全统计，国内 42 家"人工智能＋医学影像"的公司中，有 27 家提供癌症病灶识别与标注服务，但影像科医生在日常读片过程中并不会进行病灶标注，这使得这些公司需要花费较大的成本邀请专业的影像科医生在工作之余进行标注。

（3）门槛高：任何一家"人工智能＋医学影像"公司在实现产品合法销售前，需要申请经营许可证、生产许可证、医疗器械证等，并且要通过国家药品监督管理局（NMPA）认证。NMPA 的审批流程较为烦琐，需要同国家指定的三甲医院合作进行临床测试，临床测试前还需通过医院的医学伦理委员会审查，需要和做临床试验的每一个患者签订合同，还要在国家专业机构做检测和报备，然后才能获得 NMPA 认证，这其中的时间成本、技术水平等因素均构成了"高门槛"。

（三）发展趋势

通过从"人工智能＋医学影像软件"到"医学

影像设备及耗材"到"独立第三方影像中心"到"远程影像服务"到"影像医生"打通医学影像产业链。而第三方影像中心的大量出现将是人工智能与医学影像的重要结合点。

第三节　临床验证

一、国际医学影像人工智能临床验证管理

美国食品药品监督管理局（Food and Drug Administration，FDA）放射健康部门于1998年开始监管计算机辅助识别系统。在那时，计算机辅助识别系统被认定为三级设备，也就是说它们面临着最高的风险级别和监管力度。随后，FDA又将其评定为二级，即认为其风险级别适中。这些软件在大多数情况下利用复杂的算法找出医学影像中的病灶区，它们被出售给临床影像医生使用，协助医生看片。虽然在理论上这些软件风险几乎为零，但影像医生不能完全依靠系统检查，而对其发出的风险警告置若罔闻，仍然需要结合自己的判断得出最终的结论。

FDA在2012年发表了一系列指导文件，其中

涵盖了与计算机辅助识别系统有关的所有规定。其中，FDA 重申了此前法规明确说明的内容：按照软件的临床应用分类将有效提升监管水平。此外，FDA 还区分出了仅标出病灶的 CADe（computer-aided detection）以及给出疾病诊断和分类的 CADx（computer-aided diagnosis）。显然，CADx 的风险级别更高，需要更加严格的监管，通常被认定为三级。

2017 年 7 月，FDA 决定将可以识别癌症病变的 CADx 风险降为二级，FDA 此举强调了计算机在辅助医疗影像中识别可疑癌症病变的作用。此类软件基于从医疗影像中提取的信息或特征，识别病变，并且提供病变信息。将其评定为二级软件对于这种软件的发展有着极大的推动作用。因为三级产品的制造商必须提交完备的上市前批准申请，并进行大范围的临床试验；而二级产品的制造商仅需要阐明他们的产品基本上与市面上已有的产品类似（可能也需要临床试验，但无论临床设计或试验范围都更加适中）。而对于集成了机器学习算法的影像分析软件，FDA 已经成立了一套相对成熟的临床试验监管办法。研究人员会创建一套医学影像数据集，其中包含了已确诊的正常人和患者影像，然后申请者可以设计临床试验对比有无软件辅助的情况下各自最终的诊断效果。

　　FDA 还有一套相对明确的审查指标来审查集成了机器学习算法软件。在 2012 年发布的指导性文件中，FDA 列出了以下指标：模型、特征、算法设计、用于训练和测试算法的数据集以及使用的测试数据的"卫生程度"。其中，测试数据的"卫生程度"是非常重要的，因为有些申请者没有基于测试集选择分类，这显然是不允许的。FDA 需要知道公司是如何获取这些数据的，以确保训练数据和测试数据能反映临床真实情况。

　　中国的人工智能企业正呈现出蓬勃发展的态势，尤其是在人工智能＋医学影像这个领域，无论是企业规模还是企业数量，以及企业的发展情况，中国相比美国都有绝对的优势。因为中国的医学影像数量年增长为 30%，但放射科医师数量每年仅增长 4.15%，因此医学影像供需缺口十分巨大。按照媒体报道，目前中国病理医生注册人数仅有 1 万多人，按照床位数估算，仍存在着 6 万～ 8 万人的缺口。故而众多企业均推出了医疗影像 AI 产品，但目前其落地情况却并不明朗。

　　2017 年 9 月 4 日，原国家食品药品监督管理总局正式发布了新修订的《医疗器械分类目录》，目录中新增了不少与智能辅助诊断相关的分类，新版目录已于 2018 年 8 月 1 日起正式实施。

《医疗器械分类目录》将医用软件按照预期用途分为辅助诊断类和治疗类；按照处理对象，分为影像、数据、影像和数据三类。目录还将医用软件按二类、三类医疗器械设置审批通道。若诊断软件通过其算法提供的诊断建议仅具有辅助诊断功能，不直接给出诊断结论，其相关产品按照第二类医疗器械管理；若诊断软件通过其算法对病变部位进行自动识别，并提供明确的诊断提示，则其风险级别相对较高，其相关产品按照第三类医疗器械管理。因此，目前市面上的大多数 AI 产品应属于第三类医疗器械。

因为辅助诊断和治疗的医疗影像 AI 产品对医生的诊断和治疗决策有绝对的导向作用，所以国家药品监督管理局一直对其审批十分严格，目前还没有一家企业的相关产品获得审批上市资格。究其主要原因，一方面在于审批数据标准库尚未统一，众所周知，相比算法，数据更为核心，几乎所有产品的精准程度都是靠数据来运作。但目前各地、各医院的数据标准各不相同，比如大医院的临床数据很可能不适用于县级小医院。所以，官方拟定的数据标准库对产品审批显得尤为重要；另一方面，AI 诊断医疗责任主体以及权责范围还不明确。当医生使用 AI 辅助诊断出现医疗事故时，责任归属到底是医生还是产品难以判断。

二、国际医学影像人工智能临床验证实施过程

数字健康技术可以使消费者对自己的健康作出更明智的决定，并为预防、早期诊断危及生命的疾病和管理传统护理环境以外的慢性疾病提供新的选择。帮助诊断、治疗选择、存储和共享健康记录以及管理工作流程的软件和技术可以实现更有效的临床实践。数字健康技术为医疗器械领域带来了新的市场参与者，同时这些参与者也给医疗器械领域带来了新的创新和制造工艺。

利用连接网络的数字健康产品可以通过频繁的修改和更新来不断提高其安全性和有效性。因此，FDA 意识到使用一种高效、基于风险的方法来监管电子健康技术将会促进电子健康产品的创新。FDA 针对中等和更高风险的基于硬件的医疗设备的传统监管方法，不太适合用于基于软件的医疗技术的更快的迭代设计、开发和验证。执行传统的上市前要求可能会阻碍或延迟患者获得医疗软件技术的关键进展，尤其是一些低风险的软件。FDA 为寻求一种新的方法对电

子健康技术进行监管，创建了数字健康创新行动计划。该计划旨在通过建立新的关系和促进与数字健康开发者、患者和提供者的协作，来促进电子健康技术的发展。此外，该计划的任务是制定和实施这一领域的管理战略、政策和程序，然后为这些政策和流程提供透明度和清晰度。

2017 年 7 月，FDA 发布了"数字健康创新计划"（Digital Health Innovation Action Plan，DHIAP），包括颁布新法规实施相关的指导原则、重构数字健康产品监管体系和增长专业知识三个方面。其中阐述了对于确保高质量、安全和有效的数字医疗的指示，并宣布该计划与《作为医疗器械的软件指南》[Software as a Medical Device（SaMD）guidance] 目的一致。同时，FDA 还公布关于数字健康软件预认证（Pre-certification，PreCert）计划的决定。FDA 的预认证试点表明 FDA 将选择并预先认证特定的数字健康开发商，例如经过客观标准评估的企业，这些客观标准包括软件开发 / 设计的进步，以及对软件开发进行有效验证并确保质量。经过预认证后，该数字健康开发商生产的低风险移动医疗产品将不必进行额外的 FDA 审评，或采取简化审评流程。

DHIAP 提供的证据表明，FDA 正以可升级的（管理）模式监管移动医疗，这符合数字健康技术发展的特点。通常，医疗器械的批准要求生产商为每个医疗器械提交单独的 510（K）申请。随后，开发商可使用真实世界数据验证数字健康设备或 APP。然而，虽然 DHIAP 没有具体说明，但根据《SaMD 指南》，FDA 对高风险数字产品的审评可能更为严格。

软件预认证试点项目的第一步是审查软件开发人员和数字健康技术开发人员，而不是先对产品进行审查。根据这种基于企业的审查方法，FDA 医疗器械和辐射健康中心（FDA Center for Devices and Radiological Health，CDRH）可以"预认证"符合条件的数字健康开发人员，通过预认证的人员必须是基于客观标准，能证明其在质量和组织文化上具有卓越性，例如，能在软件设计、开发和验证方面表现出众。预认证的开发人员有资格在没有额外的 FDA 审查或更精简的上市前审查的情况下，销售其风险较低的设备。此外，企业还可以发挥"预认证"状态的优势，收集可能使用的真实世界数据上市，例如，确认产品的监管状态，以及支持新的和不断发展的产品功能。FDA 希望该项目可以取代某些产品的上市前提交的需求，并允许减少其他产品的提交内容，以更快地审批产品上市前的提交资料。

FDA 正在致力于创建一个完善的预认证计划，该计划能够体现数字健康产品的独特性和迭代性，以及对于改善患者生活方面的巨大潜力。FDA 的新行动将促进新型有益技术的发展，同时确保患者能够获得高质量、安全和有效的数字健康器械。

与拥有 4~6 年 AI 产品认证经验的国外 FDA 相比，国内 NMPA 相对年轻。医疗人工智能产品未获批准的部分原因是标准数据库仍在建设中。

目前的标准测试数据库构建根据疾病类型进行。中国食品药品检定研究院作为国家监管技术支持机构，承担了医用人工智能产品的质量评估和研究工作。凭借在医疗设备软件测试方面的丰富经验，中国食品药品检定研究院已经成立了一个 AI 团队来开展这项工作。截至 2018 年 10 月，最初形成了眼底图像标准数据库和肺结节数据库。具体情况如下：眼底图像标准数据库建立较早，形成了包含 6 327 个病例的数据库。

肺结节成像标准数据库于 2018 年 2 月开始建设工作。4 月，它开始在全国范围内招募肺结节图像校准专家。5 月初，完成了上述专家的在线考试选拔和培训，6 月 10 日完成了离线封闭校准工作，24 位校准专家和 15 名仲裁专家完成了案例的校准。

海军军医大学附属长征医院影像医学与核医学科主任刘士远教授参与了标准测试数据库的建设，介绍了标准测试数据库的建设可以保证公平性，从而建立起来。数据库可以被大多数企业和机构认可，并将在施工过程中得到认可。遵循以下三个原则：

第一是广泛性。这些数据应来自全国各地的不同医院，不能仅限于北京、上海、广州、深圳等大城市的医疗数据。

第二是兼容性。以肺部图像为例，在建立标准测试数据库时考虑具有不同层厚度的 CT 图像。有 5mm 的图像，1 ~ 2mm 的图像，甚至亚毫米的图像。

第三是医学图像的标记应该标准化。收集一定数量的图像并不困难。困难在于标记数据。从事标准测试数据库工作的医生是从进行过医学 AI 研究的医生那里招募的。招聘后，医生将按照标准标签方案进行培训，然后进行标记。最终形成了没有公司痕迹且没有机器痕迹的标准测试数据库。

三、国际医学影像人工智能临床验证规定和要求

（一）医用软件说明

2017年9月4日，原国家食品药品监督管理总局正式发布了新修订的《医疗器械分类目录》，其中第21条子目录医用软件说明中给出了医用独立软件医疗器械的详细分类说明。本子目录仅列出了独立软件，不包含软件组件。医用软件按照预期用途分为辅助诊断类和治疗类，按照处理对象，可以分为"影像""数据""影像和数据"三种情况。本子目录分为6个一级产品类别，13个二级产品类别，列举51个品名举例（见附录）。若诊断软件通过其算法提供诊断建议，该建议仅具有辅助诊断功能，不直接给出诊断结论，本子目录中相关产品按照第二类医疗器械管理。若诊断软件通过其算法对病变部位进行自动识别，并提供明确的诊断提示，则其风险级别相对较高，本子目录中相关产品按照第三类医疗器械管理。

（二）其他说明

1. 目前现有注册产品名称使用"图像"或"影像"进行命名。影像既包含图像，又包含视频等内容，由于"影像处理"比"图像处理"包含的范围

大，考虑到未来产品发展，本子目录将所有"图像"和"影像"表述统一成"影像"。

2. 由于翻译和中文用语等习惯问题，有些产品名称包含"××system（系统）"，使得判定产品是否为独立软件产生歧义。由于《21医用软件》的特殊性，若存在行业特殊用语（如：TPS、PACS等行业内达成共识的产品名称），则保留"××系统软件"的命名方法，否则删除产品名称中的"系统"字样。

3. 诊断功能软件风险程度按照其采用算法的风险程度、成熟程度、公开程度等为判定依据，不仅仅依据处理对象（如：癌症、恶性肿瘤等疾病的影像）为判定依据。若诊断软件通过其算法，提供诊断建议，仅具有辅助诊断功能，不直接给出诊断结论，本子目录中相关产品按照第二类医疗器械管理。若诊断软件通过其算法（例如，CAD，骨密度除外）对病变部位进行自动识别，并提供明确的诊断提示，则其风险级别相对较高，本子目录中相关产品按照第三类医疗器械管理。

4. 导航软件与导航设备关系密切，没有导航设备的参与，导航软件无法实现预期用途。目前注册产品"手术导航软件"中多数包含硬件。本子目录修订过程中确定原则，手术导航包含硬件的产品规范到"01 有源手术器械"。无硬件参与的"手术计划软件"可以作为医用软件纳入本子目录。同时对品名举例进行规范，删除"导航"字样，以避免混淆。

5. 医疗信息管理软件属性界定原则，如果医疗信息管理软件仅仅是医院管理工具，管理内容是患者信息等非医疗诊断和 / 或治疗内容，不按照医疗器械管理。如果医疗信息管理软件包含患者诊断、治疗数据和影像，则按照软件处理对象（影像、数据）的不同，将软件产品规范到"21-2 影像处理软件"或者"21-3 数据处理软件"。

6. 远程医疗会诊系统软件用于在不同医疗机构之间实现医学信息传输和会诊平台功能。本子目录将包含影像或者数据传输的远程医疗软件规范到"21-02-01 医学影像存储与传输系统软件"或者"21-03-02 医学影像处理软件"中，如果不包含医学图像或者数据，则不按照医疗器械管理。

7. 移动医疗软件运行平台不同，其他的影像处理功能，数据处理功能等与运行在通用平台上的软件风险程度相当。本子目录不体现"移动医疗软件"，依据软件处理对象（影像、数据）的不同，将软件产品规范到

"21-2 影像处理软件"或者"21-3 数据处理软件"。

8. 由于图像处理软件为约定俗成的名称，因此"21-02 图像处理软件"二级产品类别名称不采用"图像后处理软件"。由于 CT 等设备上自带的处理软件不作为独立软件进行规范，不存在混淆的风险。

9. 医学影像处理软件，用于对来源于单模式或多模式的医学影像进行处理。如果影像处理软件没有辅助诊断功能，因此统一将 2002 版分类目录的"6870-2 诊断图像处理软件"中的 X 射线影像处理系统、核医学成像、医用磁共振成像系统等管理类别降为第二类。

10. 2002 版分类目录中的"6870-5 人体解剖学测量软件"。现有效注册证信息中无此类产品，且其预期用途不完全符合医疗器械定义，因此，未将此产品纳入本子目录。

11. 如果 IVD 软件中包含计算机辅助诊断功能，应归入决策支持软件。

附录

医用软件

序号	一级产品类别	二级产品类别	产品描述	预期用途	品名举例	管理类别
01	治疗计划软件	01 放射治疗计划系统软件	通常由软件安装光盘（或者从网络下载安装程序）组成。通常情况下（非必需），利用一个或多个特定算法，对人体器官吸收剂量分布进行估算	用于制订患者的放射治疗计划	放射治疗计划系统软件、伽玛射线立体定向放射治疗计划系统软件、放射性粒子源植入治疗计划系统软件	Ⅲ
		02 放射治疗辅助软件	通常由软件安装光盘（或者从网络下载安装程序）组成。定义或者显示治疗机设置数据；由人工输入数据或直接从其他设备导入数据；记录整个治疗阶段的数据	用于在计划的放射治疗开始之前和每个治疗阶段开始之前，比较放射治疗机当前参数和预置参数，并记录实际治疗阶段的数据	放射治疗记录与验证系统软件	Ⅲ

续表

序号	一级产品类别	二级产品类别	产品描述	预期用途	品名举例	管理类别
01	治疗计划软件	02 放射治疗辅助软件	通常由软件安装光盘（或者从网络下载安装程序）组成。放射治疗前利用获得的影像信息，以及分析处理结果，确定目标靶点坐标或者患者位置	用于辅助完成放射治疗	放射治疗轮廓勾画软件、放射治疗模拟定位软件	Ⅲ
		03 手术计划软件	通常由软件安装光盘（或者从网络下载安装程序）组成。利用获得的影像信息，以及对其分析处理结果，制订手术计划或方案	用于在术前制订手术计划。口腔科、耳鼻喉类除外	立体定向手术计划软件、手术模拟软件、划软件	Ⅲ
			通常由软件安装光盘（或者从网络下载安装程序）组成。以及对其分析处理结果，制订口腔科、耳鼻喉手术计划或方案	用于在口腔科、耳鼻喉术前制订手术计划	数字化种植设计软件、牙科修复体设计软件	Ⅱ

续表

序号	一级产品类别	二级产品类别	产品描述	预期用途	品名举例	管理类别
02	影像处理软件	01 医学影像存储与传输系统软件	通常由软件安装光盘（或者从网络下载安装程序）组成。将医疗影像设备输出的影像和/或视频信号进行采集、保存到计算机硬盘中，供医疗部门各科室之间和/或医院之间的影像接收、传输、显示、存储、输出等处理	用于医学影像接收、传输、显示、存储、输出等处理，供临床诊疗使用	影像归档与传输系统软件，医学影像管理与通讯系统软件，医学影像存档与通讯系统软件	II
		02 医学影像处理软件	通常由软件安装光盘（或者从网络下载安装程序）组成，利用影像处理方法，对医学影像进行三维重建、配准等处理	用于对来源于单模式或多模式的医学影像进行处理	超声影像管理软件，图文工作站软件，超声工作站软件，影像处理软件，工作站处理软件，X射线血管造影影像处理软件，影像处理影像处理软件，内镜数字化，数字化，磁共振，核医学，CT影像处理软件，数字化X射线影像处理软件	II

续表

序号	一级产品类别	二级产品类别	产品描述	预期用途	品名举例	管理类别
03	数据处理软件	01 监护软件	通常由软件安装光盘（或者从网络下载安装程序）组成。通过数据通信的方式从监护设备获取数据，集中实时显示和报警	用于从监护设备获取数据、集中实时显示、报警	中央监护工作站软件、中央监护管理软件、中央监护信息中心软件、妊娠高血压综合征监测软件	II
		02 生理信号处理软件	通常由软件安装光盘（或者从网络下载安装程序）组成。对采集到的脑电、心电、肌电等生理信号进行分析处理和／或传输	用于对脑电、心电、肌电等生理电信号进行分析处理和／或传输	动态心电分析软件、心电工作站软件、心电数据管理软件	II
04	决策支持软件	01 药物计算软件	通常由软件安装光盘（或者从网络下载安装程序）组成。基于药物代动／或药物模型、患者生理参数与体征计算模型，计算注射药物注射方案，为临床注射药物提供建议	用于为临床注射药物提供建议	胰岛素注射计算软件	III

续表

序号	一级产品类别	二级产品类别	产品描述	预期用途	品名举例	管理类别
04	决策支持软件	02 计算机辅助诊断/分析软件	通常由软件安装光盘（或者从网络下载安装程序）组成。利用影像处理和/或数据处理技术，由计算机软件对病变的性质等进行自动识别，由计算机软件对病变的性质等给出临床诊断依据和/或建议	由计算机软件进行自动病变识别，对病变进行识别，对病变的性质等给出临床诊断依据和/或建议	乳腺X射线影像计算机辅助诊断软件、结肠计算机辅助诊断软件、肺部计算机辅助诊断软件、乳腺超声辅助诊断软件	Ⅲ
			通常由软件安装光盘（或者从网络下载安装程序）组成。对影像或者数据进行分析，给出影像参考值	对影像或者数据进行分析，给出临床参考值	骨密度计算机辅助检测软件	Ⅱ
		03 中医诊疗软件	通常由软件安装光盘（或者从网络下载安装程序）组成。利用中医证治的相关理论，实现各种征候的数据统计等方法，实现各种征候的分析诊断和/或提供诊疗建议	用于实现各种征候的分析诊断和/或提供诊疗建议	岐黄脏象辅助诊疗软件、中医诊疗软件	Ⅱ

续表

序号	一级产品类别	二级产品类别	产品描述	预期用途	品名举例	管理类别
05	体外诊断类软件	01 医学显微影像分析软件	通常由软件安装光盘（或者从网络下载安装程序）组成。具有对从各种显微设备获取的影像进行表取、合成、观察、分析、处理和报告等功能	用于对从各种显微设备获取的影像进行辅助诊断、分析、存档等	医学病理影像采集软件、医学显微影像分析软件、染色体分析软件、尿沉渣分析软件	II
		02 筛查、分析软件	通常由软件安装光盘（或者从网络下载安装程序）组成。通过对临床、生化、免疫等测量数据的分析、计算、评估等，从而对疾病进行诊断、评估等	用于对疾病进行筛查、评估等	产前筛查分析软件、唐氏综合征产前筛查分析软件、神经管畸形产前筛查分析软件、21三体综合征风险计算软件、18三体综合征风险计算软件、神经管缺陷风险计算软件、血糖数据分析软件	II

续表

序号	一级产品类别	二级产品类别	产品描述	预期用途	品名举例	管理类别
06	其他	01 康复训练软件	通常由软件安装光盘（或者从网络下载安装程序）组成。由分级检查、训练和辅助治疗模块组成，也可由单个模块组成的软件系统	用于辅助治疗和康复训练	弱视儿童视觉功能训练软件、视功能检查训练软件	II

（周凌霄　刘雷　刘晶哲）

参考文献

1. Stuart Russell.Artificial Intelligence: A Modern Approach.3rd ed，2009.

2. 国务院关于印发"十三五"卫生与健康规划的通知，国发〔2016〕77号.

3. 国务院关于印发新一代人工智能发展规划的通知，国发〔2017〕35号.

4. 国务院办公厅关于推进医疗联合体建设和发展的指导意见，国办发〔2017〕32号.

5. 国务院办公厅关于促进和规范健康医疗大数据应用发展的指导意见，国办发〔2016〕47号.

6. 陆雄文. 管理学大辞典. 上海: 上海辞书出版社, 2013.

7. 新一代人工智能发展规划. 科技创新与生产力，2017（8）: 52-66.

8. 国务院关于积极推进"互联网+"行动的指导意见. 实验室科学，2015, 28（4）: 9.

9. "互联网+"人工智能三年行动实施方案. 中国信息技术教育，2016（11）: 12.

10. Lure FYM, Jaeger S, Antani S, et al. 自动化显微镜检测和数字化胸片诊断系统在肺结核筛查中的应用. 新发传染病电子杂志，2017, 2（1）: 5-9.

11. 金征宇. 人工智能医学影像应用：现实与挑战. 放射学实践，2018, 33（10）: 989-991.

12. 萧毅. 人工智能技术在医学影像中的应用讨论. 第二军医大学学报, 2018, 39（08）: 813-818.

13. 人工智能产业路线图. 大数据时代, 2018（04）: 26-41.

14. Bishop CM. Pattern Recognition and Machine Learning, Springer, 2006.

15. Bengio, Yoshua.Deep Learning. Nature, 2015, 521(7553): 436‐444.

16. Card SK.The keystroke-level model for user performance time with interactive systems. Communications of the ACM,1980.

17. Dana H. Ballard.Computer Vision. Prentice Hall, 1982.

18. 闫明艳, 陈根铭, 赖超, 等. 人工智能对肺结核患者病变检出及定性诊断价值研究. 新发传染病电子杂志, 2018, 3（4）: 214-217.

19. Yan Mingyan, Chen Genming, LAI Chao, et al. Clinical value of Artificial Intelligence in detecting and analyzing lesions in patients with pulmonary tuberculosis. Electronic Journal of Emerging Infectious Diseases, 2018, 3(4): 214-217.

20. Lure FYM, Jaeger S, Antani S, et al. 自动化显微镜检测和数字化胸片诊断系统在肺结核筛查中的应用. 新发传染病电子杂志, 2017, 2（1）: 5-9.

第十三章
医学影像人工智能软件临床验证

第一节　医学影像人工智能软件的临床验证概述

一、发展前景

　　近十几年医学影像迅猛发展，计算机化数字图像广泛应用于医学诊断与治疗，海量级的大数据给广大医务人员带来精准医疗的同时，也带来了繁重的数字图像处理判读任务，耗费大量的精力，大大降低了医疗效率。另外，大量的图像传输、储存和分析也亟待解决。人工智能自动与半自动替代大量重复劳动，一直是科研人员追求的目标。近年来，随着人工智能技术在图像识别、自然语言处理等方面的不断突破，人工智能在医疗行业的发展不断加快，应用前景不断拓展，市值迅猛增加。2016年我国人工智能医疗市场规模约101.4亿，2018年迅速增加到210亿。

近年国家连续出台人工智能的鼓励政策，一定程度上促进了人工智能的发展。医学影像领域围绕国家战略，研发人机协同的临床智能诊疗方案，实现智能影像识别、诊断系统，以及基于人工智能技术的移动医疗健康设备的开发与普及，实现个人健康实时监测与评估，疾病预警，慢性筛查，疾病主动干预等中国大健康的目标。随之而来，医学影像人工智能软件开发公司、大专院校蜂拥而至，医疗市场一定会研发出各类人工智能软件。为保证人工智能声称功能的真实性、准确性和安全性，遵循《中国医疗器械生产质量管理规范及现场检查指导原则》《医疗器械生产质量管理附录独立软件》《深度学习辅助决策医疗器械软件审评要点》《医疗器械软件注册技术审查指导原则》等相关规定，必须依法依规对医学影像人工智能软件进行实验测试，以及临床验证。

二、现状

随着人工智能产业的快速发展，资本市场大量资金涌入，使得该领域中各类产品不少，但良莠不齐。人工智能并不是新鲜事物，国外几十年前就已经开始研发，虽然取得不少的成就，但失败的案例更多，因此人工智能的发展不可能一蹴而就。多数产品小样本试验效果好，但临床应用效果并不理想。目前社会对人工智能的期望值太高，有些甚至超出现有的技术能力范畴。另外，生产厂家与公司在对产品的宣传方面往往比较片面，或高估实际性能，使得临床应用效果与预期的落差较大。

三、软件管理

按照美国 FDA 的分类，把医疗器械分三类：Ⅰ类，属低风险，如医用手套；Ⅱ类，属中度风险，如 CT；Ⅲ类，属高度风险，如各种体内植入支架。影像人工智能软件按用途分为：①病变检出、测量，属Ⅱ类，只需向 FDA 提供软件相关资料和试验文件。②病变诊断与分类，属Ⅲ类。除提供Ⅱ类资料，上市前需批准申请，还需进行规范临床验证。我国 2018 年 8 月 1 日起实施的 SFDA《医疗器械分类目录》，增加了智能辅助诊断，按风险程度，上市监管与美国 FDA 一致。

第二节　软件验证

软件验证除具有器械临床验证的一般要求以外，还有一些自身的特点，在验证准备、实施和总结过程中应该引起验证各方的重视。

一、背景

申报软件应该说明器械和临床应用的需求和现状，对改善器械图像、提升性能和解决某个临床问题的价值，存在的关键问题。该软件设计的初衷，拟解决的问题。不要讲得太大，太空。要切合临床实际，解决某一个具体问题。目前与软件相关技术发展的现状，设计的先进性、实用性、普适性，验证前的试验资料、达到的技术标准和效果，解决了什么问题，是否达到国家规定的临床验证相关条件。

二、目的

软件的验证目的对申报软件预期的"有效性、安全性"假设加以科学验证，而整个临床验证设计就是围绕如何验证该假设而进行的。因此，软件验证前必须有一个明确的假设，假设包括两个方面：在设定条件下达到的性能或技术指标；在设定条件下可能出现异常偏移和不良反应，这些风险必须可控，不得出现不可接受的风险。验证的目的就是这个假设。根据研究目的选择合理的研究设计类型，选择软件应用环境、目标人群，这样才能准确评估。确定研究重点，以及以后上市后产品适应证和产品说明书。同时，在确定研究目的时，也应确定研究的终点。终点尽可能选择客观的指标，偏倚误差最小。验证的目的不应太大，贪多就全，要针对软件的设计目的和性能，实事求是，才能达到预期目的。

三、软件验证过程

通常包括软件设计测试、验证确认和可追塑性分析。软件设计测试就是通过提供客观证据认定软件输出满足输入要求，包括代码检查、设计评审、测试等质量保证活动。软件验证确认就是软件设计申报的功能在真实或模拟的环境中测试，通过提供客观证据认定软件满足用户的需求。可追溯性分析是指追踪需求规范、设计规范、源代码、测试、风险管理之间的关系，分析已识别关系的正确性、一致性、完整性和准确性。

四、研究人群

在研究之前，研究者应该根据申报软件的机理和目标，确定适应证人群。并根据临床验证的特点和可能影响因素，制定入选和排除标准，以确定本次软件的研究人群，同时，还应考虑可能影响临床效果的评价因素。软件验证研究人群样本一般分训练集、调优集和验证集（或测试集）。

五、观察指标

评价申报软件的有效性和安全性，必须设立相应的临床验证观察指标。通常设立与验证目的直接相关一个或几个的指标，可以直接观测，尽可能客观，具备最小的偏倚和误差。也可设立主要指标和次要指标。软件设立指标主要反映软件验证目的的准确性与效率。影响验证的干扰因素也应考虑。临床诊断类软件设立的主要观察指标与要求，应明确相关条件。

软件的安全性通常包括保密性、完整性和可得性。保密性是指数据不能被未授权的个人、实体利用或知悉的特性，即医疗器械相关数据仅可由授权用户在授权时间以授权方式进行访问。完整性是指保护数据准确和完整的特性，即医疗器械相关数据是准确和完整的，且未被篡改。可得性是指根据授权个人、实体的要求可访问和使用的特性，即医疗器械相关数据能以预期方式适时进行访问和使用。

软件的有效性指标通常包括功能性指标、准确性指标、可靠性指标和效率指标。功能性指标是要求软件产品能达到软件设计所预期的功能。准确性指标是要求软件产品提供具有所需精度的正确或相符的结果或效果。可靠性指标是指在指定条件下使用时，软件产品维持规定的性能级别的能力。效率指标是指在规定条件下，相对于所用资源的数量，软件产品可提供适当性能的能力。效率指标优劣通常相对于现有方法、现用软件，在相同条件下的效率情况。

也可结合观察人群、病变等层面选择观察指标，原则上选择敏感性、特异性、ROC/AUC 作为主要观察指标，也可在此基础上根据软件特点选择敏感性、特异性衍生指标、ROC/AUC 衍生指标、组内相关系数、Kappa 系数、时间效率、数据有效使用率等指标作为观察指标。

六、对照组的选择

对照一般符合三个条件：专设，为验证软件专门设立；同步，对照组与验证组在整个研究进程中处于同一空间和同一时间；对等，除验证因素之外，对照组和验证组对等一切因素。通常建议优先选择同类软件产品（原则上已上市）或临床参考标准（即临床"金标准"）进行非劣效对照设计；若无同类软件产品且难以获取临床参考标准（如违背伦理学要求），可选择替代方法，如选择用户结合软件联合决策与用户单独决策进行优效对照设计；非劣效界值或优效界值的确定应有充分的临床依据。此外，考虑到用户的差异性，可选择多阅片者多病例（MRMC）试验设计。

七、样本量估计

入排标准应当基于目标疾病流行病学，样本量估计应符合统计学原则，同时要考虑软件普适性，保证阳性样本和阴性样本选取的合理性、充分性。

八、验证机构

软件的性能和相关指标的临床结果评价应由第三

方机构独立评价。实施评价的第三方独立机构应当具备代表性和广泛性，不同的训练数据主要来源机构、地域分布尽可能广泛，机构数量尽可能多，以确认算法泛化能力。

九、影像数据管理

影像数据管理包括影像数据采集、预处理、标注、数据集构建。

（一）影像数据采集

主要由临床机构实施，应当考虑采集设备、采集过程以及数据脱敏的质控要求。采集设备应明确制造商、型号规格、性能指标等要求。明确采集设备的采集方式、采集参数等要求；采集过程应明确采集数据的操作规范和采集人员要求。

（二）影像数据预处理

采集的数据应该脱敏，以保护患者的隐私。脱敏数据由临床机构转移至专业生产企业形成原始数据库，不同模态的数据在原始数据库中应该加以区分。数据预处理应基于原始数据库考虑数据处理、清洗的质控要求。明确数据处理的方法，如滤波、增强、重采样、尺寸裁剪、均一化等。数据清洗的规则和方法也应明确。数据处理和清洗应当明确选用软件工具的名称、型号规格、供应商、运行环境等要求，同时考虑数据处理选用方法对软件的影响及其风险。

数据预处理后形成基础数据库，应该明确样本类型、样本量、样本分布等信息。样本类型以适用人群为单位可分为数据序列（由多个单一数据组成，如功能序列、时间序列）和单一数据。样本量的规模和确定依据也应明确，同时需考虑样本量不足对软件影响及其风险。应依据疾病构成、适用人群、数据来源机构、采集设备等因素，明确样本数据分布情况，同时需要考虑数据偏倚对软件的影响及其风险。

（三）影像数据标注

数据标注在影像软件制作中至关重要。数据标注应当考虑标注资源管理、标注过程质控、标注质量评估等要求。标注资源管理包括人员管理和基础设施管理。人员管理应明确标注人员和仲裁人员的选拔、培训、考核等。基础设施管理应明确标注场所（真实或模拟，环境、照明条件）、标注软件信息（名称、型号规格、完整版本、供应商、运行环境）等要求。标注过程质控管理应该建立数据标注操作规范，明确标注人员、标准流程、临床诊疗规范、分歧处理、可追溯性等要求。标注质量评估也应明确人员、方法、指标、通过准则等要求。

（四）影像数据集构建

基于标注数据库可构建训练集、调优集和测试集。应明确训练集、调优集和测试集的划分方法、依据、数据分配比例。训练集应保证样本分布的均衡性，测试集和调优集应保证样本分布符合临床实际情况。训练集、调优集和测试集的样本两两不应有交集。

十、注册申报资料

辅助决策独立软件产品名称应当符合独立软件通用命名规范要求，体现处理对象、目标疾病和临床用途等特征词。适用范围应当明确预期用途、使用场景和核心功能。研究资料应说明核心算法。说明书应该明确适用范围、临床使用限制、注意事项、用户培训、采集设备要求和操作规范、输入与输出、算法性能评估总结、软件临床评价总结、运行环境等内容。

（李巍　王乐　赵旭升　杨志强）

参考文献

1. 施裕新，陆普选，张志勇．影像医疗器械临床试验手册．北京：人民卫生出版社，2013.

2. 国家食品药品监督管理总局医疗器械技术审评中心．医疗器械软件注册申报资料指导原则（征求意见稿），2015.

3. 陈克敏．能谱CT的基本原理与临床应用．北京：科学出版社，2012.

4. 宋颖．肺癌治疗前后CT灌注参数变化在早期疗效及预后评价中的应用．中华肿瘤杂志，2009，31（01）：54-57.

5. 夏广荣，刘桂梅，贺文，等．多层螺旋CT灌注成像在肺癌放射治疗中的研究．中华放射医学与防护杂志，2011，31（05）：579-582.

6. 郭春锋．多b值扩散加权成像联合动态增强时间－信号强度曲线在乳腺良恶性病变鉴别诊断中的价值．国际医药卫生导报，2017，23（23）：3762-3765.

7. 卢光明．基于功能MR成像在遗传学研究中的进展．中华放射学杂志，2014，48（01）：72-74.

8. 谢双双，李清，程悦，等．MR扩散峰度成像与超声弹性成像对肝纤维化诊断价值的对比研究．中华放射学杂志，2018，52（11）：847-851.

9. 中华医学会影像技术分会，中华医学会放射学分会. MRI检查技术专家共识. 中华放射学杂志，2016，50（10）：724-739.

10. 陈欣，罗葆明，管小凤，等. 超微血管成像与超声造影微血管成像在乳腺病变诊断中的对比研究. 中华超声影像学杂志，2016，25（7）：608-611.

11. 张罡. 乳腺超声造影、弹性成像技术单独及联合诊断乳腺癌的临床价值. 中国实用医刊，2018，45（20）：67-70.

12. 程令刚，何文，张红霞，等. 脑梗死患者颈动脉斑块的超声实时弹性成像的研究. 中华医学超声杂志（电子版），2015，12（7）：536-540.